Förderung von Menschen im Wachkoma der Phase F

Dorothea J. Thimm

Förderung von Menschen im Wachkoma der Phase F

Erprobung der Schallwellentherapie

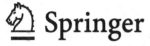 Springer

Dorothea J. Thimm
Tulbingerkogel, Österreich

Dissertation St. Elisabeth-University of Health and Social Work, Bratislava, Slowakische Republik

ISBN 978-3-658-17795-9   ISBN 978-3-658-17796-6   (eBook)
DOI 10.1007/978-3-658-17796-6

Die Deutsche Nationalbibliothek verzeichnet diese Publikation in der Deutschen National-bibliografie; detaillierte bibliografische Daten sind im Internet über http://dnb.d-nb.de abrufbar.

Gedruckt auf säurefreiem und chlorfrei gebleichtem Papier

Springer ist Teil von Springer Nature
Die eingetragene Gesellschaft ist Springer Fachmedien Wiesbaden GmbH
Die Anschrift der Gesellschaft ist: Abraham-Lincoln-Str. 46, 65189 Wiesbaden, Germany

In memoriam

meine Eltern

und meinen Bruder Hans-Joachim

Vorwort

Ein Vorwort mit einem Zitat zu beginnen, ist keine Seltenheit. Wenn ich hierfür keinen großen Literaten oder Philosophen zu Rate ziehe, sondern die Aussage eines Fernsehreporters wiedergebe, muss das Zitat eher ungewöhnlich sein.

„Brasilien befindet sich seit Monaten im Wachkoma" (ZDF heute, 27. April 2016, 19:00 Uhr). Gemeint waren in dieser Reportage der wirtschaftliche Niedergang des südamerikanischen Landes, die dadurch drohende Staatspleite, soziale Proteste gegen die Olympischen Spiele, Korruption, Baumängel, die Agonie des politischen Systems.

Erwecken Menschen im Wachkoma wirklich diesen Eindruck – darniederliegend, dahinvegetierend, mangelhaft, defekt, in Agonie begriffen?

Leider Gottes begegnet man einem Vergleich wie diesem in der öffentlichen Meinung über das Syndrom „Wachkoma" häufiger. Das mangelhafte Wissen über dieses „Krankheitsbild" ist selbst bei medizinischem und Pflegepersonal außerhalb spezialisierter Fachkreise erschreckend.

Vergleiche wie diese sind es, die mich unter anderem zu dieser Forschungsarbeit bewegt haben. Diesen schwerstbehinderten Menschen, die in ihrer eigenen Welt leben, zu helfen, ihnen die Pflege und Förderung angedeihen zu lassen, die sie verdienen, ist eines meiner Ziele.

Nach meinem Studium der Pharmazie und Medizin folgten mehr als 3o Berufsjahre als selbstständige Apothekerin und als Klinikapothekerin, in denen ich mehrere weitere Qualifikationen zum Fachapotheker erwarb, die meine Kompetenz in den Gesundheitswissenschaften ergänzten. Bezogen auf das Thema Wachkoma basieren meine Erfahrungen vor allem auf Beobachtungen und Gesprächen bei vielen Stationsbegehungen in verschiedenen Seniorenheimen, die meine Apotheke mit Medikamenten belieferte. Besonders bedrückend empfand ich hierbei, dass Menschen im Wachkoma immer wieder zwischen Demenzkranken und anderen Geriatriepatienten in den Pflegezimmern zu finden waren und dadurch keinerlei spezifische Rehabilitation empfangen haben.

Meine Initiative im Jahr 2008, in einem Pflegeheim auf zwei gesonderten Stationen und mit entsprechendem Fachpersonal eine bessere Wachkomapflege und -rehabilitation zu ermöglichen, wurde von der Direktion voll unterstützt.

Mit der Gründung eines Förderkreises im Jahr 2010 begannen wir, diesen schwerstbehinderten Menschen auch in der Öffentlichkeit eine „Stimme" zu geben. Durch unsere Arbeit wurde vielen erst klar, dass nach Art. 1 des Grundgesetzes der Bundesrepublik Deutschland ein Mensch im Laufe seiner biologischen Existenz immer ein Mensch bleibt, auch wenn ihm menschliche Fähigkeiten verloren gegangen sind. Wir als Gesunde haben die gesetzliche und eine moralische Pflicht, Menschen im Wachkoma zu schützen, zu pflegen und zu fördern.

Meine Intention ist es, die zahlreichen Gespräche, die ich mit Therapeuten, Pflegepersonal, Angehörigen und Ärzten über Menschen im Wachkoma führte, und die daraus gewonnenen Erkenntnisse wissenschaftlich zu fundieren.

Die angestrebte Dissertation[1] und die damit verbundene Promotion sehe ich in meinem Alter nicht nur als persönliche Herausforderung an, sondern als kleinen Beitrag und als Dank an die Gesellschaft, die meinen Berufsweg erst ermöglichte.

Einige kritische Anmerkungen seien mir zum Schluss meines Vorworts erlaubt. In der Phase meiner Literaturrecherche der Jahre 2013/2014 bemühte ich mich mittels zahlreicher Anschreiben an Bundes- und Landesministerien, an bundesweit tätige Institutionen mit dem Schwerpunkt „Wachkoma" und an Interessengruppen, aktuelle Zahlen und Fakten zu meinem Forschungsthema zu bekommen. Trotz mehrfach wiederholter Anfragen war das Resultat beschämend. Weder die Bundesarbeitsgemeinschaft Phase F (BAG), die Bundesarbeitsgemeinschaft Rehabilitation (BAR), der Bundesverband NeuroRehabilitation (BRN), das Deutsche Institut für Wachkomaforschung (DIWF), die Deutsche Wachkoma Gesellschaft (Bundesverband Schädel-Hirnpatienten in Not e.V.), der SelbstHilfeVerband Forum Gehirn (SHV) noch die ZNS - Hannelore Kohl Stiftung sahen sich in der Lage, mir zu helfen. Die in der Dissertationsschrift wiedergegebenen Zahlen zur Situation von Menschen im Wachkoma der Phase F entstammen folglich Literaturquellen der Jahre bis 2013 und persönlichen Interviews mit Heim- und Pflegedienstleitungen.

---

[1] An dieser Stelle sei darauf hingewiesen, dass die vorliegende Studie eine unabhängige Forschungsarbeit ist. Die Autorin erklärt, dass sie keinerlei finanzielle oder persönliche Beziehungen zu Organisationen, Firmen oder Personen hat, die durch die Ergebnisse der Studie positiv oder negativ betroffen sein könnten.

Danksagung

Danksagen möchte ich nach Abschluss meiner Arbeit dem Direktor des Seniorenheimes Storchenpark Speyer, Herrn Markus Regenauer, und seiner Ehefrau Maddalena als Pflegedienstleiterin, die mir überhaupt erst die Möglichkeit zu dieser Forschungsarbeit auf der Wachkomastation gegeben und die mich über drei Jahre lang in jeder Hinsicht unterstützt haben. Mein Dank gilt den Pflegekräften der Wachkomastation für die klaglose Übernahme zusätzlicher Arbeitsstunden. Großen Dank schulde ich den Therapeutinnen und Therapeuten, den Befragten und allen Angehörigen für ihre fachkundige Begleitung der Studie und für ihre Datenerhebungen. Bedanken möchte ich mich bei Herrn Prof. Dr. Johann Donis, Primarius des „Geriatriezentrums Am Wienerwald" (Wien), für die äußerst aufschlussreichen Gespräche über die Problematik der Wachkomaforschung im Dezember 2013 in Wien. Mein besonderer Dank gilt Herrn Stephan Poppe, Diplom-Physiker und Statistiker des Soziologischen Instituts der Universität Leipzig, für die statistische Aufbereitung der Erhebungsdaten und für so manchen hilfreichen Tipp. Einen ganz persönlichen Dank bin ich meinem Ehemann, Herrn Dr. phil. Günter Glasauer, schuldig. Er unterstützte mein Dissertationsvorhaben über mehr als drei Jahre jederzeit vorbehaltlos, fand sich stets zu anregenden Diskussionen bereit, half mir mit seinem fachlichen Wissen und sorgte für die redaktionelle Durchsicht des Manuskripts. Ich danke allen, die mich wissentlich, aber auch unwissentlich anregten, diese Arbeit zu beginnen und die mich anspornten, sie zu vollenden. Ich bitte um Nachsicht, wenn ich hier nicht alle Personen namentlich nennen kann oder wenn ich versehentlich jemanden vergessen haben sollte.

Nicht zuletzt gilt mein großer Dank meinem Doktorvater, Herrn Prof. Dr. Attila Czirfusz, für die dreijährige erfolgreiche Begleitung meines Promotionsstudiums an der Gesundheitswissenschaftlichen Fakultät der St. Elisabeth-Universität Bratislava.

Sollte meine Arbeit dazu beitragen können, auch nur einem Menschen im Wachkoma der Phase F durch die Erkenntnisse und Empfehlungen dieser Studie ein klein wenig mehr Lebensfreude zu vermitteln, wäre meine wichtigste Intention erfüllt.

Dorothea J. Thimm   Speyer / Wien / Bratislava, im August 2016

Abstract

Durch ein unfallbedingtes Schädel-Hirn-Trauma oder eine hypoxische Hirnschädigung kann ein Mensch ins Wachkoma fallen. Viele dieser schwerstbehinderten Menschen verbleiben in einer Langzeitversorgung der Phase F. Individuelle Förderung durch körpernahe Interaktionen bei gleichzeitigem Kommunikationsaufbau führen auch in dieser Phase zu Remissionen. Die vibratorische Wahrnehmung scheint von Bedeutung.

Manuelle Therapien der Basalen Stimulation® werden seit Jahren mit Erfolg angewandt. Gerätegestützte Therapien sind noch wenig erforscht. Hier setzt die vorliegende explorative Studie an. Sie befasst sich mit der Erprobung der Schallwellentherapie bei Menschen im Wachkoma der Phase F. Hauptzielsetzung ist die Erkundung von Wirkungsweisen und Nutzungsmöglichkeiten dieser ergänzenden Therapieform. Die Leitfrage lautet: „Kann die Schallwellentherapie Menschen im Wachkoma der Phase F helfen?"

Es wurden drei Untersuchungsmethoden kombiniert: eine siebenwöchige quasi-experimentelle Feldstudie und eine siebenmonatige Beobachtungsstudie in einem Wachkomazentrum der Phase F sowie eine schriftliche Befragung in 15 Pflegeheimen und bei acht Angehörigen über insgesamt 40 Betroffene.

Die Studie weist kurz-, mittel- und langfristige Effekte im biomedizinischen und psychisch-emotionalen Bereich nach. Systolischer Blutdruck, Sauerstoffsättigung des Blutes, Wachheit, Mimik, vegetative und tonische Merkmale werden statistisch signifikant beeinflusst. Spasmen lassen nach, die Betroffenen entspannen stärker, die Darmtätigkeit verbessert sich. Einige dieser Effekte besitzen klinische Relevanz. Hinsichtlich des Kommunikationsaufbaus zu begleitenden Personen verändert sich wenig. Die Ergebnisse der schriftlichen Befragung stützen die experimentell erhobenen Daten.

Die Schallwellentherapie scheint für Menschen im Wachkoma der Phase F eine wirkungsvolle ergänzende Therapieform der Basalen Stimulation® zu sein.

Schlüsselwörter: Schallwellentherapie, Wachkoma Phase F, Basale Stimulation®, explorative Feldstudie, signifikante Effekte, klinische Relevanz

Abstract

By an accident-induced traumatic brain injury or hypoxic brain damage, an individual may enter a vegetative state. Many of these severely disabled persons remain in phase F and in long-term care. Individual stimulation through semi-physical interactions while simultaneously building up communication promote remissions even in this phase. Of particular significance here appears vibratory sensory perception.

Manual therapies that use Basal Stimulation® have been used to treat the condition successfully since years. In contrast, the use of equipment-based therapies has not yet been sufficiently researched. This is a gap that the present explorative study undertakes to address. The study deals with verifying the use of sound wave therapy for persons in vegetative state Phase F. The principal objective is to explore the functioning principles and the potential uses of this form of complementary therapy. The key respective question is: "Can sound wave therapy help persons in vegetative state phase F?"

The investigation combines three research methods: a seven-week semi-experimental field study, a seven-month monitoring study in a healthcare facility that treats vegetative state phase F, and a written survey in 15 daycare facilities and with eight relatives for a total of 40 affected persons.

The results of the study testify to short-, mid- and long-term effects in the biomedical and psychic/emotional fields. There are statistically significant effects on systolic blood pressure, blood oxygen saturation, alertness, countenance and vegetative and tonic characteristics. Spasms are alleviated, the affected persons reach a more relaxed state; there is an improvement in bowel function. Some of these effects are clinically relevant. In terms of building up communication with the accompanying persons, there is little change. The results of the written survey reinforce the experimentally collected data.

The sound wave therapy appears for persons in phase F of vegetative state to be an effective and viable form of complementary therapy that uses Basal Stimulation®.

Keywords: sound wave therapy, vegetative state phase F, Basal Stimulation®, explorative field study, significant effects, clinical relevance

Inhalt

Abbildungsverzeichnis

Tabellenverzeichnis

Abkürzungsverzeichnis

A	Anhang
a.a.O.	am angegebenen Ort
Abb.	Abbildung
Abt.	Abteilung
BAG	Bundesarbeitsgemeinschaft Phase F
BAR	Bundesarbeitsgemeinschaft für Rehabilitation
BGB	Bürgerliches Gesetzbuch (der Bundesrepublik Deutschland)
bzw.	beziehungsweise
C/NCS	Coma/Near-Coma-Scale
CRS	Coma-Recovery-Scale
CRS-R	Coma-Recovery-Scale-Revised
d.h.	das heißt
DRS	Disability-Rating-Scale
d. Verf.	die Verfasserin / die Autorin
EEG	Elektro-Enzephalo-Grafie
EKP	Ereignis-Korrelierte-Potenziale
et al.	et alii (lat. = und andere)
etc.	et cetera (lat. = und die übrigen Dinge, gleichbedeutend: und so weiter)
fMRT	funktionelle Magnet-Resonanz-Tomografie
GCS	Glasgow-Coma-Scale
GOS	Glasgow-Outcome-Scale

IDB	Instrument zur Differentialdiagnostik von Bewusstseinsstörungen
KRS	Koma-Remissions-Skala
MEG	Magneto-Enzephalo-Grafie
MCS/SMB	Minimally Conscious State / Syndrom Minimalen Bewusstseins
MDK	Medizinischer Dienst der Krankenkassen
MSTF	Multi-Society Task Force (on pvs)
p	p-value von probability (statistischer Signifikanzwert)
PEG-Sonde	Perkutane Endoskopische Gastrostomie
PET	Positronen-Emissions-Tomografie
pvs / vs	persistant vegetative state / vegetative state
qEEG	qualitative Elektro-Enzephalo-Grafie
SEKS	Skala Expressive Kommunikation und Selbstaktualisierung
SMART	Sensory Modality Assessment and Rehabilitation Technique
SMB/MCS	Syndrom Minimalen Bewusstseins / Minimally Conscious State
SPECT	Single-Photonen-Emissions-Computer-Tomografie
SRW	Syndrom Reaktionsloser Wachheit
Tab.	Tabelle
vgl.	vergleiche
vs / pvs	vegetative state / persistant vegetative state
ZDF	Zweites Deutsches Fernsehen
ZNF	Zentralnervensystem (Hannelore-Kohl-Stiftung)
ZWK	Zentrum Wachkoma Speyer

1   EINLEITUNG

Erleidet ein Mensch[2] durch einen schweren Unfall ein Schädel-Hirn-Trauma oder nach einem Herz-Kreislauf-Stillstand, einem Narkosezwischenfall oder einem Badeunfall eine hypoxisch-ischämische Hirnschädigung, ist häufig ein apallisches Durchgangssyndrom, ein sogenanntes Wachkoma, die Folge. Diese[3]n Menschen sprach die Biomedizin bis vor 20 Jahren ein Bewusstsein und die Fähigkeit zur Kommunikation ab.

Im Licht der Öffentlichkeit ist das Syndrom Wachkoma ein durchaus bekanntes „Krankheitsbild", gegenüber Herz-Kreislauf-Erkrankungen, Krebs, Multipler Sklerose, Parkinson oder Demenz allerdings weit weniger im Blickpunkt. Das Syndrom Wachkoma wird gesellschaftlich und gesundheitspolitisch oft verdrängt. In den Medien steht es vor allem bei Diskussionen um passive Sterbehilfe, um die Einstellung von Nahrungs- und Flüssigkeitszufuhr oder bei populären Fällen wie der US-Amerikanerin Terry Schiavo oder dem deutschen Formel-1-Piloten Michael Schuhmacher.

Reanimationsmaßnahmen, Intensivmedizin, künstliche Beatmung und die maschinelle Aufrechterhaltung von Kreislauf und Atmung haben im letzten Jahrzehnt das Überleben im Koma verbessert und zu einer wachsenden Zahl von Menschen im Wachkoma geführt (WILD/LAUREYS et al. 2011: 211).

Die Zahlen zur Inzidenz (Zahl der Neuerkrankungen pro 100.000 Einwohner) und zur Prävalenz (Zahl der vorhandenen Erkrankten pro 100.000 Einwohner) differieren stark je nach Diagnosequalität, nationalen Standards, Ausprägungsgrad des Syndroms, Remissionsstadien, Pflegeinstitutionen und nicht zuletzt aufgrund der methodisch schwierigen Erfassung von den Menschen im Wachkoma, die nicht institutionell sondern meist privat gepflegt werden (ERBGUTH/DIETRICH 2013: 426).

Für Europa werden Prävalenzen von 0,5-2 (WILD/LAUREYS et al. 2011: 210), teilweise auch von 2-10 (STEINBACH/DONIS 2011b: 23) berichtet. In Deutschland wird die absolute Häufigkeit von Wachkomaerkrankungen auf bis zu 8.000-10.000 geschätzt. ERP/LAVRIJSEN (2014: 1362) vermuten 1.500-5.000 Fälle. Die Inzidenz soll bei 2.000-3.000 Fällen pro Jahr liegen (ERBGUTH/DIETRICH 2013: 426). Eine österreichische

---

[2]   Gemeint sind stets beide Geschlechter. Aus Gründen der besseren Lesbarkeit wird nachfolgend manchmal auf die Nennung beider Formen verzichtet.

Studie (DONIS/KRÄFTNER 2011: 1107) fand Prävalenzen von 3,36 für Wachkoma und 1,5 für MCS („Minimally Conscious State"; vgl. GIACINO/ASHWAL et al. 2002). Für die USA schwanken die Zahlen beträchtlich. Hier werden Inzidenzen von 0,5-2,5 und Prävalenzen zwischen 4-16,8 berichtet (ERBGUTH/DIETRICH 2013: 426).

Wachkoma ist zunächst einmal „ein rein deskriptiver Begriff für einen Menschen, der zwar kommunikationsunfähig ist, aber – entgegen der medizinischen Definition des Komas – die Augen im zirkadianen Rhythmus öffnet und schließt" (GEREMEK 2009: 51).

Wie neueste bildgebende Verfahren zeigen, sind Menschen im Wachkoma jedoch beileibe nicht empfindungs- und wahrnehmungslos. Der beziehungsmedizinische Zugang in der Neurorehabilitation plädiert in diesen Fällen für frühzeitige Fördermaßnahmen schon auf der Intensivstation. Eine Vielzahl von Studien kann nachweisen, dass die Remission von Komapatienten hierdurch gefördert und deren Prognose verbessert wird.

Laut einer Veröffentlichung des Bundesministeriums für Gesundheit (Anfrage im Deutschen Bundestag vom 22. März 2001; Drucksache 14/5659) werden etwa 70% der betroffenen Menschen zuhause von Angehörigen gepflegt und nur 30% institutionell (nach ERBGUTH/DIETRICH 2013: 426 und ERBGUTH 2011: 36).

Von den institutionell gepflegten Menschen im Wachkoma leben über 50% in nicht speziell für die Wachkomapflege eingerichteten und ausgestatteten Häusern, das heißt nur etwa 15% aller betroffenen Menschen erhalten in Deutschland eine spezielle Versorgung und Förderung nach dem Akutereignis.

Seit Jahren werden in der Betreuung von Menschen im Wachkoma verschiedene Förderkonzepte mit Erfolg angewendet. Zu ihnen zählen die Physiotherapie nach BOBATH (vgl. BIEWALD 2004), die geführte Interaktionstherapie nach dem Affolter-Modell (AFFOLTER 2007), die Basale Stimulation® nach FRÖHLICH (2010) und die Basale Kommunikation® nach MALL (2008).

Auch verschiedene Therapieformen wie die Ergotherapie (vgl. HAGEDORN 2000), die Interaktion durch Bewegungsempfindung nach dem Kinästhetik-Prinzip (vgl. ASMUSSEN 2010), die Therapie des Facio-Oralen Trakts (F.O.T.T. ®) in der Logopädie nach COOMBES (vgl. WELTER/MEYER-KÖNIGSBÜSCHER 1998), die Musiktherapie oder tiergestützte Therapien haben sich bewährt.

Die Disziplinen Medizin, Neuropsychologie und Pflege befinden sich nach FROMMANN (2013: 21) bei der Versorgung von Menschen im Wachkoma allerdings ebenso „in einer Suchbewegung" wie die unterschiedlichen therapeutischen Ansätze.

Gerätegestützte Therapieansätze wie die Matrix-Rhythmus-Therapie, die Steh- und Lauftherapie, Motomed oder die Schallwellentherapie sind in ihren Einsatzmöglichkeiten und in ihren Wirkungsweisen im Vergleich zu den manuellen Therapien noch wenig erforscht.

Hier setzt die vorliegende Arbeit an. Inhalt ist eine Pilotstudie zur Schallwellentherapie bei Menschen im Wachkoma der Phase F.

Patientinnen und Patienten in der Phase F sind häufig betroffen von langfristigen Bewusstseinsstörungen, von kognitiven Einschränkungen, von Lähmungen, Spasmen und anderen sehr komplexen Ausfallmustern im Bereich der Sensorik und Motorik. In dieser Phase der Langzeitversorgung, der stationären oder privaten Pflege sind die Lebensaktivitäten dieser Menschen meist so stark eingeschränkt, dass aufwändige pflegerische und medizinische Maßnahmen wie Sondenernährung, spezielle Lagerung, Tracheotomie, im Extremfall auch apparative Beatmungshilfen notwendig werden (BAG Phase F 2015).

In Deutschland verwenden insgesamt 26 Einrichtungen zum Teil seit mehreren Jahren die Schallwellentherapie für die Behandlung von Menschen im Wachkoma der Phase F. Annähernd zehn Haushalte nutzen ein Schallwellengerät für die private Pflege von Angehörigen.

Eine wissenschaftliche Untersuchung zu den Nutzungsmöglichkeiten der Schallwellentherapie, zu deren Wirkungsweise und zur personalen Begleitung bei der Behandlung von Menschen im Wachkoma der Phase F gab es bislang nicht.

Hauptziel der vorliegenden Arbeit ist die Erprobung der Schallwellentherapie als ergänzende Therapieform in der Betreuung, Pflege und Förderung von Menschen im Wachkoma der Phase F. Zu erwartende Erkenntnisse sollen dem professionell tätigen Pflegepersonal, den Therapeutinnen und Therapeuten in Heimen, aber auch privat pflegenden Angehörigen helfen, die Schallwellentherapie nutzbringend einzusetzen und anzuwenden.

2 PROBLEMSICHT

Überleben Menschen hirnschädigende Akutereignisse, tun sich für die Betroffenen, für die verantwortlichen Ärzte und für die Angehörigen vor allem zwei Problemfelder auf. Genaue Diagnosestellung und Prognoseabschätzung fallen schwer. Die Rate von Fehldiagnosen beim Wachkoma liegt nach ZIEGER (2011: 4) bei 18-40%. Oft sind unmittelbar nach dem schädigenden Ereignis spezialisierte Neurologen oder Kliniken nicht erreichbar, stehen technisch aufwändige und teure bildgebende Diagnoseverfahren nicht zur Verfügung. Zudem scheinen Prognosen in hohem Maße verursachungs- und altersabhängig.

Lautet die Diagnose schließlich Wachkoma, mangelt es häufig an einer gezielten frühzeitigen Förderung des betroffenen Menschen. Die Angehörigen sind mit der plötzlich auftretenden Situation und der meist niederschmetternden Nachricht total überfordert. Hier fehlt es an einer kompetenten und einfühlsamen Begleitung. Viele Wachkomapatientinnen und -patienten sind in Institutionen untergebracht, die weder personell noch apparativ für die Therapie ausgestattet sind. Quantität, Qualifikation und häufig auch die Motivation der Pflegekräfte sind unzureichend. Die Betroffenen vegetieren hier im wahrsten Sinne des Wortes vor sich hin. Selbst die ärztliche Versorgung lässt vielerorts zu wünschen übrig.

Diese beiden wichtigen Problemfelder werden nachfolgend näher beleuchtet.

2.1 Diagnose und Prognose

Als Wachkomacharakteristika entwickelte die Multi-Society Task Force on PVS (1994) folgende Diagnosestandards:

- Vollständiger Verlust des Bewusstseins über sich selbst oder die Umwelt und vollständiger Verlust der Fähigkeit zur Kommunikation
- Verlust der Fähigkeit zu willkürlichen oder sinnvollen Verhaltensänderungen infolge externer Stimulation
- Verlust von Sprachverständnis und -produktion
- Harnblasen- und Darminkontinenz
- Gestörter, aber grundsätzlich erhaltener Schlaf-Wach-Rhythmus
- Weitgehend erhaltene Reflexe des Hirnstamms, des Rückenmarks und des vegetativen Nervensystems (nach ERBGUTH 2011: 36)

Kriterien zur Diagnose eines Wachkomavollbildes beschreiben STEINBACH/DONIS (2011a: 10).

Vom Wachkoma im Sinne des „Apallischen Syndroms" unterscheidet man seit Mitte der 90er-Jahre den Zustand minimalen Bewusstseins („Minimally Conscious State", MCS; vgl. GIACINO/ASHWAL et al. 2002).

Entwicklungsmöglichkeiten bei einer komaverursachenden Hirnschädigung oder Hirnerkrankung zeigt Abbildung 1.

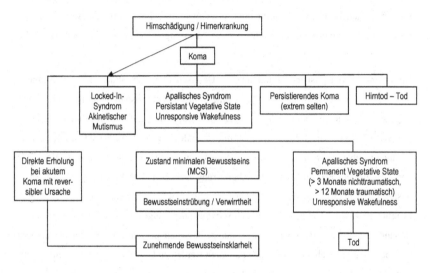

Abb. 1   Entwicklungsmöglichkeiten bei einer komaverursachenden Hirnerkrankung / Hirnschädigung
(nach ERBGUTH/DIETRICH 2013: 427)

Das Wachkoma wird hier eindeutig vom Koma her abgeleitet. Allerdings ist die Erkenntnis von PLUM/POSNER (1972), dass sich drei bis vier Wochen nach einem schädigenden Ereignis aus einem anfänglichen Koma (automatisch) ein Wachkoma entwickelt, sollte der Patient nicht innerhalb dieses Zeitraums verstorben sein, heute nicht mehr aufrecht zu erhalten. „Wesentlich ist die Abgrenzung zum Koma, in dem der Patient die Augen ständig geschlossen hält, keinen Schlaf-Wach-Rhythmus zeigt und durch äußere Reize nicht weckbar ist." (STEINBACH/DONIS 2011a: 9).

Klar zu unterscheiden vom Wachkoma ist auch das sogenannte „Locked-In-Syndrom", ein Begriff für einen Ausprägungsgrad einer Hirnstammschädigung, der erstmals von

PLUM/POSNER (1972) in die wissenschaftliche Diskussion eingeführt wurde. Hierbei können Patienten als komatös verkannt werden („Pseudokoma"), weil sie bei voll erhaltenem Bewusstsein bis auf die einzig verbliebene Kommunikationsmöglichkeit der gezielten Augenbewegungen sämtliche sonstige Motorik und jegliche Sprechfähigkeit verloren haben (ERBGUTH/ DIETRICH 2013: 426).

Als weiteres vom Wachkoma zu unterscheidendes Krankheitsbild gilt der „Akinetische Mutismus". Hierbei weist der Patient nach meist initialem Koma volles Bewusstsein auf und besitzt ebenfalls regelmäßig wiederkehrende Schlaf-Wach-Phasen. Seine Aufmerksamkeit ist jedoch massiv beeinträchtigt, er zeigt infolge einer extremen Antriebsminderung kaum Spontanbewegungen oder verbale Äußerungen (STEINBACH/DONIS 2011a: 35).

Besonders schwierig ist im Klinikalltag die Unterscheidung des Wachkomas zum „minimally conscious state" (MCS), bei dem „eine klinisch nachweisbare – wenngleich oft gering und fluktuierend ausgeprägte – gezielte Reagibilität auf äußere Reize gegeben" (ERBGUTH/DIETRICH 2013: 426) ist, die sich allerdings erst nach wiederholten Untersuchungen über einen mehrwöchigen Zeitraum zeigt. BENDER/JOX et al. (2015: 235) kommen zu dem Ergebnis, dass die Abgrenzung zwischen Wachkoma (Syndrom Reaktionsloser Wachheit) und MCS mit einer „erschreckend" hohen Fehlerrate von „37-40%" behaftet ist – ein Ergebnis, das die schwerwiegenden Folgen falscher Prognosestellung, Behandlung, Rehabilitation und eines unangemessenen persönlichen Umgangs mit den Geschädigten nur erahnen lässt. Viele Patienten werden zu Unrecht als apallisch eingestuft, obwohl bei sorgfältiger Diagnostik eindeutige Hinweise für ein MCS gegeben sind (SCHNAKERS/VANHAUDENHUYSE/GIACINO et. al. 2009: 35).

Von Bedeutung ist, dass sich die Diagnosestellung eines Wachkomas über mehrere Wochen erstreckt, innerhalb deren die klinischen Untersuchungen mit Hilfe standardisierter Untersuchungsprotokolle und international anerkannter Skalen und Scores erfolgen. Diese stützen sich vor allem auf Beobachtungen der Wachkomapatienten durch Neurologen, das Pflegepersonal, die Therapeuten und Angehörige. Zu nennen sind hier die frühen Ratingsysteme der Glasgow-Coma-Scale (GCS, 1974), der Glasgow-Outcome-Scale (GOS, 1976), der Disability-Rating-Scale (DRS, 1980) und der Coma/Near-Coma-Scale (C/NCS, 2000), die heute aufgrund unterschiedlicher Einwände nur mehr eingeschränkt Verwendung finden (GEREMEK 2009: 65-68).

Als therapiebegleitende Hilfsmittel erlangten Skalen Bedeutung, die sich auf mögliche Rückbildungen (Remissionen) aus dem Wachkoma konzentrieren, z.b. die Sensory Modality Assessment and Rehabilitation Technique (SMART, 1988), die Coma-Recovery-Scale (CRS, 1991) bzw. die Coma-Recovery-Scale-Revised (CRS-R, 2004) und die Koma-Remissions-Skala (KRS, 1993).

Ein sehr differenziertes Scoringsystem mit hoher Interratervalidität und Test-Retest-Reliabilität bietet die Skala Expressive Kommunikation und Selbstaktualisierung (SEKS, nach ZIEGER) zur „Erfassung des Auftretens vor allem früher und minimaler Reaktionspotenziale sowie basaler Kompetenzen" von Wachkoma-patienten (GEREMEK 2009: 70-71).

Durch die systematische Anwendung solcher Skalen im Rahmen klinischer Untersuchungen ist es gelungen, gezielte und damit bewusste Reaktionen bei vermeintlichen Wachkomapatienten aufzudecken (ERBGUTH/DIETRICH 2013: 427).

Neben den Verhaltensbeobachtungen dienen neurophysiologische und bildgebende Verfahren als zusätzliche Hilfsmittel, das Wachkoma von anderen komaassoziierten Syndromen zu unterscheiden (ZIEGER 2011: 5), aber auch um Schmerzempfindungen, einfachere Formen des Bewusstseins, Wahrnehmungsreste oder rudimentäre Gedächtnisleistungen aufzuspüren.

Waren es in den 90er-Jahren zuerst die ereigniskorrelierten Potenziale (EKPs) im EEG-Signal (EEG=Elektroenzephalografie) oder die Magnetoenzephalografie (MEG), die man heranzog, um die Verarbeitung von Reizen in der Hirnrinde nachzuweisen, so versuchten belgische Neurologen (LAUREYS/TONONI et al. 2008) Anfang des Jahrtausends mittels der Methode der Positronenemissionstomografie (PET) die Durchblutung verschiedener Hirnareale durch bioaktiv markierte Stoffe sichtbar zu machen. Seit 2006 (OWEN/COLEMAN et al.) bedient man sich der funktionellen Magnetresonanztomografie (fMRT), die den Sauerstoffverbrauch tieferer Hirnstrukturen darstellt (KOTCHOUBEY/ LANG 2011: 30). Eine Variante der Positronenemissionstomografie ist die Single-Photonen-Emissions-Computertomografie (SPECT), die den Stoffwechsel und die Durchblutung geschädigter Hirnareale durch radioaktive Isotope misst. BENDER/JOX et al. (2015: 241) identifizierten quantitative EEG-Verfahren (qEEG) als die Methode mit der höchsten Sensitivität (90%) für die MCS/SMB-Diagnose (SMB für Syndrom Minimalen Bewusstseins) bei einer relativ hohen Spezifität von 80%. Hochauflösende EEGs zeigen möglicherweise auch, welche Patienten im Wachkoma noch Reste eines Bewusstseins besitzen.

ERBGUTH/DIETRICH (2013: 431) berichten, dass in den letzten zehn Jahren klinische und technische Untersuchungen zeigten, dass bei einem Teil der Wachkomapatienten durchaus Anzeichen von Bewusstsein und Bewusstheit nachweisbar sind.

Es mehren sich auch Hinweise, dass Menschen im Wachkoma über Wahrnehmungen verfügen, sich emotional äußern können und möglicherweise sogar sprachliche Äußerungen verstehen (ZIEGER 2005a: 199).

2.2   Pflege und Förderung

Leben im Wachkoma ist eine extreme Lebensform am Rande des Todes. Menschen im Wachkoma sind vollständig auf fremde Hilfe angewiesen und höchst verletzlich (STEINBACH/DONIS 2011a: 110). Die „Seinsweise des Wachkomas ist ein Produkt einer zunehmend hektischen, risikofreudigen und extremen Lebensweise in der Moderne, ein Resultat des technischen Fortschritts in der modernen Rettungs- und Intensivmedizin, und ist damit ein verkörpertes Symbol einer sich mit einer biotechnischen Hochleistungsmedizin „bewaffneten" Gesellschaft" (ZIEGER 2007: 73-74).

Zum Umgang mit diesen schwerstbehinderten Menschen in Phase A stellt der Fachkrankenpfleger WÖRSDÖRFER (2006: 4) fest: „Die Schnelligkeit, mit der in einer Akutklinik und im Besonderen auf Intensivstationen gearbeitet wird, lässt nur den Patienten mit seinen Defiziten, nicht aber die Person mit seinen individuellen Fähigkeiten, die weiter ausgebaut werden können, zu."

Um diese Fähigkeiten ausbauen zu können, bedarf es strukturierter Austausch-, Kommunikations- und Förderprozesse bereits in Phase B im Rahmen einer Frührehabilitation auf der Intensivstation (ZIEGER 2007: 59). Es bedarf Menschen, die bereit sind, sich dem Wachkomapatienten anzupassen, die lernen seine Signale zu verstehen und seine Bedürfnisse zu erkennen (HINSCH 2006: 7).

Es ist eine Welt der leisen Zeichen, in der Wachkomapatienten leben. „Eine Welt, in der Langsamkeit und Geduld dominieren und wo kaum vorhersehbar ist, wie der weitere Verlauf aussehen wird. Menschen im Wachkoma haben ihren eigenen Rhythmus und zeigen ganz unterschiedliche Entwicklungen." (TEIGELER 2007: 140)

Im Bereich der fürsorglichen Pflege und der individuellen Förderung von Menschen im Wachkoma tut sich der zweite wichtige Problemkreis auf (vgl. THIMM 2016). „Menschen mit schweren und schwersten neurologischen Schädigungen haben ein Recht auf Leben. Noch immer verkümmern Menschen, weil sie nicht adäquat betreut und versorgt werden können" (BAG Phase F 2015).

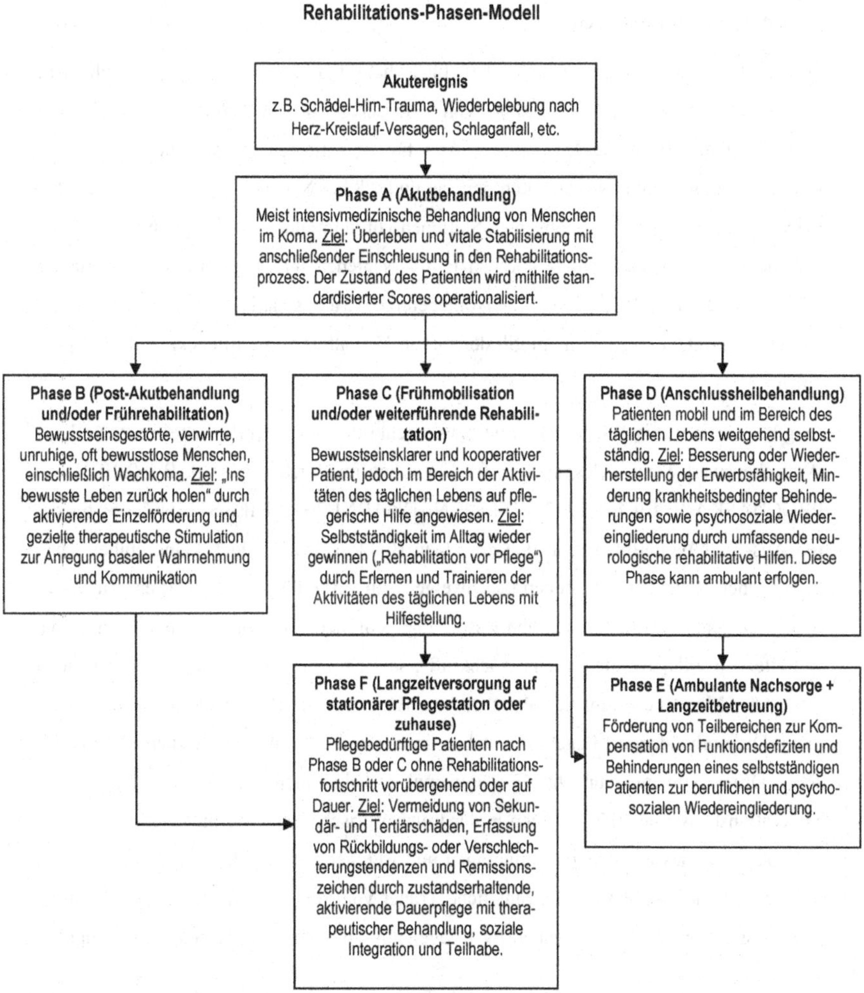

Rehabilitations-Phasen-Modell

Akutereignis
z.B. Schädel-Hirn-Trauma, Wiederbelebung nach Herz-Kreislauf-Versagen, Schlaganfall, etc.

Phase A (Akutbehandlung)
Meist intensivmedizinische Behandlung von Menschen im Koma. Ziel: Überleben und vitale Stabilisierung mit anschließender Einschleusung in den Rehabilitationsprozess. Der Zustand des Patienten wird mithilfe standardisierter Scores operationalisiert.

Phase B (Post-Akutbehandlung und/oder Frührehabilitation)
Bewusstseinsgestörte, verwirrte, unruhige, oft bewusstlose Menschen, einschließlich Wachkoma. Ziel: „Ins bewusste Leben zurück holen" durch aktivierende Einzelförderung und gezielte therapeutische Stimulation zur Anregung basaler Wahrnehmung und Kommunikation

Phase C (Frühmobilisation und/oder weiterführende Rehabilitation)
Bewusstseinsklarer und kooperativer Patient, jedoch im Bereich der Aktivitäten des täglichen Lebens auf pflegerische Hilfe angewiesen. Ziel: Selbstständigkeit im Alltag wieder gewinnen („Rehabilitation vor Pflege") durch Erlernen und Trainieren der Aktivitäten des täglichen Lebens mit Hilfestellung.

Phase D (Anschlussheilbehandlung)
Patienten mobil und im Bereich des täglichen Lebens weitgehend selbstständig. Ziel: Besserung oder Wiederherstellung der Erwerbsfähigkeit, Minderung krankheitsbedingter Behinderungen sowie psychosoziale Wiedereingliederung durch umfassende neurologische rehabilitative Hilfen. Diese Phase kann ambulant erfolgen.

Phase F (Langzeitversorgung auf stationärer Pflegestation oder zuhause)
Pflegebedürftige Patienten nach Phase B oder C ohne Rehabilitationsfortschritt vorübergehend oder auf Dauer. Ziel: Vermeidung von Sekundär- und Tertiärschäden, Erfassung von Rückbildungs- oder Verschlechterungstendenzen und Remissionszeichen durch zustandserhaltende, aktivierende Dauerpflege mit therapeutischer Behandlung, soziale Integration und Teilhabe.

Phase E (Ambulante Nachsorge + Langzeitbetreuung)
Förderung von Teilbereichen zur Kompensation von Funktionsdefiziten und Behinderungen eines selbstständigen Patienten zur beruflichen und psychosozialen Wiedereingliederung.

Abb. 2   Neurologisches Rehabilitations-Phasenmodell
(nach: GEREMEK 2009: 88 und ZIEGER 2011: 11)

Nach einem schwerwiegenden hirnschädigenden Ereignis lassen sich verschiedene neurologische Rehabilitationsphasen unterscheiden, von denen Phase A und B zur Akutbehandlung gehören und Phase F die Langzeitversorgung darstellt (vgl. Abbildung 2).

Probleme im Bereich der Pflege und der Förderung von Menschen im Wachkoma der Phase F konkretisieren sich im Personalmanagement, der ärztlichen Versorgung, der therapeutischen Maßnahmen, der materiellen Ausstattung, der finanziellen Absicherung und der Begleitung von Angehörigen.[3]

Der durch die Bundesarbeitsgemeinschaft für Rehabilitation (BAR, 2003) vorgeschlagene Pflegeschlüssel für die Betreuung von Menschen im Wachkoma (vgl. STEINBACH/DONIS 2011a: 89-91) lautet: 1 Arzt für 20 Patienten bei täglicher Visite, 1,25 Pflegekräfte für 1 Patientin/Patienten bei Tag und 1:8 bei Nacht, 1 Therapeut/-in für 8 Patientinnen/Patienten, keine gemischten Stationen von normaler Altenpflege mit Wachkomabewohnern, da die Betreuungsziele gänzlich verschieden sind. Diese Empfehlung für die (frühere) Pflegestufe III und den Wachkomabereich wird in staatlichen stationären Einrichtungen nie erreicht. Als Optimum gilt derzeit ein Verhältnis von 1 Pflegekraft für 3-4 Patienten.

Es gibt viel zu wenig Pflegefachkräfte bzw. Fachkräfte für außerklinische Intensivpflege. Wünschenswert wären Pflegeexperten für Menschen im Wachkoma (vgl. BENNER 1995, PROCHASKA/VELICER 1997, ZIELKE-NADKARNI 2005, BIENSTEIN 2006) für deren Aus- und Weiterbildung in den einzelnen Bundesländern jedoch keine einheitlichen gesetzlichen Regelungen bestehen geschweige denn verbindliche Vorschriften. Zu Vieles ist den einzelnen Einrichtungen überlassen, übergeordnete Kontrollen fehlen. „Manchmal wetteifern 40 Pflegeheime um eine Fachkraft", sagt ein Heimleiter. Jedes Haus verhandelt selbst, der Markt bestimmt den Preis und im Endeffekt die Personaldecke. Diese ist oft dünn. Die vorhandenen Pflegekräfte stehen unter einem enormen physischen und psychischen Druck. Um mehr und besseres Personal zu bekommen, setzen die Heimleitungen Motivationsbausteine ähnlich denen in der freien Wirtschaft ein wie finanzielle und materielle Anreize, bessere Arbeitsbedingungen und weniger Arbeitsbelastung, Sonderzulagen und sozioökonomische Vorteile. Staatliche Träger von Fort- und Weiterbildungsmaßnahmen existieren nicht. Die Vorgaben für Pflegeheime in Sachen Fortbildung lauten lapidar:

---

[3] Die folgenden Ausführungen basieren zum großen Teil auf Informationen von Direktionen der Alten- und Seniorenheimpflege mit integrierten Facheinrichtungen für Menschen im Wachkoma der Phase F aus dem Südwesten Deutschlands in persönlichen Gesprächen mit der Autorin im Winter 2014/2015.

„Es muss fortgebildet werden." Gemeint sind einmal pro Jahr sechsstündige Fortbildungen zum Beispiel für Tracheotomie und Beatmung.

Häufig sind Menschen im Wachkoma immer noch in nicht spezialisierten Pflegeeinrichtungen oder in Institutionen der Behindertenhilfe oder Psychiatrie untergebracht und laufen dort nebenher. Eine angemessene und fundierte Behandlungs-, Betreuungs- und Pflegekompetenz ist oft nicht gewährleistet (FROMMANN 2013: 42). Es fehlt die gezielte Förderung und Integration dieser betroffenen Menschen. Bezogen auf den Personaleinsatz herrscht ein quantitativ-qualitativer Minimalismus. Es gibt Pflegeheime mit Wachkomaeinrichtungen, die „müssen nehmen, was sie an Personal auf dem Markt bekommen", sagt ein Heimleiter. Als letztes Mittel wenden sich solche Häuser an Fremddienstleister, deren Forderungen sie dann oft genug ausgeliefert sind.

Vor diesen Hintergründen erhält die Schreckensvorstellung von der „ökonomischen Euthanasie"[4] eine reale Basis. Man lässt Wachkomapatienten letztlich aus Mangel an Geld bzw. aus Mangel am politischen Willen, mehr Geld einzusetzen, „glücklich sterben".

Dass sich nicht nur das Pflegepersonal an hohen Kompetenzstandards messen lassen muss, sondern sich genauso die behandelnden Ärzte einem Qualitätsscore unterwerfen sollten, versteht sich eigentlich von selbst.

Leider lässt auch die ärztliche Versorgung der Wachkomapatienten in Phase F häufig zu wünschen übrig und hängt stark von den individuellen Einstellungen der Ärzte ab. Auf das Apallische Syndrom spezialisierte Neurologen sieht man in der Langzeitversorgung auf den Wachkomastationen der Phase F eher selten. Meist sind es Ärzte für Allgemeinmedizin oder Internisten, die die Patienten betreuen. Diese kommen aber eher nur auf Anforderungen der Pflegedienst- oder der Heimleitungen als aus innerem Antrieb. Der Arzt, der sich täglich mit seinen Patienten beschäftigt und nach ihnen sieht, bleibt die Ausnahme. Fachärzte kann man zu regelmäßigen Besuchen in stationären Einrichtungen kaum bewegen. Aus diesem Grund werden häufig Transporte der Wachkomapatienten in nahe gelegene Krankenhäuser notwendig, die organisatorisch, finanziell und vor allem hinsichtlich des Befindens für die betroffenen Menschen eine Belastung darstellen. Absprachen der Ärzte untereinander, etwa der Fachärzte mit den Allgemeinmedizinern, gibt es praktisch ebenso wenig wie Absprachen der Ärzte mit den Therapeuten, zum Beispiel über die Art der Ver-

---

[4] Aussage eines renommierten Neurologen und Wachkomaforschers in einem persönlichen Gespräch mit der Autorin im November 2013.

ordnung und das Verordnungsvolumen. „Therapieberichte interessieren manche Ärzte gar nicht", sagt ein Heimleiter. Obwohl allein die behandelnden Ärzte vorgeben, welche Therapie für den einzelnen Patienten angemessen bzw. notwendig ist, fehlt vielen Medizinern die genaue Kenntnis über den Rehabilitationsverlauf des Apallischen Syndroms, speziell der Remissionsstufen aus dem Wachkoma. Noch immer hemmt auch eine gewisse Regressangst das Verordnungsverhalten der Ärzte.

Demgegenüber arbeiten die Therapeuten weit eher als die behandelnden Ärzte im Team. Physiotherapeuten, Ergotherapeuten und Logopäden treffen sich als Gesamtteam, zum Teil mit der Pflegedienstleitung und den verantwortlichen Pflegepersonen, mindestens einmal pro Monat, im Dialog oft auch wöchentlich, besprechen das Krankheitsbild der einzelnen Patienten und stimmen ihre Therapiemaßnahmen untereinander und aufeinander ab.

Entscheidend ist, dass die verschiedenen Spezialisten zusammen im Team mit den Ärzten und dem Pflegepersonal arbeiten, um so zu einer sinnvollen, folgerichtigen und strukturierten Förderung für den Patienten zu gelangen, und nicht nur verschiedene Einzelmaßnahmen aneinander zu reihen (NYDAHL 2011).

Pflegeeinrichtungen, die sich auf die Versorgung von Schwerst-Schädel-Hirn-Geschädigten spezialisiert haben, klagen über Schwierigkeiten bei Kostenverhandlungen mit den Krankenkassen, denen der Aufwand für Pflege durch Fachpersonal, für Physio- und Ergotherapie sowie für Arznei- und Hilfsmittel oft zu hoch erscheint. Immer häufiger greift der Medizinische Dienst der Krankenkassen (MDK) in Diagnose und Therapie des Arztes ein und stellt die medizinische Notwendigkeit verordneter Hilfsmittel in Frage (vgl. BÜHRING 2001: 1225).

Ein großes Problem stellt die Materialbeschaffung dar. Zwar kommen die Pflegekassen für die tägliche Grundversorgung der Wachkomapatienten auf, also für Versorgungsprodukte zur Beatmung, zur Ernährung, zur Flüssigkeitszufuhr und zur Tracheotomie. Großgeräte allerdings, wie etwa Pflegebetten, Hebelifter, Rollstühle oder Schaukelliegen, hat das Pflegeheim zu finanzieren oder müssen von Fördervereinen übernommen werden. „Kassen investieren nicht in die Prävention, sie zahlen erst nach einem Schadenseintritt", sagt ein Heimleiter.

Geradezu bedenklich scheint in diesem Zusammenhang das gesundheitspolitische Konzept, die ambulante Pflege von Menschen im Wachkoma zuhause gegenüber der stationären Pflege in spezialisierten Facheinrichtungen klar zu favorisieren. In der privaten Pflege werden Betroffene in finanziell vier- bis fünffach höherer Weise pro Monat unterstützt.

Angehörige von Menschen mit erworbenen Hirnschädigungen werden plötzlich und unerwartet mit dem Akutereignis ihres Familienmitglieds konfrontiert (FROMMANN 2013: 37). Ihre Gefühle schwanken zwischen Trauer, Verzweiflung, Angst und Hoffnung. Sie reagieren geschockt, hilflos, unsicher und befinden sich in einer Krisensituation. In dieser Phase ist für die Angehörigen professionelle psychologische Hilfe genauso wichtig wie für die primär Betroffenen die notwendige Intensivmedizin. Erst sehr viel später realisieren Angehörige, dass ihr Familienmitglied sie braucht (NYDAHL 2011: 26).

Mit dem Argument, dass weitere Therapieerfolge nicht zu erzielen sind, werden diese schwerstbehinderten Patienten meist aus Kostengründen aus den Akut- und Rehabilitationskliniken in die Pflege ausgelagert. Sie gelten offiziell als „austherapiert". Kaum jemand berücksichtigt, dass für diese hochgradig pflegebedürftigen Menschen „nach der Akutbehandlung kaum geeignete Einrichtungen für die langfristige Versorgung" in Phase F vorhanden sind (BÜHRING 2001: 1225). Nach der Rückkehr in die Familien fehlt die notwendige ambulante Spezialversorgung. Hier haben sich die gesellschaftlichen Verhältnisse gegenüber 2001 nur unwesentlich verbessert.

Haben sich die Hoffnungen der Angehörigen auf eine schnelle Gesundung nicht erfüllt, verändert sich nicht nur das Leben der Menschen im Wachkoma sondern auch das ihrer Familien grundlegend und dauerhaft. Die Angehörigen, die ihr Familienmitglied mit nach Hause nehmen, müssen lernen, den Versorgungsalltag und die verschiedenen Behandlungsprozesse zu handhaben, was meist zu enormen physischen und psychischen Belastungen führt. Aber auch Angehörige von Heimbewohnern sind in den Pflegealltag integriert. Ihre Belastungen entstehen vor allem durch das Gefühl der Einsamkeit und Hilflosigkeit sowie durch finanzielle Schwierigkeiten, die aufgrund der hohen Heimkosten entstehen können (NYDAHL 2011: 27).

Der bürokratische Kleinkrieg mit den Sozialleistungsträgern (Kranken- und Pflegeversicherungen, Rentenversicherung, Unfallversicherung, Sozialhilfe, etc.), deren Zuständigkeiten betroffene Angehörige vielfach kaum durchschauen, tut ein Übriges.

Die Begleitung der Angehörigen durch die Klinik, durch Ärzte, Therapeuten und das Pflegepersonal sollte nicht nur moralische Pflicht sein. In diesem Prozess sind Entlastung, Beratung, Schulung, aber auch Integration in den Betreuungsprozess wichtige Ziele. Angehörige müssen in das Betreuungsteam eingebunden, sie müssen als gleichwertige Partner anerkannt werden. Dadurch verlieren sie ihre Scheu im Umgang mit den Ärzten, mit dem Pflegepersonal und ihrem Familienmitglied. Die Konstituierung von Angehörigengruppen, die sich zum Beispiel extern ein- bis zweimal im Monat treffen, um theoretische und praktische Informationen auszutauschen oder gemeinsame Weiterbildungen zu besuchen, ist beileibe noch nicht die Regel (vgl. THIMM/CZIRFUSZ 2016a).

Angehörige spielen für die Betreuung, Versorgung und vor allem für die Förderung der Betroffenen als Teil des sozialen Bezugssystems Familie aber eine besondere Rolle. Sie stellen für die Betroffenen quasi das „Fenster zur Außenwelt" (BIENSTEIN 2006) dar. Angehörige verfügen über Kenntnisse und Erfahrungen aus dem „vorigen Leben" des Wachkomapatienten. Sie kennen seine früheren Vorlieben und Lieblingsbeschäftigungen, seine persönliche Körpersprache, seine Verletzlichkeit und sie bemerken beginnende Reaktionen häufig zuerst. Angehörige können mit ihrem Familienmitglied am ehesten nonverbal kommunizieren. Sie sind eine unerschöpfliche Quelle der Information für alle anderen Betreuungskräfte. Verschiedene Studien belegen, dass frühe Interventionen schon im Akutstadium gerade auch mit Hilfe von Angehörigen die Prognose von Koma- und Wachkomapatienten positiv beeinflussen (ZIEGER 2007: 60). Derartige Chancen bleiben leider wegen der oft fehlenden Begleitung und Anleitung von Angehörigen ungenutzt.

3 AUSGANGSPOSITIONEN

Als Ausgangsposition wird der aktuelle Stand der wissenschaftlichen Diskussion zum Thema „Leben von Menschen im Wachkoma", insbesondere „Pflege und Förderung von Menschen im Wachkoma der Phase F" verstanden.

Die Literaturanalyse im deutschsprachigen und angloamerikanischen Raum ergab verschiedene Blickwinkel, die nachfolgend einer näheren Betrachtung unterzogen werden.

- Begriffssuche im historischen Rückblick (Kap. 3.1)
- Medizinische Sicht (Kap. 3.2)
- Philosophische und ethisch-theologische Sicht (Kap. 3.3)
- Juristische Sicht (Kap. 3.4)
- Sozioökonomische Sicht (Kap. 3.5)

3.1 Begriffssuche im historischen Rückblick

So uneinheitlich wie die Krankheitszeichen der klinischen Symptomatik stellen sich die Begrifflichkeiten des Syndroms „Wachkoma" dar. „Obwohl das apallische Syndrom bereits 1899 erstmals beschrieben wurde, herrscht seit nunmehr über 100 Jahren Uneinigkeit und Unsicherheit bezüglich der Terminologie und Diagnostik." (ODER 2006: 22)

Einen Überblick über die Nomenklatur von erworbenen Hirnschädigungen in der wissenschaftlichen Literatur des letzten Jahrhunderts gibt UNTERHARNSCHEIDT (1993, 446-447).

Nachdem bereits Ende des 19. Jahrhunderts Symptome einer schweren Hirnschädigung nach dem Sturz eines Seiltänzers beschrieben worden waren (ROSENBLATH 1899), verwendete erstmals der Marburger Psychiater KRETSCHMER (1940) den Begriff „Apallisches Syndrom" („ohne Pallium", d.h. ohne Funktion des Mantels; gemeint ist der Hirnmantel, d.Verf.), ein Begriff, der aufgrund seines lateinischen Ursprungs im europäischen und im deutschsprachigen Raum heute zwar noch oft benutzt wird, der sich in der angloamerikanischen Wissenschaftsliteratur jedoch nie durchsetzen konnte.

KRETSCHMER beschrieb bereits 1940 eindrucksvoll jenes Krankheitsbild, das später unter dem Namen „Wachkoma" Einzug in die deutschsprachige Laienpresse, aber auch zunehmend in die medizinische Begriffswelt fand.

UNTERHARNSCHEIDT (1993: 467) schlägt vor, den Begriff „Apallisches Syndrom" zukünftig nicht mehr zu verwenden, weil bei traumatischen Hirnschädigungen morphologisch nie nachgewiesen werden konnte, dass ausschließlich das Rindengrau des Großhirns zerstört worden ist. Erworbene Hirnschädigungen dieser Art kommen nie in „reiner Form" vor, sagt UNTERHARNSCHEIDT (1993: 467), sondern sind immer von weiteren Hirnläsionen begleitet, die außerhalb der Hirnrinde liegen.

Wie neueste bildgebende Verfahren zeigen, können Teile der Großhirnrinde bei Menschen mit apallischem Syndrom auch noch intakt sein. Andererseits hatte KRETSCHMER (1940) durchaus Recht mit seiner Annahme, dass es sich hier um ein „Durchgangssyndrom" handelt, dass also trotz schwerster neurologischer Ausfälle Rückbildungen (Remissionen) der Symptome möglich sind (STEINBACH/DONIS 2011a: 6).

Erst 25 Jahre nach KRETSCHMER fand das Krankheitsbild des „Apallischen Syndroms" wieder Eingang in die intensivere medizinische Forschung. Dies war das Verdienst des österreichischen Neurologen GERSTENBRAND (1967).

GERSTENBRAND (1967) beschrieb die klinischen Bilder des „traumatischen apallischen Syndroms" und vor allem die Stufen seiner möglichen Rückbildung, der Remission, detailgenau und hoch präzise (vgl. Tabelle 1). Er wies eindringlich auf die Notwendigkeit und Sinnhaftigkeit einer konsequenten Rehabilitation und professionellen Betreuung der Patienten hin (STEINBACH/DONIS 2011a: 6). Ebenso aber prangerte er an, dass viele der betroffenen Menschen unter unwürdigen Umständen in „Versorgungshäusern, zum Teil in psychiatrischen Anstalten nach langem Siechtum zugrunde" gingen (nach STEINBACH/DONIS 2011a: 6).

GERSTENBRAND gilt als einer der ersten Neurologen, der für Menschen im Wachkoma die uneingeschränkte Menschenwürde, ein uneingeschränktes Recht auf Leben, auf rehabilitative Unterstützung und auf soziale Reintegration einfordert (STEINBACH/DONIS 2011a: 6). Insofern darf GERSTENBRAND wohl als erster Vertreter eines beziehungsmedizinisch-integrationsorientierten Zugangs in der Wachkomaforschung verstanden werden, eine Sichtweise, die sich eigentlich erst in den 90er-Jahren des letzten Jahrhunderts durchgesetzt hat.

In der angloamerikanischen Literatur und Wissenschaft plädierten die Autoren JENNETT/PLUM (1972) nach langen Studien für den Begriff „persistent vegetative state" (pvs) – von beiden Autoren 1972 ursprünglich als „wakefulness without awareness" definiert – wenn es darum ging, das von KRETSCHMER (1940) und GERSTENBRAND (1967) beschriebene Krankheitsbild zu benennen.

Tab. 1 Remissionsstadien nach GERSTENBRAND 1967 (nach STEINBACH/DONIS 2011a: 40-41)

Remissionsstadien (nach GERSTENBRAND 1967)
1 Beginn der Rückbildung aus dem Vollstadium: tageszeitlich gesteuerter Schlaf-Wach-Rhythmus, inkonstante optische Fixierungen, zunehmende Greif-, Saug- und Kaureflexe, Tret- und Kletterbewegungen, keine emotionalen Reaktionen
2 Optische Folgebewegungen, Saug- und Kaureflexe klingen ab, weniger Beuge- und Streckspasmen an den Extremitäten, unwillkürliche und ungerichtete Massenbewegungen auf Schmerzreize, Patient beginnt nachzugreifen, beginnende Bewusstseinstätigkeit, emotionale Reaktionen, Patienten wirken ängstlich und schneiden Grimassen
3 Frühes Klüver-Bucy-Stadium: Ergreifen von Gegenständen und zum Mund führen, gerichtete Reaktionen auf äußere Reize, Muskeltonus lässt langsam nach, Patient beginnt sich zuzuwenden, Aufträge werden aber noch nicht ausgeführt
4 Vollbild des Klüver-Bucy-Stadiums: Bewegungen sind häufiger gerichtet, Personen werden zunehmend erkannt und unterschieden, ergriffene Gegenstände werden noch nicht erkannt, angenehme Reize wirken beruhigend, negative führen zu heftigen Abwehrreaktionen, Sprach- und Situationsverständnis nehmen zu, Lautäußerungen wie Brummen, Schreien, Stöhnen, vermehrtes Interesse an eigenen Genitalien, stark wechselnde Emotionalität
5 Übergangsstadium: zunehmende Kontaktaufnahme mit der Umgebung, Motorik der Extremitäten wird zunehmend gerichteter, einfache Handlungen werden auf Aufforderung durchgeführt, einmal beherrschte Fähigkeiten treten wieder zutage, einfache Sprachäußerungen werden verständlicher, emotionale Reaktionen werden nachvollziehbarer, Beuge-Streck-Haltung der Extremitäten weitgehend verschwunden
6 Korsakow-Stadium: Störungen der Wahrnehmung und der Orientierung, des Denkens, der Aufmerksamkeit und der Gedächtnisleistungen verbleiben, Patient beginnt sich seiner Situation bewusst zu werden, häufig kommt es zu depressiven, gelegentlich auch zu euphorischen Stimmungsschwankungen, zunehmend treten Eigeninitiative und sprachliche Zuwendung zutage, Wünsche werden formuliert
7 Lokale Defekte wie Muskellähmungen und -erschlaffungen im Gesicht, Koordinationsstörungen sowie Sprach- und Sprechstörungen stehen im Vordergrund, die Stimmungslage ist meist gereizt, oft ist der Patient motorisch überaktiv
8 Störungen der höheren Hirnleistungen verbleiben im Vordergrund wie fehlende Merk- und Konzentrationsfähigkeit sowie eine Reihe von Verhaltensauffälligkeiten

Der Begriff „pvs" verbreitete sich fortan weltweit und wurde auch von der Multi-Society Task Force (MSTF) on PVS (1994) als Begriff der Wahl empfohlen. Im deutschen Sprachgebrauch stößt dieser Begriff bei Medizinern, Angehörigen und Theologen vielfach auf Ablehnung, drückt sich darin doch eine Geringschätzung der betroffenen Menschen aus (Assoziation mit „vegetable", das heißt: Gemüse). Zudem besitzt das Adjektiv „persistent" (das heißt: andauernd; bei ausbleibender Besserung nach einem Monat) eine prognostizierende Implikation. In der Abkürzungsvariante „p" ist es zudem leicht mit „permanent" (das heißt: irreversibel; bei ausbleibender Besserung nach einem Jahr) zu verwechseln. Seit Mitte der 90er-Jahre wird in der angloamerikanischen Literatur daher meist nur mehr vom „vegetative state" (vs) gesprochen. Beide Begriffe jedoch geben Anlass zu missverständlichen Interpretationen und legen eine eher „negativistische Einstellung zu diesem Krankheitsbild im angloamerikanischen Raum" (STEINBACH/DONIS 2011a: 7) nahe.

Der Begriff „Wachkoma" ist aus dem lateinisch-französischen „Coma vigile" (ALAJOU-
ANINE 1957, CALBET/COLL 1959) abgeleitet und soll auch im Folgenden trotz der sich
scheinbar ausschließenden Wortkombination von „wach" und „komatös" Verwendung
finden, weil sich „Wachkoma" als Begriff mittlerweile sowohl in der deutschsprachigen
öffentlichen Diskussion als auch im Klinikalltag durchgesetzt hat (NACIMIENTO 2007:
29).

Einen neuen Ansatz der Begriffsbestimmung schlägt die European Task Force on Disorders of Consciousness vor (WILD/LAUREYS et al. 2011), die vom „Syndrom Reaktionsloser Wachheit" (SRW) spricht, benannt nach dem englischen „unresponsive wakefulness
syndrome" (uws). Die europäischen Forscher begründen ihren Vorschlag mit neuesten
klinischen   Daten,   die   nahelegen,   dass   die   „typischen   neurologisch-
verhaltensneurologischen Zeichen im Vollbild schwerster Hirnfunktionsschädigung" durch
den Begriff „SRW" am treffendsten beschrieben werden können (WILD/LAUREYS et al.
2011: 209). Dieser Terminus lässt die Lokalisation und das Ausmaß der Hirnschädigung
offen, er scheint hypothesenfrei hinsichtlich der Frage vorhandenen Bewusstseins und der
Prognose (ERBGUTH/DIETRICH 2013: 431). Er bewahrt die Würde des betroffenen
Menschen und seiner Rechte.

3.2   Medizinische Sicht

Medizinisch gesehen lässt sich ein biomedizinisch-defektorientierter Zugang (Kap. 3.2.1)
von einem beziehungsmedizinisch-integrationsorientierten Zugang (Kap. 3.2.2) unterscheiden.

Das Leben von Menschen im Wachkoma ist durch charakteristische Züge gekennzeichnet,
von denen das Bewusstsein und die Kommunikationsfähigkeit in der Diskussion über die
Lebensweise dieser Menschen eine besondere Rolle spielen (FROMMANN 2013: 46).

3.2.1   Biomedizinisch-defektorientierter Zugang

Die Multi-Society Task Force (MSTF) on PVS schlug 1994 als wichtigstes Diagnosemerkmal des Syndroms Wachkoma den „vollständigen Verlust des Bewusstseins über sich
selbst oder die Umwelt und den vollständigen Verlust der Fähigkeit zur Kommunikation"
vor. Eine Definition, die auf den Philosophen und Begründer der amerikanischen wissen-

schaftlichen Psychologie JAMES (1890) zurückgeht, der das Bewusstsein als die Wahrnehmung der eigenen Person und der Umgebung umschrieb.

In der Definition der MSTF on PVS (1994) kommt mit der Beschreibung „vollständiger Verlust" sehr deutlich der jahrzehntelang vorherrschende Zugang zur Problematik zum Ausdruck: es geht um einen erworbenen Defekt des Gehirns, der sich im Fehlen des Bewusstseins und der Kommunikationsfähigkeit zeigt. Dieser biomedizinisch-naturwissenschaftliche Zugang dominierte die Wachkomaforschung im letzten Jahrhundert und ist auch heute noch in angloamerikanischen Staaten unter Neurologen vorherrschend.

Weit radikaler als die MSTF on PVS formuliert MacPHAIL (1996: 8), dass nur Menschen, die Sprache besitzen, auch ein Bewusstsein haben können.

ODER (2006, 22-23) kommt zu der Einsicht, dass man Bewusstsein nicht definieren und nicht messen kann. Was aber nicht gemessen werden kann, existiert nicht (STEINBACH/DONIS 2011a: 110). Diese Überzeugung scheint die Hauptargumentation der biomedizinisch-defektorientierten Sicht zu sein.

Wann immer sich Angehörige mit der niederschmetternden Diagnose Wachkoma eines ihrer Familienmitglieder konfrontiert sehen, werden sich für sie sehr rasch so belastende Fragen stellen wie: Nimmt der Betroffene mich noch wahr? Nimmt er sich selbst wahr? Sind seine motorischen Reaktionen, seine emotionalen Regungen, seine geäußerten Empfindungen bewusst oder unbewusst?

Welche Rolle spielt das Bewusstsein für die Pflege und Förderung von Menschen im Wachkoma?

Ärzte besitzen die Letztverantwortung für die medizinische Versorgung wachkomatöser Patienten. In ihrer Berufsgruppe, die über Behandlungsabbruch oder Fortsetzung der Behandlung entscheidet, gibt es gravierende Differenzen hinsichtlich der Bewertung des Lebens von Wachkomapatienten wie auch zur Frage ihres Bewusstseins (FROMMANN 2013: 63-64).

Von besonderer Relevanz ist die Klärung des Begriffs „Bewusstsein im Wachkoma" dort, wo die Frage nach dem Vorhandensein von Bewusstsein zu einer Frage von Leben und Tod, von Lebenlassen und Sterbenlassen wird. Wenn Menschen kein Bewusstsein darüber haben, dass und wie sie leben, dann ist das Sterben für sie auch mit keinem Verlust und auch mit keiner beängstigenden Situation verbunden, gibt FROMMANN (2013: 46-47) provokativ die von Neurologen häufig vertretene Ansicht wieder.

Eine groß angelegte Befragung zur aktiven Sterbehilfe bei Menschen im Wachkoma führten BÖTTGER-KESSLER/BEINE (2007) ab dem Jahr 2002 unter Ärzten (n=2652) und Pflegenden (n=5785) in Deutschland durch. Ausschließlich befragt wurde medizinisches und Pflegepersonal mit engem Kontakt zu Menschen im Wachkoma. Die Einstellungsuntersuchung erbrachte überraschende Ergebnisse. 64,79% der Befragten – 51,53% der Ärztinnen und Ärzte, 70,38% des Pflegepersonals – votierten dafür, das Leben eines Menschen im Wachkoma „unter bestimmten Umständen [...] aktiv zu beenden" (BÖTTGER-KESSLER/ BEINE 2007: 802).

Es gibt kaum ein anderes „Krankheitsbild", bei dem so offen über Sterbehilfe diskutiert und diese auch durchgeführt wird wie beim Wachkoma. In diesem Zusammenhang seien beispielhaft die vor Jahren öffentlich diskutierten Fälle der Wachkomapatientinnen Karen Quinlan (1976), Nancy Cruzan (1990), Terry Schiavo (2005) und Eluana Englaro (2009) genannt, bei denen die künstliche Nahrungs- und Flüssigkeitszufuhr letztendlich eingestellt wurde.

Grundsätzlich unterscheidet sich die Einstellung von Ärztinnen und Ärzten zum Syndrom Wachkoma in den angloamerikanischen gegenüber zentraleuropäischen Staaten.

Nahezu 50% der US-amerikanischen Neurologen halten Menschen im Wachkoma für irreversibel geschädigt und für beinahe tot. In Europa dagegen befürworten 60-80% der Ärztinnen und Ärzte Rehabilitations- und Fördermaßnahmen (ZIEGER 2011: 15-16).

Bereits lange vor der Veröffentlichung der Multi-Society Task Force on PVS (1994) dachte die American Academy of Neurology (1989) darüber nach, Patienten im pvs die künstliche Ernährung und Flüssigkeitszufuhr zu entziehen, weil diese lediglich als eine Form der medizinischen Behandlung unter vielen anderen anzusehen sei, die man „in Übereinstimmung mit den Grundsätzen und Gepflogenheiten für die Einhaltung bzw. den Entzug" zu werten habe (American Academy of Neurology 1989: 125).

Zur Frage des Bewusstseins, zur Frage von Leidensfähigkeit und Schmerzen der Menschen im Wachkoma sagt die American Academy of Neurology (1989: 125) weiter: „Persistant vegetative state patients do not have the capacity to experience pain or suffering. Pain and suffering are attributes of consciousness requiring cerebral cortical functioning, and patients who are permanently and completely unconscious cannot experience these symptoms." Als Beweis wird angeführt, dass die Stoffwechselrate für Glucose in der Großhirnrinde bei pvs-Patienten deutlich reduziert und dies zu einem gewissen Grad mit dem Bewusstsein nicht vereinbar sei (American Academy of Neurology 1989: 125).

Auch SYNOFZIK/MARCKMANN (2005: 2079) definieren die Diagnose PVS dadurch, „dass Patienten ihre bewusste Wahrnehmungs- und Empfindungsfähigkeit irreversibel verloren haben". Und weiter: „Es besteht folglich keine absolute Verpflichtung, das Leben eines Patienten (mit pvs, d.Verf.) mittels Nahrungs- und Flüssigkeitszufuhr unter allen Umständen aufrechtzuerhalten" (SYNOFZIK/MARCKMANN 2005: 2081), weil diese medizinische Maßnahme dem Menschen im Wachkoma keinen Nutzen bringt.

Ähnlich argumentiert NACIMIENTO (2007), der für eine „Therapiezieländerung" plädiert, wenn „die Prognose (eines Wachkomapatienten, d.Verf.) als ungünstig eingeschätzt" und festgestellt wird, dass „das apallische Syndrom mit hoher Wahrscheinlichkeit irreversibel ist" (NACIMIENTO 2007: 43-44). In solchen Fällen seien kurative Ziele nicht erreichbar und man solle eher palliativ behandeln, das heißt ohne intensivmedizinische Maßnahmen wie Reanimation, erneute Beatmung oder Dialyse und auch ohne antibiotische Behandlung von Infektionen und ohne eine Thromboseprophylaxe mit Heparin. Auch die Verabreichung von Schmerzmitteln an Wachkomapatienten sieht NACIMIENTO (2007: 44) kritisch.

Diese defätistische Sicht gilt heute nicht mehr. „Bewusstseins-Spuren" wurden mittels bildgebender Verfahren (PET, fMRT, EEG, MEG) allerdings fast ausschließlich bei Patienten nach Schädel-Hirn-Traumen nachgewiesen und nicht nach hypoxischen Hirnschäden (Sauerstoffmangel). ERBGUTH/DIETRICH (2013: 429) berichten über mehrere Studien, in denen bei Wachkomapatienten nach externen Stimuli (Sprache, Namensnennung, Schreie, Zeigen bekannter Gesichter, Schmerzreize) ein vermehrter Energiestoffwechsel des Nervengewebes im Gehirn nachgewiesen wurde. Allerdings seien mit dem Nachweis solcher Aktivierungen noch nicht zwingend bewusst prozessierte höhere kognitive Leistungen zu belegen.

ERBGUTH/DIETRICH (2013: 428) führen hinsichtlich der Prognoseabschätzung weiter aus, dass die Wahrscheinlichkeit einer Wiedererlangung des Bewusstseins nach einem Schädel-Hirn-Trauma entscheidend von der Komadauer abhängt. Bei 603 untersuchten Erwachsenen betrug sie nach einem Monat im Koma noch 42%, nach drei Monaten im

Koma nur mehr 27% und nach sechs Monaten Komadauer gar nur noch 12%. Das Risiko, nach einem Jahr Komadauer noch im Wachkoma zu verbleiben, erhöhte sich entsprechend von 19% nach einem Monat Bewusstlosigkeit auf über 35% nach drei Monaten bis auf 57% nach sechs Monaten. Dabei sank die Chance auf ein unbehindertes Leben nach initialem Wachkoma mit zunehmendem Alter. Bei Betroffenen unter 20 Jahren betrug sie 21%, zwischen 20-40 Lebensjahren 9% und bei Patienten über 40 Jahren 0%. Zudem ist bei einer traumatischen Ursache eines frühen Wachkomas die Wahrscheinlichkeit auf eine Wiedererlangung des Bewusstseins etwa fünfmal höher als nach hypoxischer Schädigung.

Die Sicherheit der klinischen Feststellung fehlenden Bewusstseins ist gering. Bei bis zu 40% der vermeintlich im Wachkoma befindlichen Patienten werden aus unterschiedlichen Gründen Anzeichen von Bewusstsein nicht gefunden (ERBGUTH/DIETRICH 2013: 428).

In ähnlicher Richtung vermuten KOTCHOUBEY/LANG (2011: 32), „dass die meisten Patienten mit der Diagnose Wachkoma tatsächlich kein reflexives Bewusstsein mehr besitzen, sie weder Sprachverständnis noch Vorstellungkraft aufweisen. Das bedeutet aber nicht, dass sie völlig bewusstlos wären."

HANNICH (1994: 68) argumentiert: „Die Festlegung „Bewusstlosigkeit" ist eine Feststellung, die naturwissenschaftlich-empirisch nicht beweisbar ist. Mit dem Status „Bewusstlosigkeit" bekommt das aktuelle Verhalten des Patienten den Status eines „Nicht-Zustandes" zugeordnet. Dem Patienten wird damit die Möglichkeit eines qualitativ anderen Erlebens abgesprochen." GEREMEK (2009: 165, nach SHEWMON 2004) meint zur Diagnose von Bewusstsein: „Nur weil der Beweis fürs Bewusstsein fehlt, beweist dies nicht das Fehlen von Bewusstsein." Und weiter sagt DÖRNER (1994: 67): „Wir verstehen „Bewusstlosigkeit" als eine besondere Form des Bewusstseins und nicht als dessen Nichtvorhandensein."

3.2.2   Beziehungsmedizinisch-integrationsorientierter Zugang

Bereits in den 90er-Jahren des letzten Jahrhunderts begann sich ein anderer Zugang zum Thema „Menschen im Wachkoma" anzubahnen. Nicht mehr die Hirndefekte der Betroffenen, nicht mehr die biomedizinische Sicht, nicht mehr die Frage, was können diese Menschen nicht mehr, standen im Vordergrund der Betrachtung, sondern die Frage, was können wir tun, um diesen Menschen so gut wie möglich zu helfen, was können wir tun, um das, was diese Menschen noch können, weiter zu fördern und auszubauen. Während in den Jahrzehnten zuvor Menschen, die durch ein hirnschädigendes Ereignis in ein „Wachkoma"

gefallen waren, nach der intensivmedizinischen Behandlung aus den Kliniken „austherapiert" entlassen wurden und danach in irgendwelchen Versorgungshäusern oder zuhause
vor sich hindämmerten, begann man jetzt Behandlungsansätze zu entwickeln, die bereits
auf den Intensivstationen gezielte Förderungen vorsehen. Die früher weit verbreitete therapeutische Hilflosigkeit, die oft einem Nihilismus glich, machte personenzentrierten und
integrationsorientierten Maßnahmen Platz (ZIEGER 2007: 59).

„Das Apallische Syndrom, das sog. «Wachkoma», kann nicht nur als passiver Zustand
verstanden werden, sondern ist eine aktive, auf tiefste Bewusstseinsebenen zurückgenom-
mene Lebenstätigkeit. Die scheinbar «leblose» Reglosigkeit bedeutet nicht ein Fehlen von
Erlebens- und Wahrnehmungsprozessen; denn beim Menschen sind die Aufnahmemög-
lichkeiten der Wahrnehmung stets grösser als die sichtbaren Handlungsmöglichkeiten."
(LEYENDECKER 1998: 319)

Leben im Wachkoma ist kein statischer Zustand, sondern eine dynamische Existenzform
eines Menschen. Das schließt Veränderungen und Lernprozesse ein, die für das Umfeld
allerdings nur sehr langsam vor sich gehen. Verschiedene Studien belegen, dass Wachkomapatienten nicht nur Schmerzen fühlen und andere negative Empfindungen wahrnehmen,
sondern auch positive Erlebnisse haben. Die funktionelle Wiederherstellung des traumatisierten Gehirns ist weitgehend von den ihm gebotenen Reizen abhängig. Das bedeutet, dass
die Potenziale des Gehirns eines Menschen im Wachkoma gefördert werden müssen und
der Zustand des Pflegebedürftigen prinzipiell reversibel ist (ZIEGER 2011: 5-6). FUCHS
(2012) betont in seinem Werk „Das Gehirn – ein Beziehungsorgan", das Gehirn werde
durch Beziehungserfahrungen geformt und sei ein Organ der Möglichkeiten mit der Verpflichtung es entsprechend zu trainieren. Das gilt gleichermaßen für gesunde wie behinder-
te Menschen.

Dieser beziehungsmedizinische Zugang zur Problematik „Wachkoma" setzte sich etwa ab
Mitte der 90er-Jahre des letzten Jahrhunderts zuerst bei Psychologen, Psychiatern und Re-
habilitationsmedizinern durch. Es dominiert die Erkenntnis, dass schwerstbeeinträchtige
Menschen lebendige Wesen sind, die fühlen und empfinden und sich durch sozialen Kontakt und Interaktion mit ihrer Umwelt definieren (STEINBACH/ DONIS 2011a: 109).
Die beziehungsmedizinisch-personenzentrierte Sicht ist heute in der Betreuung und Versorgung von Wachkomapatienten durch das professionelle Pflegepersonal, durch Physio-

und Ergotherapeuten, durch Logopäden, besonders aber bei Seelsorgern und Angehörigen sowie bei den unterschiedlichen Interessensverbänden der vorherrschende Zugang.

In den letzten 20 Jahren gab es zahlreiche Therapieansätze, um das Schicksal von Menschen im Wachkoma in Richtung einer sozialen Re-Integration zu lenken.

Ausgehend von Beobachtungen und Wahrnehmungen im Rahmen der Betreuung und Versorgung von Wachkomapatienten gilt es, die Symptome, die das Trauma bei den Betroffenen hinterlassen hat, körpersemantisch zu entschlüsseln und für den Dialog mit den Patienten in eine verständnisvolle Sprache zu übersetzen (ZIEGER 2007: 56).

SALOMON (1994: 27) stellt hierzu fest: „Die Diagnose »Bewusstlosigkeit« ist ein Deutungsversuch von uns, den Mangel an Rückkopplung zu uns als Handelnde zu beschreiben. Er sagt nur, dass uns die Antenne fehlt, Botschaften dieser Menschen zu empfangen."

ZIELKE-NADKARNI (2005) hat bezüglich der Wahrnehmungs- und Beobachtungsschulung im Pflegebereich das „Kompetenzentwicklungsmodell nach BENNER" (1995) einer Prüfung unterzogen und kommt zu folgender Aussage: „Pflegerische Leistung hängt von geschulten, umfassenden und situationsadäquat interpretierten Wahrnehmungen und Beobachtungen ab." (ZIELKE-NADKARNI 2005: 2)

Unter Beobachtung im pflegerischen Kontext versteht ZIELKE-NADKARNI (2005) hierbei die gezielte Aufnahme von Informationen, die für die Bestimmung pflegerischer Ziele und Interventionen analysiert und interpretiert werden (ZIELKE-NADKARNI 2005: 2).

Übertragen auf die Pflegesituation von Menschen im Wachkoma müssten Pflegekräfte demnach zumindest die Stufe 4 (Erfahrene Pflegende, „proficient") oder sogar die Stufe 5 (Pflegeexperten, „expert") nach BENNER (1995) erreicht haben.

Unausgesprochen bleibt, dass sich nicht nur das Pflegepersonal von Wachkomapatienten an hohen Kompetenzstandards messen lassen muss, sondern dass sich genauso die diagnostizierenden und behandelnden Ärzte einem Qualitätsscore unterwerfen sollten.

FROMMANN (2013: 46) nennt neben dem Bewusstsein die Kommunikationsfähigkeit als zweiten charakteristischen Aspekt für das Leben von Menschen im Wachkoma.

Folgt man der Definition der Multi-Society Task Force on PVS (1994), so gilt neben dem vollständigen Bewusstseinsverlust auch der „vollständige Verlust der Fähigkeit zur Kommunikation" als wichtigstes Diagnosemerkmal des Syndroms Wachkoma.

Was versteht man nun unter „Kommunikation" mit Menschen im Wachkoma?

Kommunikation ist eine „conditio sine qua non" menschlichen Lebens und gesellschaftlicher Ordnung (WATZLAWICK/BEAVIN et al. 2011: 13), weil das Material jeglicher Kommunikation nicht nur Worte sind sondern auch paralinguistische Phänomene (wie z.B. Tonfall, Schnelligkeit oder Langsamkeit der Sprache, Pausen, Lachen und Seufzen), Körperhaltung, Ausdrucksbewegungen, Köpersprache, etc. – kurz Verhalten jeder Art. So wie man sich nicht nicht verhalten kann, kann man auch nicht nicht kommunizieren (WATZLAWICK/BEAVIN et al. 2011: 58).

Der Mensch als soziales Wesen lebt in ständigem Austausch mit seiner Umwelt. Kommunikation ist dabei ein Grundbedürfnis jedes Menschen und unabdingbare Voraussetzung für dessen Entwicklung. Das gilt nicht nur für die Entwicklung eines Kleinkinds, das gilt in gleicher Weise für den Menschen im Wachkoma.

Auf einen in etwa frühkindlichen Entwicklungsstand wird ein Mensch zurückgeworfen, dessen „Haus der Persönlichkeit" (MALL 2005: 404) durch ein traumatisierendes hirnschädigendes Ereignis zum Einsturz gebracht wird. Die Kommunikation, der wechselseitige Austausch von Gedanken, Sprache, Gestik, Mimik, Schrift oder Bild, der Kernbereich menschlichen Zusammenlebens, ist verloren gegangen. Menschen im Wachkoma sind massiv kommunikationsbehindert. „Sie erscheinen uns unerreichbar, unfähig, ihre Bedürfnisse für uns nachvollziehbar mitzuteilen" (MALL 2001: 17). Das Leben von Menschen im Wachkoma ist in ähnlicher Form wie beim Kleinkind wieder von basalen Themen bestimmt (HINSCH 2006: 7).

Kommunikation mit Menschen im Wachkoma ist ein wichtiges Förderziel. „Unter den interaktionalen und wahrnehmungsfördernden Behandlungsansätzen sind hervorzuheben: Basale Stimulation, früher Dialog- und Kommunikationsaufbau sowie Musiktherapie." (ZIEGER 2011: 9)

Sinnvolle menschliche Förderung geschieht in Kommunikation, und als solche wird jede sensorische Anregung nur dann einen adäquaten Anreiz darstellen können, wenn sie möglichst früh in einen Dialog einmündet oder von vorneherein als Dialog intendiert wird (LEYENDECKER 1998: 325).

Kommunikation hat verbale und nonverbale (kompensatorische) Anteile. Neben den verbalen Anteilen (Lautsprache) sind das z.B. die Stimmqualität, die Klangfarbe, die Sprechweise wie der Tonfall, der Akzent oder prosodische Faktoren wie Tonhöhe, Lautheit, Rhythmus, Sprechpausen oder die Betonung von einzelnen Wörtern bzw. Sätzen (MOTSCH 1996: 79).

Nichtsprachliche Botschaften wie Körperkontakt, räumliche Nähe und Aspekte der Umgebung überwiegen in den Wahrnehmungskategorien der Kommunikation mit Menschen im Wachkoma und sind für die Patienten von größerer Bedeutung. Die körpernahen Sinne (vibratorisch, somatisch, vestibulär, etc.) werden durch sprachliche Botschaften kaum tangiert.

Seit Anfang der 90er-Jahre dokumentieren klinische Erfahrungen und Forschungsergebnisse, dass die medizinische Prognose und soziale Perspektive von Menschen im Koma und Wachkoma durch frühe Kontaktaufnahme, nonverbale Kommunikationsangebote sowie durch eine konsequente individuelle Förderung und frühe Rehabilitation entscheidend verbessert werden können (ZIEGER 2006: 73).

Unter dem Sammelbegriff „Komastimulation" werden dabei pharmakologische und elektrische Stimulationsverfahren, neuropsychologische und multisensorische Einflussnahmen, dialogisch-interaktionale sowie musikalische Therapien verstanden, mit denen nicht das Koma sondern ein Mensch im Koma mit seinen essenziellen unbewussten Bedürfnissen und Empfindungen stimuliert werden soll.

In der Frührehabilitation geht es um die Reorganisation der Hirnfunktionen des geschädigten Menschen durch „Neuverknüpfung, Neubildung, Umstrukturierung, Neulernen und schließlich Re-Integration" funktioneller Hirnsysteme (ZIEGER 2005b: 3).

Hier setzt die Basale Stimulation® an. Maßnahmen der Basalen Stimulation® hat FRÖHLICH (1981) erstmals Mitte der 70er-Jahre des vorigen Jahrhunderts bei schwerstbehinderten Kindern beschrieben und angewendet und später zu einem Konzept weiterentwickelt (FRÖHLICH 1989; FRÖHLICH 2006; FRÖHLICH 2010; BIENSTEIN/FRÖHLICH 2012).

Basale Stimulation wird als Verstehens- und Handlungsmodell aufgefasst. Das Konzept will schwerstbehinderten Menschen helfen, sich auf Mitmenschen und mit ihnen zusammen auf die materiale Umwelt einzulassen. Leitidee ist die Individualisierung in Anerkenntnis der Tatsache, dass Menschen unterschiedlich in ihren Interessen, Vorlieben, Lebenserfahrungen oder Kommunikationsstilen sind – auch Menschen im Wachkoma. Diese brauchen als Adressaten keine Voraussetzungen zu erfüllen (MOHR 2015). „Die physische

Gegenwart, das lebendige Anwesendsein allein genügt, um in einen basalen Austauschprozess eintreten zu können." (FRÖHLICH 2006: 402)

Insbesondere ist an Angebote zu denken, welche die somatische, die vestibuläre oder die vibratorische Wahrnehmung ansprechen (BIENSTEIN/FRÖHLICH 2012: 45-47).

In diesem Zusammenhang dient die vorliegende Untersuchung zur „Schallwellentherapie bei Menschen im Wachkoma der Phase F" als Erprobungsstudie. Wie im Modell der „Ganzheitlichkeit der Entwicklung" nach FRÖHLICH (2010: 25) dargestellt, sollen Menschen im Wachkoma der Phase F mit Hilfe der Schallwellentherapie „wahrnehmen, den eigenen Körper spüren, Gefühle erleben, Menschen (Begleitpersonen oder Angehörige, d.Verf.) erfahren und kommunizieren".

Einen Schwerpunkt des beziehungsmedizinisch-integrationsorientierten Zugangs in der Pflege und Betreuung von Menschen im Wachkoma bildet die interaktionale, wahrnehmungsfördernde Behandlungstherapie mit frühem Dialog- und Kommunikationsaufbau bereits auf der Intensivstation. Unter „Dialogaufbau" werden dabei körpernahe Interaktionen und Handlungsdialoge unter Einbeziehung von vertrauten Personen, meist von nahen Angehörigen, verstanden (ZIEGER 2008: 166).

Angehörige spielen für die Betreuung, Versorgung und vor allem für die Förderung der Betroffenen als Teil des sozialen Bezugssystems Familie eine besondere Rolle. Sie verfügen über Kenntnisse und Erfahrungen aus dem „vorigen Leben" des Wachkomapatienten. Sie kennen seine früheren Vorlieben und Lieblingsbeschäftigungen, seine persönliche Körpersprache und bemerken beginnende Reaktionen häufig zuerst.

Eine Outcome-Studie am Evangelischen Krankenhaus Oldenburg (Abteilung Klinische Neurorehabilitation der Universität Oldenburg) zwischen 1997-2004 wies nach, dass Dialogangebote im Rahmen einer Frührehabilitation auf der Intensivstation die Remission von Komapatienten fördern und deren Prognose verbessern konnten. Von 53 Patienten waren bei der Entlassung 20,5% verbal, 34% nonverbal-emotional kommunikationsfähig und 36% zu einem mehr oder weniger eindeutigen Ja-/Nein-Code fähig. Nur bei 9,5% der Patienten verblieb eine vegetative Reagibilität (ZIEGER 2006: 83).

In die gleiche Richtung wie die Komastimulation mit frühzeitigem Dialogaufbau geht die Basale Kommunikation® nach MALL (2008). Sie erlaubt die Gestaltung einer kommunikativen Situation auch mit schwerstbeeinträchtigten Menschen und wird von ihrem Begründer MALL etwa ab 1980 als Beitrag zur Heilpädagogik verstanden.

Inwieweit Lebensgrundrhythmen (z.B. die Atmung), Signale und Reaktionen, die vom Patienten ausgehen, im Einzelfall als personale Mitteilung interpretiert oder als bloße Körperreaktionen verstanden werden, ist in hohem Maße deutungsabhängig und bedarf großer Erfahrung und Kompetenz der betreuenden und pflegenden Personen. Auch spielt der Zeitfaktor eine wesentliche Rolle. Ein Pflegeplan im Minutentakt ist hierfür kein günstiger Rahmen.

Da ein Zugang zum Patienten auf sprachlich-kognitiver Ebene kaum möglich ist, muss die Kommunikation auf andere Wahrnehmungsebenen zurückgreifen, auf frühe Orientierungs- und Kontaktsysteme, wie sie etwa bei normal entwickelten Kleinkindern von bis zu sechs Monaten vorhanden sind.

Am Anfang der Entwicklung sind die «körpernahen» Sinne (vestibuläre, vibratorische, propriozeptive, kinästhetische, taktile Wahrnehmungen) von weitaus größerer Bedeutung als die «körperfernen» Sinne (akustische, haptische, visuelle Wahrnehmungen). Die Formen basaler Anregung orientieren sich an dieser Gesetzmäßigkeit der Dominanzen in der Entwicklungsabfolge (LEYENDECKER 1998: 323-324).

„Sickness is not just an isolated event, nor an unfortunate brush with nature. It is a form of communication – the language of the organs – through which nature, society, and culture speak simultaneously. The individual body should be seen as the most immediate, the proximate terrain where social truths and social contradictions are played out, as well as a locus of personal and social resistance, creativity, and struggle" (SHEPER-HUGHES/ LOCK 1987: 31).

Wenn wir „Kranksein" im Sinne von SHEPER-HUGHES/LOCK (1987) als eine Form der Kommunikation, als Sprache der Organe, verstehen und den individuellen Körper als den Austragungsort des persönlichen und sozialen Widerstands und der Auseinandersetzung, dann kommen wir nicht umhin, das Syndrom „Wachkoma" als Hilfeschrei eines schwerstbehinderten Menschen und als Aufruf an uns zur Kommunikation zu begreifen.

3.3   Philosophische und ethisch-theologische Sicht

Im Hintergrund von medizin- und pflegeethischen Debatten um Wachkomapatienten steht die Alternative zweier Person-Begriffe. Im ersten Konzept ist Person-Sein gleichbedeutend mit Mensch-Sein (KÖRTNER 2008: 397). Zwischen Person-Sein und Mensch-Sein lässt sich demnach nicht unterscheiden. Dieses Konzept muss aus der Teilnehmerperspektive des Wachkomapatienten gesehen werden, der mit anderen zu kommunizieren versucht. In der Teilhabe an zwischenmenschlicher Kommunikation ist die Würde der Person begründet. Das zweite Konzept wird aus der distanzierten Beobachterperspektive formuliert (KÖRTNER 2008: 398) und passt eher zur biomedizinisch-defektorientierten Sicht. Hier wäre Person-Sein gebunden an Selbstbewusstsein, Zukunftsbewusstsein und Erinnerungsvermögen, das heißt Schlafende, Embryonen oder auch Menschen im Wachkoma würde man das Person-Sein absprechen.

In einer philosophischen Annäherung an den Komplex „Bewusstsein und Wachkoma" kommt FROMMANN (2013: 79) zu dem Ergebnis, dass das Phänomen des Bewusstseins ein in der Gegenwart ungeklärtes philosophisches Problem ist. Und weiter (a.a.O.): „Wenn nicht ausreichend beschrieben werden kann, was Bewusstsein ist, dann sollten lebenserhaltende Maßnahmen bei Menschen im Wachkoma nicht mit dem Verweis auf nicht vorhandenes Bewusstsein (bzw. nicht vorhandenes bewusstes Denken) eingestellt werden dürfen."

Was kann ein Betrachter aus der Außenperspektive des Gesunden über die Sinnhaftigkeit von Bewegungs- und Verhaltensmustern eines Menschen im Wachkoma schon sagen? Wie kann jemand von außen beurteilen, ob die unkoordinierten, stereotypen Bewegungen oder die Beugespasmen oder die Grimassen oder die unkontrollierten Laute eines stark bewusstseinseingeschränkten Menschen keine willentlichen, absichts- und sinnvollen Reaktionen aus der Sicht des Patienten darstellen? (GEREMEK 2009: 165)

Menschen im Wachkoma, die sich uns Gesunden gegenüber nicht in Verständigung präsentieren und bestimmen, müssen wir nicht nur abstrakt den Status einer Person zugestehen, wir müssen sie auch im Zustand der „Bewusstlosigkeit" als unverwechselbare Persönlichkeiten wahrnehmen. Die Würde eines Menschen als Person ist nicht in einer besonderen Fähigkeit oder Eigenschaft begründet. „Alles, was menschliches Antlitz trägt, ist in die menschliche Kommunikationsgemeinschaft eingebunden, unabhängig davon, in welchem Ausmaß solche Kommunikation gelingt." (KÖRTNER 2008: 398)

Zwischenmenschliche Kommunikation, welche das Gegenüber als Person ernstnimmt und wertschätzt, ist auch mit einem Menschen im Wachkoma möglich, der nur rudimentäre Formen von Bewusstsein aufweist, weil sich personale Kommunikation nicht auf verbale und kognitiv gesteuerte Kommunikation reduzieren lässt. Insofern gilt, dass schon die bloße Gegenwart eines Menschen im Wachkoma, aber auch viele seiner nonverbalen Signale von uns als Aufforderung zur Kommunikation verstanden werden sollten (KÖRTNER 2008: 400).

Aus ethisch-theologischer Perspektive schlussfolgert FROMMANN (2013: 86-87), dass die Reduktion eines Menschen auf sein Bewusstsein unangemessen ist. Das Bewusstsein wird vielmehr in eine Gesamtkonzeption des Menschen als Person eingeordnet. Der Mensch ist mehr und anderes als seine kognitiven oder kommunikativen Fähigkeiten und weiter: „Der Mensch ist mehr als sein momentanes, sich aktuell repräsentierendes Bewusstsein, und er ist mehr als die Summe der verschiedenen Bewusstseinserlebnisse. [...] Wenn der Mensch in seinem Personsein in den Blick genommen wird, gehören dazu immer auch seine Gegenwart, seine Vergangenheit und seine Zukunft." (FROMMANN 2013: 87)

Persönlichkeit kann demnach nicht schon alleine dadurch als verloren bezeichnet werden, dass der Träger der Persönlichkeit, etwa ein Mensch im Wachkoma, aufgrund seiner schweren Behinderung nicht mehr derselbe ist wie vorher (WEGNER 2006: 55).

Bezogen auf Diskussionen über die Versorgung von Menschen im Wachkoma, die am Ende darauf hinauszulaufen drohen, dass Flüssigkeits- und Nahrungszufuhr entzogen werden, mahnt FROMMANN (2013: 79-80) Vorsicht bei allen medizinischen oder juristischen Entscheidungen an. Das Vorhandensein oder auch Nichtvorhandensein von Bewusstsein kann nicht zur eindeutigen Handlungsorientierung an der Grenze von Leben und Tod dienen.

Die theologische Perspektive beleuchtet einen sehr viel weiteren Bildausschnitt als die medizinische und juristische Sicht über Menschen im Wachkoma. Theologen fragen danach, welches Menschenbild für die jeweiligen Entscheidungen und Begründungen leitend ist. Der Theologie geht es immer auch um die anthropologischen Grundlagen und um die Frage, wie eine Gesellschaft mit ihren schwerstbehinderten Mitgliedern umgeht (FROMMANN 2013: 87).

3.4   Juristische Sicht

Die Errungenschaften der Intensivmedizin machen seit Mitte des 20. Jahrhunderts bei Menschen im Wachkoma Entscheidungen notwendig, die nicht nur medizinische Belange berühren, sondern neben ethisch-theologischen auch verfassungs-, straf- und zivilrechtliche Grenzkonstellationen schaffen (GEREMEK 2009: 129).

Verfassungsrechtlich geht es dabei um die „Großformeln" Menschenwürde, Lebensschutz und Selbstbestimmung (HÖFLING 2007: 4).

Menschenwürde und Lebensschutz werden in Artikel 1 und 2 des Grundgesetzes der Bundesrepublik Deutschland angesprochen.

Menschen im Wachkoma leben. Sie haben ein Recht auf Fürsorge und Hilfe der Solidargemeinschaft, die ihre Existenz als lebende Menschen würdig aufrechterhält. Ihr Zustand ist nicht menschenunwürdig, sondern „[…] ein Zustand, in dem die Menschenwürde eine Bedeutung erlangt, die sie für einen gesunden Menschen aufgrund seiner tatsächlichen Handlungs-, Selbstbestimmungs- und Kommunikationsfähigkeit nicht hat" (WEGNER 2006: 114).

Menschenwürde bedeutet nicht nur, sein Leben aktiv und selbstbestimmt gestalten zu können, sondern auch, als inaktiver Mensch, der weder zur Aktion noch zur Kommunikation in der Lage ist, geachtet zu werden, ohne dass die faktische Unfähigkeit zur Selbstverwirklichung einen Verlust von Würde und damit von Achtungsanspruch nach sich zieht (WEGNER 2006: 107).

Der Umfang des Lebensschutzes hängt nicht von Qualitätsbestimmungen ab. Für Menschen im Wachkoma besteht aufgrund der Schutzfunktion von Artikel 2, Absatz 2, des Grundgesetzes der Bundesrepublik Deutschland ein Gebot zur Verhinderung von Gesundheitsschäden und damit ein Gebot zur Vornahme von Versorgungsleistungen und Heilbehandlungen sowie ein Verbot, in die körperliche Integrität der Patienten durch jedwede Maßnahmen einzugreifen, sofern die betroffenen Menschen sie nicht gestattet haben (WEGNER 2006: 83).

Die Grundsätze der Bundesärztekammer hierzu lauten: „Patienten mit schwersten zerebralen Schädigungen und kognitiven Funktionsstörungen haben, wie alle Patienten, ein Recht auf Behandlung, Pflege und Zuwendung. Art und Ausmaß ihrer Behandlung sind gemäß der medizinischen Indikation vom Arzt zu verantworten; eine anhaltende Bewusstseinsbeeinträchtigung allein rechtfertigt nicht den Verzicht auf lebenserhaltende Maßnahmen." (Bundesärztekammer 2011: 347)

Höchstrichterliche Entscheidungen des Bundesgerichtshofs führten dazu, dass die in einer Patientenverfügung enthaltene antizipierte Willensbekundung eines Wachkomapatienten für den Fall späterer Einwilligungsunfähigkeit für bindend erklärt wurde.

Menschen im Wachkoma sind keine Sterbenden. Patienten mit schweren zerebralen Schädigungen und chronisch-vegetativen Zuständen leben. Dieser Ansicht ist auch die Enquete-
Kommission des Deutschen Bundestages, die sich für eine Reichweitenbegrenzung von
Patientenverfügungen ausspricht und die Basisversorgung von Menschen im Wachkoma,
das heißt Ernährung, Flüssigkeitsversorgung, medizinische Behandlung, für unabdingbar
hält. Patientenautonomie und Selbstbestimmungsrecht im Falle der Einwilligungsunfähigkeit haben spätestens mit der Verabschiedung des Dritten Gesetzes zur Änderung des Be-
treuungsrechts im Jahr 2009 auch in das Bürgerliche Gesetzbuch (BGB) der Bundesrepublik Deutschland als „Patientenverfügung" (§1901a BGB) Eingang gefunden. Allerdings ist
die Gesamtverantwortung für das Behandlungsgeschehen bei Menschen im Wachkoma
zwischen Arzt und Patient geteilt. Das Expertenwissen des Arztes, seine Kenntnis des medizinisch Machbaren und seine Verantwortung für das ärztlicherseits Vertretbare stehen
dem Selbstbestimmungsrecht des Patienten gegenüber (DUTTGE 2011: 583). §1901a
BGB sagt im Absatz 1 zur Patientenverfügung, dass ein Betreuer für den einwilligungsun-
fähigen Patienten zu prüfen hat, „ob diese Festlegungen auf die aktuelle Lebens- und Behandlungssituation zutreffen". Liegt keine Patientenverfügung vor, hat der Betreuer nach
dem „mutmaßlichen Willen des Betreuten" zu entscheiden (§1901a BGB, Abs. 2).

GUTWALD/SELLMAIER (2011: 130) haben drei Einwände gegen die Entscheidungsfin-
dung via Patientenverfügung bei Menschen im Wachkoma. Viele Wachkoma-Patienten
geraten in jungen Jahren durch einen Unfall oder eine plötzliche Erkrankung in den beschriebenen Zustand und haben (noch) keine Patientenverfügung aufgesetzt. Die Autoren
zweifeln zudem an, ob man weit in der Zukunft liegende und schwer vorstellbare Situationen wie die des Wachkomas vernünftig einschätzen kann. Werte, Einstellungen und identi-
tätsbildende Faktoren einer Person können sich über die Zeit hinweg maßgeblich ändern.
Schließlich zeigen moderne neurobiologische Analyseverfahren, dass Wachkoma-
Patienten durchaus noch Reste von Bewusstsein besitzen (vgl. BENDER/JOX et al. 2015).
Für diesen Fall muss die Gültigkeit der Patientenverfügung in Frage gestellt werden.

Bezogen auf den „mutmaßlichen Willen des Betreuten" können weder Arzt noch Angehörige noch die von Gerichten bestellten Betreuungspersonen als „vertrauenswürdige Treu-
händer" für das Schicksal des Betroffenen gelten. Die Gefahr von Fehldeutungen ist hoch,
ebenso die Versuchung, eigene Vorstellungen und Interessen einfließen zu lassen. Jeder
Stellvertretung ist ein Moment der Fremdbestimmung immanent (DUTTGE 2011: 583).

Dem Verfasser einer Patientenverfügung muss klar sein, dass er mit einer möglicherweise ablehnenden Willensbekundung gegenüber jeder Basisversorgung im Zustand des Wachkomas das Risiko einer Fehldiagnose in Kauf nimmt und von vorneherein auf jedwede Chance zur Besserung verzichtet (DUTTGE 2011: 584).

Die politisch-gesellschaftlichen Diskussionen über die Einstellung lebenserhaltender Maßnahmen bei Menschen im Wachkoma berühren Fragen der Sterbehilfe, sei es passive, indirekte (aktive) oder aktive Sterbehilfe.

Die gesetzlich-ethische Problematik und die rechtlichen Bestimmungen der Sterbehilfe in unterschiedlichen Ländern der Erde hat CASONATO (2010) einer vergleichenden Analyse unterzogen. Er unterscheidet das „zwingende Modell" vom „permissiven Modell". Das zwingende Modell, bezogen auf das Sterben als auch auf das Leben, stellt die Gemeinschaft vor das Individuum, während beim permissiven Modell des Lebens und des Todes das Individuum im Vordergrund steht.

Das Modell mit zwingendem Charakter ist vereinbar mit einer allgemeinen Anerkennung des Rechtes auf die Verweigerung medizinischer Behandlung. In den Vereinigten Staaten von Amerika, in Großbritannien und in Italien ist dieses Modell stark vertreten.

Das permissive Modell unterscheidet sich vom zwingenden Modell durch einen besseren Schutz des Selbstbestimmungsrechts der Person bezogen auf ihre Existenz (CASONATO 2010: 15-16), beinhaltet jedoch kein Recht auf Tötung oder Euthanasie. Der Wille des Patienten steht an erster Stelle. Als Beispiel für das permissive Modell stehen vor allem die Niederlande. Auch Belgien hat im Sog des Nachbarlandes die aktive Sterbehilfe im Jahr 2002 legalisiert. In Österreich bleiben indirekte und passive Sterbehilfe straffrei, wenn sie in Übereinstimmung mit dem aktuellen oder auch vermeintlichen Patientenwillen geschehen oder in einer Patientenverfügung niedergelegt sind. In der Schweiz wird das Gesetz so liberal gehandhabt, dass sich Organisationen gebildet haben, die Beihilfe zum Suizid unverhohlen als Dienstleistung anbieten.

3.5   Sozioökonomische Sicht

Menschen im Wachkoma haben gemäß aktueller Gesetzeslage und im Sinne des beziehungsmedizinisch-integrationsorientierten Zugangs ein Anrecht auf ein Leben in Würde einschließlich Akutversorgung, Rehabilitation und individueller Förderung. Zeigen Fördermaßnahmen über Jahre hinaus keinen Erfolg, müssen die Ziele umdefiniert werden. Es geht dann mehr darum, den Betroffenen in der Langzeitpflege ein positives Lebensgefühl zu vermitteln und sie in soziokommunikative Aktivitäten einzubinden.

Akutversorgung, Rehabilitationsmaßnahmen und Langzeitpflege von Menschen im Wachkoma erfordern einen hohen finanziellen Einsatz. Das ist in einem Gesundheitssystem, das aufgrund spürbar werdender Ressourcenknappheit immer stärker ökonomisiert wird (DUTTGE 2011: 585), eine gesellschaftliche wie ethisch-moralische Herausforderung.

Die Finanzierung der Versorgung und Pflege von Menschen im Wachkoma weist Ungleichheiten aufgrund staatlicher, regionaler und struktureller Unterschiede auf.

Die Kosten für ein „Akutbett der Phasen A und B" belaufen sich nach STEINBACH/DONIS (2011a: 95) auf ca. 15.000-25.000.- EURO pro Monat, abhängig davon, wo die Versorgung stattfindet. Im Langzeitbereich schlagen die Pflege- und Therapiekosten für Betroffene mit ca. 250-300.- EURO pro Tag zu Buche (a.a.O.). Im Südwesten Deutschlands gehen Wachkomastationen von monatlichen Kosten in der Größenordnung von 5.000-6.000.- EURO für eine Bewohnerin bzw. einen Bewohner der Phase F aus, wobei hier externe Therapiekosten nicht eingerechnet sind. Die genauen Kosten allerdings sind „Verhandlungssache, die Marktlage bestimmt den Preis".[5]

In den USA hat die Multi-Society Task Force on PVS 1994 errechnet, dass bereits die ersten drei Monate Akutbehandlung eines Menschen im Wachkoma bis zu 150.000.- US-Dollar verschlingen können und bei Aufrechterhaltung der Versorgung innerhalb weniger Jahre Kosten von 1 Million US-Dollar und mehr aufgewendet werden müssen (nach DUTTGE 2007: 101).

Bevor eine Bewohnerin bzw. ein Bewohner auf eine Pflege- und Betreuungsstation für Menschen im Wachkoma aufgenommen wird oder ein Familienmitglied Antrag auf Pflegeunterstützung stellt, nimmt in Deutschland der Medizinische Dienst der Krankenversicherungen (MDK) eine Einstufung in die Pflegeversicherung vor. Je nach Pflegestufe differieren das Pflegegeld und die Sachleistungen. Es wird unterschieden zwischen vollstationärer, teilstationärer, häuslicher und Kurzzeitpflege. Für Menschen im Wachkoma der Phase F kommen praktisch nur die vollstationäre und die häusliche Pflege der Stufen II bis III in Frage. Die Pflegeversicherung gewährt hierfür Pflegegeld und/oder Sachleistungen,

---

[5]   Zahlen und Informationen basieren unter anderem auf Aussagen von Direktionen der Alten- und Seniorenheimpflege mit integrierten Facheinrichtungen für Menschen im Wachkoma der Phase F aus dem Südwesten Deutschlands in persönlichen Gesprächen mit der Autorin im Winter 2014/2015.

die bundesweit einheitlich geregelt sind. Wird ein Mensch im Wachkoma vollstationär gepflegt, kommen dafür ab 1. Januar 2015 monatliche Sachleistungen in Höhe von 1.330.- EURO (Stufe II), 1.612.- EURO (Stufe III) bzw. 1.995.- EURO (Stufe III + Härtefallregelung) in Ansatz.[6,7,8] Übernimmt ein Familienmitglied zuhause die Pflege des nahen Angehörigen als sogenannter „Laie", zahlt die Pflegeversicherung dafür monatlich 458.- EURO (Stufe II) bzw. 728.- EURO (Stufe III). Zusätzlich werden Zuschüsse für genehmigte Wohnungsanpassungen (max. 2.557.- EURO) gezahlt sowie die Kosten für technische Pflegehilfsmittel wie zum Beispiel einen Hebelifter (Preis: 5.000-10.000.- EURO) oder ein Pflegebett (Standardbett: 1.000-2.000.- EURO, Huntington-Bett: 8.000-12.000.- EURO) übernommen. Ersatzweise kann die Pflege zuhause auch über die Pflegesachleistungen eines ambulanten Pflegedienstes abgerechnet werden. Hierfür stehen monatlich die gleichen Sätze zur Verfügung wie bei der vollstationären Pflege. Generell gilt „ambulant vor stationär". Nicht selten kommt es vor, dass Krankenkassen je nach Bundesland für die außerklinische Intensivpflege monatliche Kosten in Höhe von 18.000-28.000.- EURO erstatten, während spezialisierte Wachkomastationen mit einem Bruchteil auskommen müssen.

Während die Akutbetreuung in Österreich von den Ländern, dem Bund und den Krankenkassen finanziert wird – während der Rehabilitationsphasen unterstützen zusätzlich noch die Pensions- und Unfallversicherungsanstalten – sind die Kosten im Langzeitbereich vollständig privat zu bezahlen. Hierfür werden Pensions- und Pflegegeldansprüche der Betroffenen bis zu 80% herangezogen sowie sämtliches vorhandenes Bar- und Festvermögen sowie ein Teil des Einkommens eines Ehe- oder Lebenspartners. In Deutschland muss eine mögliche Kostenübernahme vom überörtlichen Sozialhilfeträger nach dem Bundessozialhilfegesetz überprüft werden. Bei Gewährung von Sozialhilfe zur Übernahme nicht gedeckter Heimkosten wird lediglich ein „bereinigtes Einkommen" herangezogen und ein „so genanntes Schonvermögen" definiert (RANZINGER 2011: 176).

Wachkoma bedeutet für Angehörige unter Umständen ein Leben am Existenzminimum. Die extrem hohe finanzielle Belastung der Familie hat nicht selten zur Folge, dass notwendige ärztliche, pflegerische und therapeutische Maßnahmen auf ein absolutes Minimum

---

[6]   URL: https://www.pflegeversicherung.net/pflegegeld. Zugriff: 20.04.2015, 13:40 Uhr.

[7]   Eine „Härtefallregelung" ist für sehr pflegeaufwändige Bewohner auf Antrag vorgesehen, wobei ein Wachkomapatient der Phase F eigentlich immer ein „Härtefall" ist. Die Erfahrung zeigt, dass „Härtefallregelungen" fast nur privat Versicherten zuerkannt werden.

[8]   Ab Januar 2017 ist in Deutschland eine Pflegereform gemäß des Zweiten und Dritten Pflegestärkungsgesetzes (PSG II und III) geplant. Die bisherigen drei Pflegestufen sollen in fünf Pflegegrade eingeteilt werden. Aus ihnen resultieren die Pflegeleistungen.

reduziert werden. So entscheiden sich die Überlebensfrage und die Frage der Betreuungs-
qualität oft an ökonomischen Voraussetzungen (STEINBACH/DONIS 2011a: 96).

Auch die finanzielle Situation professioneller Pflegekräfte ist höchst unterschiedlich.

Beschäftigte in der Pflege und Therapie verdienen im Süden der Bundesrepublik Deutschland im Schnitt mehr als ihre Kolleginnen und Kollegen im Norden und Osten. Das durch-
schnittliche Bruttojahresgehalt inklusive variabler Anteile in Bayern zum Beispiel liegt bei
rund 38.000.- EURO, gefolgt von Baden-Württemberg und Rheinland-Pfalz mit etwa
35.000.- EURO sowie Hessen mit ca. 34.500.- EURO. In Thüringen und Sachsen erhalten
die Pflege- und Therapiekräfte rund 10.000.- EURO weniger als ihre Kollegen in Hessen.[9]
Die Länderunterschiede werden zusätzlich verschärft durch die geographische Lage der
Pflegeinstitutionen. In Ballungsräumen erhalten Pflegekräfte deutlich mehr als im ländli-
chen Raum.

Neben den regionalen Unterschieden zeigen sich auch Abhängigkeiten der Gehaltshöhe
von der Unternehmensgröße. So bezahlen Betriebe mit mehr als 1.000 Mitarbeiterinnen
und Mitarbeitern ihren Beschäftigten in der Pflege und Therapie durchschnittlich etwa
37.400.- EURO Bruttojahresgehalt, diejenigen mit bis zu 500 Mitarbeiterinnen und Mitarbeitern lediglich 31.500.- EURO. Eine Lohnkluft offenbart sich auch hinsichtlich der Gehaltshöhe zwischen Männern und Frauen. Während Männer im Schnitt 38.000.- EURO
brutto jährlich verdienen, kommen ihre Kolleginnen nur auf etwa 31.500.- EURO.

Kommen Fremddienstleister zum Einsatz, explodieren die Kosten geradezu. So ist es im
Großraum Frankfurt/M. keine Seltenheit, dass im Pflegebereich bis zu 80% Fremddienst-
leister tätig sind, deren Personal 6.000-8.000.- EURO monatlich fordert, wobei im Rhein-
Main-Gebiet 2.500-3.100.- EURO monatlich die Norm darstellt.

Gezielte Pflege, Förderung und Integration erfordern einen hohen Finanzeinsatz. Allerdings werden wirtschaftliche Erwägungen alleine dem Anspruch nicht gerecht, den betroffenen Menschen adäquat zu helfen. Nicht nur Pflege-, Betreuungs- und Therapiezeiten
sind wichtig, sondern vor allem die menschliche Zuwendung, das Eingehen auf den Patienten, körperliche, geistige und seelische Kontakte, die von den Pflege- und Therapiekräften
Zeit und Kraft erfordern. Diese stoßen häufig genug an ihre physischen und psychischen

---

[9]   Vgl. „News – Bibliomed.de" vom 06.01.2015/jk. URL: https://www.bibliomed.de/news/-/content/detail/
9661260. Zugriff: 29.01.2015, 10:25 Uhr.

Grenzen. Hierfür muss Personal bedarfsgerecht gesucht, aufgestockt und besser ausgebildet, hierfür muss Angehörigen Hilfe angeboten werden.

Bezugnehmend auf diese Erfordernisse und die geschilderten Hintergründe stellt sich nicht so sehr die Frage, „ob wir die Betreuung in einem spezialisierten Langzeitbereich finanzieren können, sondern, ob wir es wollen" (STEINBACH/DONIS 2011a: 95). Es bedarf einer gesamtgesellschaftlichen Diskussion, Bewertung und Entscheidung darüber, ob die Weiterversorgung von Wachkomapatienten bei dem nicht grenzenlos leistbaren immateriellen und materiellen Pflegeaufwand als sinnvoll oder sinnlos erachtet wird (DUTTGE 2011: 585).

4   FÖRDERKONZEPTE UND THERAPIEN

Die Bundesarbeitsgemeinschaft für Rehabilitation (BAR) hat bereits im Jahr 2003 Prinzipien für die Behandlung und Rehabilitation von Menschen im Wachkoma der Phase F veröffentlicht. Einen Schwerpunkt hierbei bildet die Behandlung körperlicher, neurologischer
und neurokognitiver Aktivitätsbeeinträchtigungen. Praktisch werden alle seit Jahren mit
Erfolg angewendeten Verfahren unter dem Sammelbegriff der Komastimulationstherapie
zusammengefasst. Es sind dies im engeren Sinne sowohl sensorische und regulative Stimulationsverfahren, als auch im weiteren Sinne pharmakologische und elektrische Methoden
(GEREMEK 2009: 91).

Eine personenzentrierte, individuelle Förderung eines Menschen im Wachkoma der Phase
F wird allerdings erst dann erreicht werden können, wenn alle Personen, die an der Versorgung, Pflege und Behandlung beteiligt sind, in abgestimmter Form zusammenarbeiten.
Dabei ist ein ständiger Austausch der pflegenden Schwestern auf der Wachkomastation,
der behandelnden Ärzte, der Physiotherapeuten und Ergotherapeuten, der Logopäden, der
Kinästhetiktrainer und der Angehörigen von großer Bedeutung. Regelmäßige Befundauf-
nahmen, immer wieder aktualisierte Befundplanungen und systematische Verlaufsdoku-
mentationen sind unerlässlich.

Die verschiedenen Therapien unterscheiden sich grundsätzlich hinsichtlich ihrer Interven-
tions- und Stimulationsmaßnahmen. Handelt es sich um personale, das heißt manuelle Einflussnahmen von ausgebildeten Spezialistinnen und Spezialisten, oder handelt es sich um
gerätegestützte Therapien, die eher automatisiert ablaufen? Die letztgenannten können zum
Teil auch von weniger qualifiziert ausgebildeten Personen, wie zum Beispiel Angehörigen
überwacht werden können.

4.1   Personale Interventionen – Gerätegestützte Therapien

Aus der Vielzahl der praktizierten Verfahren sollen nachfolgend einige, die auf Wachkomastationen häufig Anwendung finden, exemplarisch beleuchtet werden. Dabei darf aus
der Reihenfolge keine Aussage über die Bedeutung der jeweiligen Therapie abgeleitet
werden.

Basale Stimulation® (FRÖHLICH 2003; 2010) ist ein Konzept menschlicher Begegnung,
das individuelle Möglichkeiten und Anregungen bietet, mit schwer beeinträchtigten Men-

schen in dialogisch-kommunikative Prozesse einzutreten. Diese sind dazu geeignet, Gesundheit und Wohlbefinden, Bildung und Partizipation sowie die Selbstbestimmung zu fördern, zu erhalten oder zu unterstützen (MOHR 2015: 3).

„Basale Stimulation meint daher ein grundlegendes, bedeutsames Sinnesangebot an den anderen" (NYDAHL 2011: 49). Das Konzept stützt sich auf Interaktionen zwischen den Betroffenen, ihren Angehörigen, Pflegenden und Therapiekräften. Es beinhaltet Angebote zur Körpererfahrung, Körperkontakte wie Berührungen, Waschungen, Ausstreichungen, Anlehnen und Umarmungen.

In eine ähnliche Richtung geht die *Basale Kommunikation*® nach MALL (2008). Sie erlaubt die Gestaltung einer kommunikativen Situation auch mit schwerstbeeinträchtigten Menschen und wird vom Begründer als Beitrag zur Heilpädagogik verstanden.

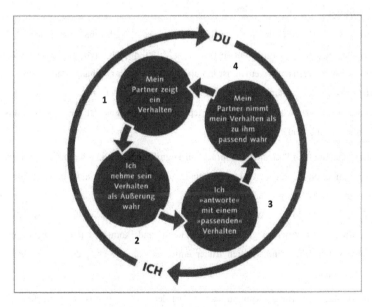

Abb. 3   Der Kreislauf der Kommunikation
(mod. nach MALL 2003: 1344; zit. nach MOHR 2015: 6)

Menschen lernen stets im Wechselspiel zwischen Assimilation und Akkommodation. Sie lernen und entwickeln sich in ständiger Kommunikation mit ihrem sozialen Umfeld, in wechselseitiger Anpassung an andere Menschen, in wechselseitiger Einflussnahme. Im

Sinne von WATZLAWICK/BEAVIN et al. (2011) kann auch bloßes Nichtstun ein Verhalten sein, das andere beeinflusst (Schritt 1 in Abbildung 3). Können Menschen dieses
Wechselspiel aus unterschiedlichsten Gründen nicht, nicht mehr oder nur unzureichend
erleben, wird Lernen sehr erschwert oder kommt zum Stillstand, wie dies bei Wachkomapatienten der Fall ist (MALL 2003: 1344-1345). Der Kreislauf der Kommunikation ist
unterbrochen.

Soll dieser Kreislauf wieder in Gang kommen, bedarf es einer Initialhandlung. Diese muss
beim Wachkomapatienten von außen kommen, von den Angehörigen, vom Pflegepersonal,
von den Therapeuten.

Für Außenstehende sollte schon die bloße Gegenwart eines Menschen im komatösen Zustand, aber auch viele der nonverbalen Signale, als Aufforderung zur Kommunikation verstanden werden (Schritt 2 in Abbildung 3).

Inwieweit Lebensgrundrhythmen (z.B. die Atmung), Signale und Reaktionen, die vom
Patienten ausgehen, im Einzelfall als personale Mitteilung interpretiert oder als bloße Kör-
perreaktionen verstanden werden, ist in hohem Maße deutungsabhängig und bedarf großer
Erfahrung und Kompetenz der betreuenden und pflegenden Personen. Auch spielt der Zeit-
faktor eine wesentliche Rolle. Ein Pflegeplan im Minutentakt ist hierfür kein günstiger
Rahmen (MALL 2003: 1344-1345).

Da ein Zugang zum Patienten auf sprachlich-kognitiver Ebene kaum möglich ist, muss die
Kommunikation auf andere Wahrnehmungsebenen zurückgreifen, auf frühe Orientierungs-
und Kontaktsysteme, wie sie etwa bei normal entwickelten Kleinkindern von bis zu sechs
Monaten vorhanden sind. Weit bevor ein Kind die Sprache entwickelt, kann es mit seinen
körperlichen Ausdrucksmöglichkeiten imitieren und kommunizieren. Die Wahrneh-
mungsmöglichkeiten sind deutlich früher entwickelt als die entsprechenden Handlungsmöglichkeiten.

Ausgangsbasis für Basale Kommunikation® ist der Atemrhythmus des Patienten, in dem
die Aktivität des Kommunikationspartners mitschwingt, in den sie beim Körperkontakt
eingebettet wird (Brust zu Rücken) sowie beim Schaukeln, Streicheln, Lautieren, Vibrieren
(Schritt 3 in Abbildung 3). Es kommt hier nicht auf eine definierte therapeutische Zielrich-
tung an. Vielmehr soll die Situation etwas Erlebnishaftes, Spielerisches, Zwangloses aus-
drücken. Basale Kommunikation® ist stets haut- und körpernah, sie soll Kontakt, Trost,
Gemeinschaft und Entspannung vermitteln (MALL 2001).

Im Idealfall erlebt der Wachkomapatient die sensorische Einflussnahme als zu ihm passend und reagiert mit seinem Verhalten darauf. Es ist zunächst einmal sekundär, welche Reaktion der Patient zeigt. Wichtiger scheint, dass Angehörige und Pflegende spüren, die Antwort ist angekommen (Schritt 4 in Abbildung 3). So wird durch Aktion und Reaktion das Verhalten beider Kommunikationspartner wechselweise moduliert und weiterentwickelt. Der Kreislauf der Kommunikation ist wieder in Gang gekommen (MALL 2001: 17-18).

Selbst wenn es sinnvoll sein kann, eine Begegnung mit einem Wachkomapatienten ganz nicht-sprachlich zu gestalten, behält auch die Sprache einen angemessenen Platz in der primären Kommunikation (vgl. THIMM 2014). Es scheint angebracht, mit oder vor einem Wachkomapatienten eher wenig zu sprechen. Wenn doch, dann darüber, was gerade aktuell ist: Was man tut, was man beabsichtigt zu tun, wie man sich fühlt, was man beim Partner erlebt und an Gefühlen und Impulsen verspürt. Das Sprechen sollte lebendig und kontrastreich sein. Es muss authentisch sein, in vollem Einklang mit dem Auftreten, mit den nicht-sprachlichen Botschaften. Einfache Worte und Sätze, klare Formulierungen, auch Wiederholungen, all dies sind Voraussetzungen, um beim Anderen anzukommen. Wichtig sind langsames, betontes Sprechen und damit verbunden genügend lange Pausen. Für den Akteur kann die sprachliche Begleitung der Begegnung den wichtigen Sinn haben, das, was geschieht, selbst bewusster und klarer zu erleben, und auch zu vermeiden, dass schwierige Aspekte der Begegnung verdrängt werden (MALL 2008: 56-57 und 91).

Ähnlich dem Konzept der Basalen Stimulation® entsprang die *geführte Interaktionstherapie* nach dem *AFFOLTER-Modell* (AFFOLTER 2007) der Arbeit mit Kindern.

Das Affolter-Modell beruht auf der Annahme, dass ein Mensch durch die Auseinandersetzung mit seiner Umgebung, im Rahmen von Alltagsgeschehnissen, zur Erkenntnis gelangt, wie die Beziehung zwischen seinem Körper und der Umwelt beschaffen ist. Ziel ist es, eine Verbesserung der Wahrnehmungsorganisation bei den Menschen im Wachkoma zu erreichen. Der Patient soll die Möglichkeit bekommen zu lernen und sich weiterzuentwickeln. (OTT-SCHINDELE 2011: 38). Über gespürte Interaktionen zwischen dem Menschen im Wachkoma, den ihn betreuenden, pflegenden und versorgenden Personen und seiner Umwelt werden Problemlösungen für Alltagsanforderungen angestrebt (Lagepositionen, Körperreinigung, Bekleidung, etc.). Da wachkomatöse Patienten selbstständig keine gespürten Interaktionen herstellen können, müssen diese in ihrem individuellen Alltag mit ihren persönlichen Bedürfnissen und Besonderheiten geführt werden (OTT-SCHINDELE 2011: 42-43).

Die Menschen im Wachkoma erhalten Informationen über ihre Position in Beziehung zur Umwelt durch aktives pflegerisches Führen ihres Körpers und ihrer Extremitäten. Die Patienten werden bei allen Interaktionen als selbstständige Personen einbezogen. Es wird nie über sie hinweg gehandelt, aber auch nicht mit ihnen gesprochen. Ihre Ausrichtung soll einzig und allein der Wahrnehmung, dem Spüren, dienen. Die geführte Interaktionstherapie nach AFFOLTER kann bei Wachkomapatienten langfristig gesehen Verhaltensänderungen bewirken, die durchaus zu einer Steigerung der Lebensqualität beitragen können (OTT-SCHINDELE 2011: 47).

Interaktionen durch Berührungs- und Bewegungsempfindung sind der Kern des *Kinästhetik-Prinzips* (vgl. ASMUSSEN 2010). Kinästhetik (engl. Kinaesthetics) – in den 70er-Jahren an der University of Wisconsin (USA) durch die Verhaltenskybernetiker HATCH & MAIETTA entwickelt – ist ein Lern- und Bewegungskonzept, welches davon ausgeht, dass Bewegung und Interaktion Grundlagen von Lernen und Entwicklung sind. Die Ideen der Kinästhetik bieten einen individuellen Ansatz, um über Berührung und Bewegung zu kommunizieren (ASSMUSSEN-CLAUSEN 2011: 79; 96).

Bewegungsaktivitäten mit Menschen im Wachkoma werden mit Hilfe von *sechs Kinästhetik-Konzepten* betrachtet. Im Konzept *Interaktion* werden gemeinsame und aufeinander bezogene Bewegungen von Patienten und Pflegenden unter dem Sinnesaspekt (Propriozeption), dem Bewegungsaspekt (Zeit, Raum, Anstrengung) und dem Interaktionsaspekt (simultan, sukzessiv, einseitig) betrachtet. Im Konzept *funktionale Anatomie* geht es um die erfahrbaren Aspekte der anatomischen Grundlagen für die Bewegung und den Gewichtsverlauf in der Schwerkraft (Knochen, Muskeln, Massen, Zwischenräume, Orientierung). Im Konzept *menschliche Bewegung* stehen die Bausteine einer Bewegung (Haltungsbewegung, Transportbewegung), die Bewegungsrichtung (parallele oder spiralige Bewegung) und die sich aus beiden ergebenden Bewegungsmuster im Vordergrund. Im Konzept *Anstrengung* geht es um ein effektives Gestalten von Ziehen und Drücken. Im Konzept *menschliche Funktion* bemüht man sich um die Regulierung von Positionen. Positionen sind die Ausgangssituation (Lage, Sitz, Stand) und die Grundmuster aller Aktivitäten. Je komplexer die Funktion ist, desto mehr Balancetätigkeit wird verlangt. Das gilt besonders für die Bewegung am Ort und die Fortbewegung. Im Konzept *Umgebung* geht es um fördernde und behindernde Faktoren für die Interaktion. Menschen im Wachkoma können ihre Umgebung nur wenig beeinflussen. Sie haben jedoch die Fähigkeit sich zurück zu ziehen und bei sich selbst zu sein. (ASMUSSEN-CLAUSEN 2011: 80-95).

Eine „aktive, selbständig [sic] ausgeführte Bewegung" (PICKENBROCK 2011:146), wie sie typisch für die normale physiotherapeutische Behandlung ist, können Menschen im Wachkoma nicht realisieren. Für hirngeschädigte Patienten wurde aus diesem Grund das *Physiotherapie-Konzept nach BOBATH* – in der zweiten Hälfte des vorigen Jahrhunderts durch den Neurologen Karel BOBATH und seine Ehefrau, die Physiotherapeutin Berta BOBATH (vgl. BIEWALD 2004) – entwickelt.

Aufgrund der Plastizität des Gehirns können verloren gegangene Funktionen teilweise von nicht betroffenen und bisher nicht genutzten Hirnarealen übernommen werden. Ziele des Bobath-Konzepts sind die Wahrnehmungsförderung durch regelmäßige Lagerungswechsel und Transfers, die Normalisierung des Muskeltonus, insbesondere das Hemmen abnormer Haltungs- und Bewegungsmuster sowie das Anbahnen der normalen Bewegungsabläufe im Alltag.

Ein wichtiges Behandlungsprinzip ist, durch kleine Handlungsschritte über automatische Bewegungsmuster die Muskelaktivität zu stimulieren. Hierfür sind beispielsweise das Aufrichten gegen die Schwerkraft und das Auslösen von Gleichgewichtsreaktionen aus den Positionen Sitzen im Bett, am Bettrand und im Rollstuhl sowie – falls möglich – beim unterstützten Stehen besonders geeignet (PICKENBROCK 2011: 147-150).

„Bobath-Therapeuten von Wachkomapatienten fokussieren sich auf den Muskel als ausführendes Organ für Bewegung und Sinnesorgan für das Körpergefühl" (PICKENBROCK 2011: 152). Das Bobath-Konzept ist ein ganzheitliches individuelles Konzept. Es setzt zur Information aller Beteiligten (Arzt, Pflegepersonal, Therapiekräfte, Angehörige) eine sorgfältige Pflegeplanung und Pflegedokumentation voraus.

Kernelement der *Ergotherapie* (vgl. HAGEDORN 2000) bildet die Handlungskompetenz. Sie besteht in einem ausgewogenen Verhältnis zwischen den Fähigkeiten des jeweiligen Menschen im Wachkoma, der zu lösenden Aufgabe und der Umwelt mit unterstützenden und fordernden Komponenten (GREGOR/GROSSMANN 2011: 59).

In Abhängigkeit zum individuellen Krankheitsbild können im Verlauf des Wachkomas unter anderem folgende Probleme, die zu Dysfunktionen führen, auftreten,: starke Spastiken, die Störung der taktil-kinästhetischen Wahrnehmung, Kontrakturen, motorische Unruhe, fehlende Kopfkontrolle, Rumpfinstabilität, mangelndes visuelles Fixieren, Dysphagien (Schluckstörungen), Beißreflexe, orale Schablonen (Zähne knirschen, schmatzen, saugen), die Versorgung mit unterschiedlichsten Trachealkanülen (SCHLÄPFER 2008).

Dysfunktionen zu beeinflussen, in dem die Menschen im Wachkoma Fähigkeiten vor allem zur Alltagsbewältigung wiedererlernen, in dem die Therapeuten Aufgaben und/oder die Umweltbedingungen verändern und anpassen, sind Ziele ergotherapeutischer Interventionen (GREGOR/GROSSMANN 2011: 60).

Ergotherapeutische Behandlungen bei Menschen im Wachkoma der Phase F finden im eigenen häuslichen Umfeld oder in pflegenden Einrichtungen statt. Das heißt, Lagerungen, Mobilisationen, Transfers und andere Maßnahmen müssen an das persönliche Umfeld angepasst werden. Hinzu kommt, dass im Gegensatz zur stationären Therapie oftmals eine geringere Therapiefrequenz pro Woche stattfindet. Ein Vorteil der Behandlungen in Phase F liegt darin, dass nicht vorhersehbare Probleme direkt mit den Angehörigen oder dem Pflegepersonal besprochen, Maßnahmen angepasst und ausprobiert werden können (SCHLÄPFER 2008).

Vielfältige Ideen für die Umweltgestaltung, die Angehörigenarbeit und die Alltagsförderung im Rahmen ergotherapeutischer Interventionen präsentieren GREGOR/GROSSMANN (2011).

Logopädie heißt wörtlich „Sprecherziehung" und wurde 1924 als „medizinische Sprachheilkunde" wissenschaftlich anerkannt. Da für Menschen im Wachkoma das Sprechen meist nicht mehr das Mittel zur Kommunikation ist, steht bei hirngeschädigten Personen, ihren Ärzten und Angehörigen die Beratung sowie die Begleitung und die Therapie von Schluckstörungen, die Mundpflege und das Trachealkanülenmanagement im Vordergrund. In der Langzeitversorgung von Menschen im Wachkoma sind logopädische Interventionen unverzichtbare Therapiehilfen zur Stabilisierung und Verbesserung ihrer Lebenssituation und zur Erhöhung ihrer Lebensqualität (SCHLEE 2008).

Beim Patienten im Wachkoma sind unter anderem die Atmung, die mimische Ausdrucksfähigkeit, die Kiefer- und Mundöffnung und das Schlucken schwer beeinträchtigt. Intensivmedizinisch können die Anlage eines Tracheostomas (künstlicher Zugang am Hals durch Luftröhrenschnitt), Trachealkanülen und die Ernährung über PEG-Sonden zusätzliche Probleme schaffen. In der Langzeitpflege führt die fehlende oder veränderte Kopfkontrolle zu einer Retrahierung von Kiefer und Zunge. Speichelschlucken ist oft nicht möglich. Die veränderte Zahnstellung lässt den Mund häufig offenstehen. Die daraus resultierende Mundatmung trocknet die Mundschleimhaut aus und begünstigt Pilzinfektionen der Mundhöhle. Ein oft erhöhter Muskeltonus im Kieferbereich erschwert die Mundhygiene. Persistierende Beißaktionen können zu Verletzungen der Unterlippe und Zunge führen (NUSSER-MÜLLER-BUSCH 2011: 98-99).

Menschen mit schwer beeinträchtigter Atmung und fehlender Schluckfunktion sind ohne medizinisch-therapeutische Hilfe nicht lebensfähig. Die auf dem BOBATH-Konzept basierende Therapie des *Facio-Oralen Trakts F.O.T.T.* (engl. für Face-and-Oral-Tract-Therapy) nach Kay COOMBES kann als spezielles Training des Gesichts- und Mundbereichs zu einer Linderung der Beschwerden, zu einer Tonusverbesserung und zu einer gewissen Normalisierung der Motorik im Mund-Rachen-Kehlkopfraum beitragen. Die logopädischen Interventionen hierbei betreffen die Nahrungsaufnahme, die Mundhygiene, die nonverbale Kommunikation und die Funktionen Atmung-Stimme-Sprechen. Das Trachealkanülen-Management (NUSSER-MÜLLER-BUSCH 2011: 102) ist qualifiziertem Fachpersonal vorbehalten.

Neben dem Schmerzempfinden gibt es kein Sinneserlebnis, das emotionaler geprägt ist als die auditive Wahrnehmung. Diese ist darüber hinaus die am längsten in Funktion bleibende kortikale Leistung des Gehirns. Im Hinblick auf Schädel-Hirn-Verletzungen, wie bei Menschen im Wachkoma, ist die geschützte Lage des inneren Ohres und der inneren Hörbahnen hierbei von besonderer Bedeutung. Die *Musiktherapie* nutzt diese sensorischen Gegebenheiten. Die Wahrnehmung von Musik ist zu einem wesentlichen Teil eine sensomotorische, präkognitive Erfahrung. Komatöse Menschen, die sich in einem Bereich der „Vorsprachlichkeit" befinden, haben hier eine adäquate Orientierungs- und Begegnungshilfe (GUSTORFF 2011: 116).

Musiktherapeutische Ansätze gehen von einem Menschenbild aus, das in Anlehnung an die humanistische Psychologie jedem Menschen, also auch einem Menschen mit schweren Schädel-Hirn-Beeinträchtigungen, das Potential eines Bewusstseins zuerkennt. Diese Sichtweise betrachtet einen Menschen im Wachkoma als ein Wesen, das jederzeit, auch im Zustand schwerer Bewusstseinseinschränkung, die Möglichkeit zur Entwicklung besitzt (HERKENRATH 2016).

Im musiktherapeutischen Prozess soll die Musik während der Improvisation zwischen Patient und Therapeutenstimme und/oder verschiedenen Instrumenten entstehen. Das Behandlungskonzept beschallt die Patienten nicht passiv, sondern bezieht sie über ihren Atemrhythmus schöpferisch mit ein. Die Betroffenen erleben die entstehende Musik direkt und unmittelbar. Sie erfahren ihre Möglichkeiten, ihre Begrenzungen und Tendenzen hautnah (GUSTORFF 2011: 117-120). Von geringerer Bedeutung ist das Musikhören von Lieblingsstücken, denn die Musikauswahl treffen in diesem Fall Angehörige und Therapeuten. Ob das jeweilige Stück auch dem aktuellen Wunsch des Patienten entspricht, bleibt ungewiss.

Eine Randstellung in der Liste der Förderkonzepte für Menschen im Wachkoma nimmt die *tiergestützte Therapie* ein. Während die vorgenannten Therapien von den Krankenkassen als verordnungsfähige Heilmittel anerkannt sind – im offiziellen Sprachgebrauch heißt das: medizinisch notwendig, zweckmäßig und wirtschaftlich – und somit vergütet werden, trifft das auf Tiertherapien bislang nicht zu. In den USA macht sich bereits seit Jahren ein eigener Forschungsbereich über dieses Thema Gedanken (www.americanhumane.org/positionstatement/therapy-animals [26.08.2016]) und auch in Europa hat sich im Jahr 2004 in Wien ein Verein zur Erforschung und Förderung der therapeutischen, pädagogischen und salutogenetischen Wirkung der Mensch/Tier-Beziehung gegründet. (ESAAT- European Society for Animal Assisted Therapy). Obwohl die Begegnung mit Therapiehunden zum Beispiel bei Menschen im Wachkoma nachweislich zu einer Verbesserung des physischen und emotionalen Wohlbefindens führt, werden tiergestützte Therapien nach wie vor ausgegrenzt.

Das trifft auf *gerätegestützte Therapien* größtenteils nicht zu. Allerdings sind gerätegestützte Therapieansätze wie die Matrix-Rhythmus-Therapie (MaRhyThe®) nach RANDOLL (2015) zur Behandlung von Schmerzzuständen und Bewegungseinschränkungen, die Steh- (und Lauf-) Therapie, die MOTOmed-Bewegungstherapie oder die Schallwellentherapie in ihren Einsatzmöglichkeiten und in ihren Wirkungsweisen bei Menschen im Wachkoma der Phase F im Vergleich zu den manuellen Therapien noch wenig erforscht.

Hier setzt die vorliegende Untersuchung an. Inhalt dieser Forschungsarbeit ist eine *explorative Studie zur Schallwellentherapie* bei Menschen im Wachkoma der Phase F.

In Deutschland verwenden insgesamt 26 stationäre Einrichtungen zum Teil schon seit mehreren Jahren die Schallwellentherapie für die Behandlung von Menschen im Wachkoma der Phase F. Annähernd zehn Haushalte nutzen ein Schallwellengerät für die private Pflege von Angehörigen zuhause.

Eine wissenschaftliche Untersuchung zu den Nutzungsmöglichkeiten der Schallwellentherapie, zu deren Wirkungsweise und zur personalen Begleitung bei der Behandlung von Menschen im Wachkoma der Phase F hat bislang noch nicht stattgefunden.

Hauptziel der vorliegenden Arbeit ist die Erprobung der Schallwellentherapie als ergänzende Therapieform in der Betreuung, Pflege und Förderung von Menschen im Wachkoma der Phase F. Zu erwartende Erkenntnisse sollen dem professionell tätigen Pflegepersonal, den Therapeutinnen und Therapeuten in Heimen, aber auch privat pflegenden Angehörigen helfen, die Schallwellentherapie nutzbringend einzusetzen und anzuwenden.

4.2 Schallwellentherapie bei Menschen im Wachkoma

Nach LEYENDECKER (1998: 323-324) orientieren sich die Formen basaler Anregung an der Gesetzmäßigkeit, dass bei Menschen im Wachkoma die körpernahen Sinne von weitaus größerer Bedeutung sind als die körperfernen Sinne.

Diesem Prinzip folgt im Grunde genommen auch die Schallwellentherapie[10]. Sie gehört zu den vibroakustischen Verfahren und verbindet Elemente aus der rezeptiven Musiktherapie, der Klangtherapie, der Muskelrelaxation, der Basalen Stimulation® (FRÖHLICH 2010) und der Atemmassage. Auditives und sensorisches Klangerleben werden kombiniert. Es handelt sich um ein gerätegestütztes Verfahren, welches mit musik- und toninduzierten Vibrationen durch Schalldruck eine sensible Ganzkörperstimulation anstrebt (STAHL 2013: 24).

Schalldruckreize im Niederfrequenzbereich werden mit Hilfe von Schallgebern, die in eine Matte oder Liege eingearbeitet sind, auf den ganzen Körper übertragen. Die Schallwellentherapie verwendet Longitudinalwellen und arbeitet je nach Programmwahl im Niederfrequenzbereich zwischen 30 - 60 Hertz bei einer Amplitude der Schwingungen zwischen 2 - 6 mm. Im Gegensatz zu Stoßwellen ist die Schallwellenamplitude bei stetigem zeitlichem Druckverlauf im Vergleich zum Umgebungsdruck gering bis mäßig ausgebildet. Die resultierenden harmonischen Schwingungen sprechen die sensorische Körperwahrnehmung an. Die körpernahen Sinne erspüren die musik- und toninduzierten Vibrationen zu allererst,

---

[10] Die Herstellerfirma des für diese Studie verwendeten Schallwellengerätes bezeichnet die Behandlungsmethode als „Schallwellenmassage".

wobei die Wirkung mechanisch durch die Verteilung der Schallschwingungen über Knochenleitungen, Wassermoleküle und Körperhohlräume erfolgt. Die Vibrationen sind am ganzen Körper, auch an Körperpartien, die keinen direkten Kontakt zur Schallwellenmatratze bzw. Schallwellenliege haben, palpierbar. Das Hören spielt eine untergeordnete Rolle. Sensorisch sprechen Mechanorezeptoren in der Haut, in der Muskulatur, in Gelenken und inneren Organen an. Diese spezialisierten SA-Rezeptoren (SA, engl. für „slowadapting", verantwortlich für die Druckempfindung), RA-Rezeptoren (RA, engl. für „rapid-adapting", verantwortlich für die Berührungsempfindung) und PC-Rezeptoren (PC, engl. für „pacinian corpuscle", verantwortlich für die Vibrationsempfindung) wandeln die durch Schalldruck erzeugten mechanischen Reize des Schallwellengerätes über die Haut in elektrische Reize um und machen sie somit für das Zentralnervensystem verarbeitbar (STAHL 2013: 24-25; STAHL 2012: 168-169).

Die Mikrovibrationen vermitteln eine Intensivierung der Körperwahrnehmung, die gerade bei alten Menschen oder Patienten mit neurologischen Störungen häufig eingeschränkt ist.

Menschen im Wachkoma verfügen möglicherweise noch über Reste von Bewusstsein (vgl. BENDER/JOX et al. 2015). Durch äußere Faktoren wie die Mikrovibrationen der Schallwellentherapie wird die Vigilanz der Betroffenen aktiviert. „Die zentralnervöse Aktivierung ist Grundlage des der bewussten Kontrolle unterliegenden Teils der Aufmerksamkeit, nämlich der Vigilanz, [...]" (MIEG 2006: 20). Unter der zentralnervösen Aktivierung ist die Bereitschaft des zentralen Nervensystems zu verstehen, auf externe und interne Stimuli zu reagieren. Die Menschen im Wachkoma richten ihre Aufmerksamkeit folglich auf diesen äußeren Reiz und nehmen diesen „bewusst" wahr.

Die Grenzen der Schallwellentherapie bestehen, wie für physikalische Verfahren typisch, in der unspezifischen Wirkungsweise. Es ist selten eine zielgenaue Therapie möglich, der Therapieerfolg ist individuell, sowohl in der Vielfalt als auch im Grad der Linderung von Gesundheitsproblemen. Das Verfahren ist eher für die rehabilitative und pflegende Medizin geeignet. Kontraindiziert ist die Schallwellentherapie bei Menschen mit Herz- und Lungeninsuffizienz, mit Herzschrittmachern und Defibrillatoren, bei Stenosen zerebraler Gefäße und bei starken Anfallsleiden (ZHENG/SAKARI et al. 2009; STAHL 2012).

Abgesehen von den rein biomedizinischen Auswirkungen einer solchen mechanischen Körperstimulation scheint als nicht zu unterschätzender Wert einer solchen Behandlung denkbar, dass die aktive Anwendung einer spürbaren therapeutischen Maßnahme auch einen psychologisch günstigen Effekt auf den Menschen im Wachkoma haben kann.

Allerdings scheint diese Therapieform nur mit personaler Begleitung während der Stimulationen sinnvoll. Diese Forderung tendiert in gewisser Weise hin zum beziehungsmedizinisch-personenzentrierten Zugang in der Pflege und Förderung von Menschen im Wachkoma (vgl. Kap. 3.2.2).

Für die Schallwellentherapie können unterschiedliche Gerätekonfigurationen verwendet werden (vgl. Anhang 3: S. 160-161). Die Applikation der Schallwellen erfolgt entweder über eine mobile Matratze (Matten-Applikator) für den Einsatz im Krankenbett oder auf einer Massageliege (Liegen-Applikator), in die Schallgeber eingearbeitet sind.

Menschen im Wachkoma der Phase F scheint die Verwendung einer mobilen Schallwellenmatratze eher entgegen zu kommen, da die Betroffenen häufig nicht in der Lage sind, eine halb sitzende Position über längere Zeit ruhig einzuhalten.

Für die vorliegende Feldstudie fand ein Schallwellengerät Verwendung, das fünf Tonleiterprogramme aufweist, die sich in zwei Ganzkörper- und drei Teilkörper-Stimulationsprogramme gliederten (vgl. Anhang 3: S. 161). Eingesetzt wurde das „Harmonisierungsprogramm" (P5) und das „Teilkörper-Programm für Kopf und Oberkörper" (P3), weil beide Programme durch das Sinus-Ansteuerungssignal eher eine Beruhigung erzielen, im Gegensatz zum Rechtecksignal, das eher anregend wirkt.

Programm 3 wurde auch gewählt, um einen gezielten Stimulus für das geschädigte Gehirn zu setzen mit dem Ziel, den Energiestoffwechsel, die Durchblutung und damit die Sauerstoffversorgung zu verbessern. Auch wurden durch dieses Teilkörper-Programm positive Auswirkungen auf die Sekretolyse erwartet. Die Gesamtbehandlungszeit einer Patientin/eines Patienten betrug 40 Minuten (24 Minuten mit P5 + 16 Minuten mit P3).

5 ZIELSETZUNGEN UND FORSCHUNGSFRAGEN

Die vorliegende wissenschaftliche Arbeit soll einen Beitrag liefern zu einer personenzentrierten und integrationsorientierten Pflege und Förderung von Menschen im Wachkoma.

Hauptzielsetzung ist die Erprobung der Schallwellentherapie als ergänzende Therapieform
der Basalen Stimulation® bei Menschen im Wachkoma der Phase F, die entweder institutionell oder privat gepflegt und versorgt werden.

Dabei wird die Schallwellentherapie als gerätegestütztes Verfahren verstanden, das jedoch
während der Stimulation einer personalen Begleitung im Sinne des beziehungsmedizini-
schen Zugangs zu den betroffenen Menschen bedarf.

Von der geplanten Untersuchung werden Erkenntnisse über die patientenbezogene Wirkungsweise der Schallwellentherapie und deren organisatorische Nutzung erwartet.

Die Ziele der Untersuchung sind auf Menschen im Wachkoma der Phase F bezogen und
unterschiedlichen Bereichen zuzuordnen:

-   Biomedizinischer Bereich
-   Psychisch-emotionaler Bereich
-   Soziokommunikativer Bereich
-   Funktionaler Bereich

Teilziele des biomedizinischen Bereichs:

-   Anregung der Vitalfunktionen Herzfrequenz, Atemfrequenz, Blutdruck und Sauer-
    stoffsättigung des Blutes
-   Unterstützung der Sekretolyse
-   Verringerung von Spasmen und Körperverspannungen
-   Regulierung der Darmtätigkeit

Teilziele des psychisch-emotionalen Bereichs:

-   Verbesserung des Befindens im Sinne von Entspannung und Beruhigung
-   Intensivere Selbstwahrnehmung durch Anregung der Sensorik
-   Aktivierung der Vigilanz in Form erhöhter und gerichteter Aufmerksamkeit

Teilziele des soziokommunikativen Bereichs:

- Erleichterung des kommunikativen Zugangs zu den Betroffenen
- Erhöhung des Verständnisses für kommunikative Signale der Betroffenen

Teilziele des funktionalen Bereichs:

- Einfache Handhabung und Bedienung des Schallwellengerätes
- Unterstützung von pflegerischen Maßnahmen
- Erleichterung von anderen therapeutischen Maßnahmen

Aus diesen Teilzielen der Untersuchung lassen sich Forschungsfragen (F1-F4) formulieren. Da es an ausreichend gesichertem Vorwissen zum Forschungsthema fehlt, keine wissenschaftlich fundierte Theorie und keine dokumentierten empirischen Ergebnisse vorliegen, können keine Forschungshypothesen aufgestellt werden.

Die Forschungsfragen fordern dazu auf zu ermitteln, ob Regelhaftigkeiten vorliegen, welche Beschaffenheit sie haben, in welche Richtung sie weisen, wie stark sie sind und wie sie zustande kommen.

Die Beantwortung dieser Forschungsfragen soll zur Erkundung des Sachverhaltes sowie zur Generierung neuer Themenstellungen beitragen (DÖRING/BORTZ 2016: 145-148).

F1   Wie wirkt sich die Schallwellentherapie bei Menschen im Wachkoma der Phase F auf biomedizinische Parameter aus?

F1.1   Welche Auswirkungen hat die Schallwellentherapie bei Menschen im Wachkoma der Phase F auf die Vitalfunktionen Herzfrequenz, Atemfrequenz, Blutdruck und Sauerstoffsättigung des Blutes?

F1.2   Welche Auswirkungen hat die Schallwellentherapie bei Menschen im Wachkoma der Phase F auf die Sekretolyse in Form von Schleimlösung, Abhusten und Absaugen?

F1.3   Welche Auswirkungen hat die Schallwellentherapie bei Menschen im Wachkoma der Phase F auf Spasmen und Körperverspannungen?

F1.4   Welche Auswirkungen hat die Schallwellentherapie bei Menschen im Wachkoma der Phase F auf die Darmtätigkeit in Form von Anzahl, Menge und Konsistenz der Stuhlgänge?

F2   Wie wirkt sich die Schallwellentherapie bei Menschen im Wachkoma der Phase F
        auf deren psychisch-emotionales Befinden aus?

F2.1   Führt die Schallwellentherapie während und nach den Stimulationen zu einer Beru-
        higung und Entspannung der Menschen im Wachkoma der Phase F?

F2.2   Ermöglicht die Schallwellentherapie den Menschen im Wachkoma der Phase F
        durch die sensorische Stimulation eine intensivere Selbstwahrnehmung?

F2.3   Bewirken die Schallwellenstimulationen bei Menschen im Wachkoma der Phase F
        eine Aktivierung der Vigilanz in Form erhöhter und gerichteter Aufmerksamkeit?

F3   Wie wirkt sich die Schallwellentherapie bei Menschen im Wachkoma der Phase F
        auf deren soziokommunikative Kontakte zu den pflegenden und begleitenden Per-
        sonen aus?

F3.1   Hilft die persönliche Nähe und der körperliche Kontakt von begleitenden Personen
        den Menschen im Wachkoma der Phase F während der Schallwellenstimulationen?

F3.2   Fördert eine personale Begleitung während der Schallwellenstimulationen die non-
        verbale Kommunikation mit Menschen im Wachkoma der Phase F?

F4   Kann die Schallwellentherapie in der Betreuung, Pflege und Förderung von Men-
        schen im Wachkoma der Phase F die Funktion als ergänzende, gerätegestützte The-
        rapieform erfüllen?

F4.1   Ist die Handhabung und Bedienung des Schallwellengerätes auch ohne spezielle
        Ausbildung möglich?

F4.2   Werden pflegerische Maßnahmen bei Menschen im Wachkoma der Phase F durch
        die Schallwellentherapie unterstützt?

F4.3   Werden andere therapeutische Maßnahmen bei Menschen im Wachkoma der Phase
        F durch die Schallwellentherapie erleichtert?

6 UNTERSUCHUNGSMETHODIK

Die vorliegende Arbeit stellt eine explorative Pilotstudie dar, weil der Forschungsbereich noch relativ unbekannt ist und es in der wissenschaftlichen Literatur noch keine spezifischen Annahmen gibt. Es wird nach Antworten gesucht auf die Dimensionen der Fragestellung „Kann die Schallwellentherapie Menschen im Wachkoma der Phase F helfen?" Methodisch gesehen dient die Arbeit einerseits zur Aufhellung und Strukturierung des Forschungsgebietes und andererseits zur Erprobung dieser Therapieform in einer Feldstudie.

Erste Informationen über den Forschungsgegenstand wurden durch eine ausgedehnte Literaturrecherche gesammelt. Die im deutschsprachigen Raum vorliegende Literatur zum Thema beschränkt sich auf zweiseitige Veröffentlichungen von STAHL (2012; 2013). Diese stützen sich zu großen Teilen auf die Internetquelle „http://www.schallwellenmassage.de". Die Seite wird betrieben vom Phönix-Institut (http://www.phoenix-institut-gruenheide.de). Auf ihr sind auch 15 Erfahrungsberichte von institutionellen Wachkomaeinrichtungen bzw. von privat pflegenden Familienangehörigen zum Forschungsgegenstand wiedergegeben. In diesem Zusammenhang ist im Vorfeld der Untersuchung auch ein Expertengespräch mit dem Betreiber der Internetseite und dem Hersteller des verwendeten Medizinprodukts (vgl. Anhang 3: S. 160-161) geführt worden.[11]

Eine umfangreiche in- und ausländische Datenbankrecherche nach den Stichworten „Schallwellentherapie", „Schallwellenmassage", „Schallwellentherapie bei Wachkoma-Patienten", „Schallwellenmassage bei Wachkoma-Patienten", „sound-wave therapy" und „sound-wave therapy in vegetative state" in MEDPILOT, ZB MED, DIMDI, MEDLINE, EMBASE, PubMed, NIH und SERFILE erbrachte außer den genannten Quellen zusätzlich noch ZHENG/SAKARI et al. (2009) und LOHSE-BUSCH/REIME et. al (2013).

ZHENG/SAKARI et al. (2009) berichten von positiven Wirkungen einer Schallwellentherapie im Niederfrequenzbereich bei „gebrechlichen alten Frauen und Männern" über 80 Jahren hinsichtlich der Parameter Herz-Kreislauf, körperliche Leistungsfähigkeit und Knochenstoffwechsel.

Die Untersuchung von LOHSE-BUSCH/REIME et. al (2013) über transkranielle fokussierte extrakorporale Stoßwellenbehandlung, die zu dem Ergebnis führt, dass Vigilanz und

---

[11] An dieser Stelle sei abermals darauf hingewiesen, dass die vorliegende Studie eine unabhängige Forschungsarbeit ist.

Motorik von Wachkomapatienten positiv beeinflusst werden, unterscheidet sich aufgrund der Stimulationsart grundlegend von der vorliegenden Studie.

Auch die umfangreiche Literaturstudie (1966-2000) über die Vibrationsmassage des Institutes für Medizinische Balneologie und Klimatologie der Ludwig-Maximilians-Universität München (GOTTSCHILD/KRÖLING 2003) ist für das vorliegende Thema nur bedingt relevant. Die Vibrationsmassage ist mit der hier untersuchten Schallwellenmassage aufgrund erheblicher physikalischer Unterschiede (höhere Frequenzen, kleinere Amplituden, Transversal- statt Longitudinalwellen) nicht vergleichbar.

Im Rahmen der vorliegenden Primärforschung werden drei Methoden angewendet: ein Quasi-Experiment ohne Kontrollgruppe, eine Feldbeobachtung und eine schriftliche Befragung. Ziel dieser Methodenkombination ist es, die Vorteile des quantitativen Ansatzes, unter anderem die Replizierbarkeit, und diejenigen des qualitativen Ansatzes, unter anderem die Realitätsnähe, in ein und derselben Untersuchung zu nutzen und die entsprechenden Nachteile zu minimieren.

Die Untersuchungsgruppe für das Quasi-Experiment (10), die Feldbeobachtung (10) und die schriftliche Befragung (40) umfasst Menschen im Wachkoma der Phase F. Vor dem Hintergrund, dass in Deutschland insgesamt etwa 10.000 Wachkomapatienten leben, von denen etwa 2.000 der Phase F angehören (BAG Phase F 2015), deckt die Stichprobe etwa 2% der Gesamtpopulation ab.

Nachfolgend wird die Untersuchungsmethodik hinsichtlich der angewendeten forschungsethischen Regelungen (Kap. 6.1), des Untersuchungsdesigns (Kap. 6.2), des Untersuchungsplans (Kap. 6.3), der diagnostischen Methoden (Kap. 6.4) und der statistischen Methoden (Kap. 6.5) näher beleuchtet. In diesem Zusammenhang wird auf die Anhänge 2 (S. 146-159) und 3 (S. 160-161) verwiesen, die nähere Informationen zur Datenerhebung und zum verwendeten Schallwellengerät liefern. Den Schluss dieses Kapitels bildet eine Methodenkritik (Kap. 6.6), in die vorgenommene untersuchungsmethodische Änderungen bereits aufgenommen sind.

6.1   Forschungsethische Regelungen

Die Forschungsethik umfasst alle ethischen Richtlinien, an denen sich Forschende bei ihrer Forschungstätigkeit orientieren sollen (DÖRING/BORTZ 2016: 123). Im Mittelpunkt der vorliegenden Studie stehen der verantwortungsvolle Umgang mit den zu untersuchenden

Menschen im Wachkoma der Phase F und ihr Schutz vor unnötigen und unverhältnismäßigen Beeinträchtigungen durch die geplante Vorgehensweise. Konkret hat sich der Forschungsprozess hinsichtlich der Probanden den Prinzipien der Freiwilligkeit und informierten Einwilligung, des Schutzes vor Beeinträchtigung und Schädigung sowie der Anonymisierung und Vertraulichkeit der Daten zu unterwerfen (SALES/FOLKMAN 2000).

Bei Menschen im Wachkoma lässt sich das Prinzip der Freiwilligkeit und der informierten Einwilligung von Untersuchungspersonen nur über die Angehörigen oder über beauftragte Betreuungspersonen oder stellvertretend über die verantwortliche Heimleitung einhalten. Dies geschah im vorliegenden Fall mittels Einholung von Einverständniserklärungen durch die Angehörigen oder Betreuungspersonen sowie durch die Heimleitung der für die Wachkomapatientinnen und -patienten anerkannten Pflege- und Betreuungseinrichtung zwei Monate vor Beginn der Studie (vgl. Anhang 1: S. 144-145). Allerdings wird die Untersuchung von der Autorin, der Testleitung, den Pflege- und Therapiekräften des Heimes und den zuvor kontaktierten Experten als „minimal risk research" (vgl. U.S. Department of Health & Human Services 2009, Human Subjects Research, 45 CFR 46, § 46.102 Definitions) eingestuft und hätte der schriftlichen Einwilligung nicht bedurft.

Generell sollen Untersuchungsteilnehmende durch den Forschungsprozess keine besonderen physischen oder psychischen Beeinträchtigungen erleiden. Als Vergleichsmaßstab dienen die üblichen Befindlichkeitsschwankungen im Alltag (DÖRING/BORTZ 2016: 127). Die geplante Feldstudie wird unter Alltagsbedingungen auf einer Station eines Wachkomazentrums für Menschen im Wachkoma der Phase F durchgeführt. Alle Maßnahmen vor, während und nach den Schallwellenstimulationen sind in den Alltag der Betroffenen als ergänzende Therapieform integriert. Der Transport der Bewohnerinnen und Bewohner vom eigenen Zimmer in den Behandlungsraum unter Nutzung eines Lifters, die Lagerung auf der Schallwellenmatratze, die 40-minütige Stimulation, alle Formen der Datenerhebung und Datenerfassung (biometrische Messungen, Beobachtungen, Einschätzungen von Verhaltensmerkmalen) sowie der Rücktransport ins eigene Zimmer wurden mit den Pflegekräften, der Testleitung, den Therapeutinnen und Therapeuten genauestens besprochen und geprobt. Keine der Maßnahmen widersprach ethischen Grundsätzen.

Um Privatsphäre und Persönlichkeitsrechte der Untersuchungsteilnehmenden zu wahren, wurden alle Forschungsdaten anonym ausgewertet. Die Patientinnen und Patienten der Studie gehen in die statistischen Auswertemasken als P1 – P10 ein. Die Teilnehmenden der

schriftlichen Befragung füllten ihren Fragebogen anonym aus und schickten diesen anonym an die Autorin zurück. Eine anonyme Datenerhebung (biometrische Messungen, Verhaltensbeobachtungen, Dokumentenanalyse) war jedoch nicht möglich. Sowohl die Testleitung als auch die Pflege- und Therapiekräfte des Heimes, die Daten vor, während und
nach den Stimulationen bei den betroffenen Menschen im Wachkoma erhoben haben, kennen naturgemäß die jeweiligen Personen. In diesem Fall wurde das personalisierte Rohda-
tenmaterial vertraulich behandelt und war nur autorisierten Personen auf der Wachkomastation – weder den Angehörigen noch der Autorin – zugänglich.

6.2   Untersuchungsdesign

Bezugnehmend auf die neun Klassifikationskriterien für Untersuchungsdesigns nach DÖ-
RING/BORTZ (2016: 183) wird die vorliegende unabhängige Studie zur „Erprobung der
Schallwellentherapie bei Menschen im Wachkoma der Phase F" wie folgt charakterisiert.

Methodisch gesehen handelt es sich sowohl um eine quantitative als auch eine qualitative
Studie, in der eine Methodenkombination stattfindet. Die quantitativen Daten werden
durch physiologische Messungen (Herz- und Atemfrequenz, Blutdruck, Sauerstoffsättigung des Blutes) und durch eine schriftliche Befragung erhoben, die qualitativen Daten
durch strukturierte Beobachtungen von Verhaltensmerkmalen und durch Dokumentenanalysen (Pflege- und Ergotherapie-Berichte).

Die Studie ist anwendungswissenschaftlich angelegt, weil der Erkenntnisgewinn aus pra-
xisrelevanten Ergebnissen gezogen und die Untersuchung als Feldstudie mit erhöhter externer Validität auf einer normalen Wachkomastation durchgeführt wird. Die Studie ist
stärker auf konkrete Praxisprobleme zugeschnitten und die Zielgruppe ist vordefiniert.

Es handelt sich um eine empirische Originalstudie, die der Lösung inhaltlicher Forschungsfragen auf der Basis systematischer eigener Datenerhebungen und Datenanalysen dient.

Ziel dieser Erkundungsstudie ist es, wissenschaftliche Hypothesen für die weiterführende
Forschung zu generieren. Die Datenanalyse erfolgt deskriptiv durch Visualisierung von
uni-, bi- und multivariaten Merkmalsverteilungen mittels Box-Whisker-Plots und Histogrammen sowie induktiv durch multivariate Auswertungstechniken. Inferenzstatistische
Prüfungen der Forschungsfragen werden als „Signifikanztests auf Probe", die Beschreibung der Ergebnisse als „spekulative Ex-Post-Erklärungen" gewertet (DÖRING/BORTZ
2016: 621-628).

Aufgrund der Bildung der Untersuchungsgruppe bezeichnen DÖRING/BORTZ (2016: 201-205) Studien dieser Art als „nicht-experimentell", weil eine experimentelle Manipulation des Treatments forschungspraktisch nicht zu leisten ist und es nur eine Versuchsgruppe gibt. Nach ROSENBAUM (2010) kann die vorliegende Untersuchung als „Beobachtungsstudie" bezeichnet werden. Eine Beobachtungsstudie ist eine empirische Untersuchung über die Auswirkungen von Treatments, wenn randomisierte Versuche unethisch oder nicht durchführbar sind. CAMPBELL/STANLEY (1963: 6-13) sprechen in vergleichbaren Fällen von einem „pre-experimental one-group pretest-posttest-design".

Tab. 2   Die Untersuchungsgruppe der Feldstudie

Probanden	5 Frauen / 5 Männer				
Altersgruppen (in Jahren)	<20	20-40	41-60	61-80	>80
	0	0	6	3	1
Ursache des Wachkomas					
Traumatische Ursache z.B. Schädel-Hirn-Trauma nach Unfall	0	0	1	0	1
Nichttraumatische Ursache z.B. Herz-Kreislauf-Stillstand, Narkose-Zwischenfall, Beinahe-Ertrinken, Schlaganfall	0	0	5	3	0
Dauer des Wachkomas					
1 – 6 Monate	0	0	0	0	0
7 – 12 Monate	0	0	0	1	1
1 – 3 Jahre	0	0	1	1	0
3 – 6 Jahre	0	0	3	1	0
mehr als 6 Jahre	0	0	2	0	0
Lebenserhaltende Maßnahmen[1]					
Trachealkanüle	0	0	5	2	1
PEG-Sonde	0	0	6	3	1
Künstliche Beatmung	0	0	0	0	0
Dauerkatheter	0	0	6	3	1
Baclofen-Pumpe	0	0	0	0	0

[1] Eine Bewohnerin bzw. ein Bewohner kann mehrere lebenserhaltende Maßnahmen nutzen.

Im vorliegenden Fall wird das Treatment mit zehn Bewohnerinnen/Bewohnern eines Zentrums für Wachkoma im Südwesten Deutschlands durchgeführt. Die Untersuchungsgruppe muss ohne Kontrollgruppe gebildet werden, weil in diesem Wachkomazentrum zu wenige Menschen im Wachkoma der Phase F leben. Aus diesem Grund wird auch keine Randomisierung oder Parallelisierung durchgeführt. Insofern ist das Untersuchungsdesign auch nicht experimentell. Die Untersuchungsgruppe besteht aus fünf Frauen und fünf Männern, die zu Untersuchungsbeginn im September 2014 im arithmetischen Mittel 59,1 Jahre alt waren und durchschnittlich seit vier Jahren im Wachkoma der Phase F lebten (vgl. Tab. 2).

Bezogen auf die Datenerhebungen wird die Untersuchung in drei Phasen gegliedert. Vorlaufphase (Prä-Phase: die drei Monate vor Beginn des Treatments) und Nachlauf-Phase (Post-Phase: die zwei Monate nach Ende des Treatments) dienen der Überprüfung langfristiger Effekte, die siebenwöchige Treatment-Phase der Analyse kurz- und mittelfristiger Effekte (vgl. THIMM/CZIRFUSZ 2016c).

Das Untersuchungsdesign für die langfristigen Effekte lässt sich als Zeitreihe verstehen. In eher unregelmäßigen Abständen wurden jeweils in Prä-Phase, Treatment-Phase und Post-Phase spezifische Merkmale gemessen bzw. den Patientenakten entnommen.

Zur Analyse der mittelfristigen Effekte fanden zwei Wochen nach Beginn des Treatments Beobachtungsratings mehrerer Verhaltensmerkmale durch sechs Mitglieder des Therapeutenteams und der Pflegekräfte statt. Diese Ratings wurden vier Wochen nach Beginn des Treatments und am Ende des Treatments nach sieben Wochen nochmals wiederholt.

Hinsichtlich der kurzfristigen Effekte handelt es sich um ein „Ein-Gruppen-Prätest-Posttest-Design", das nach folgendem Schema abläuft:

$$M_1 \quad T \quad M_2 \quad M_3$$

wobei M für die Messungen M_1 = Prätest, M_2 = 1. Posttest, M_3 = 2. Posttest und T für das Treatment auf der Schallwellenmatratze steht – in der Folge als Stimulation bezeichnet. Sicher scheint, dass zwischen M_1 und M_2 außer der Schallwellenstimulation Störvariablen Einfluss auf die kurzfristigen Effekte nehmen, die nicht kontrolliert werden können.

Ein echtes Experiment mit Kontrollgruppe sähe folgendermaßen aus:

Gruppe Treatment: M_1 T M_2 M_3

Gruppe Kontrolle: M_4 M_5 M_6

Wäre eine randomisierte Aufteilung der Probanden auf beide Gruppen möglich, wäre zu erwarten, dass M_1 und M_4 die gleichen Ergebnisse bringen. Der unbereinigte Treatment-Effekt würde dann mittels M_2-M_1 gemessen. Dieser würde mit dem Kontroll-Effekt M_5-M_4 verglichen und bereinigt im Sinne von $(M_2- M_1) - (M_5- M_4)$ bzw. für den zweiten Treatment-Effekt im Sinne von $(M_3-M_1) - (M_6-M_4)$.

Zu bedenken ist, dass die Probanden Menschen im Wachkoma der Phase F sind, deren vorhandene neurologische Ressourcen wahrscheinlich kaum ausreichen, relevante Wirkgrößen für die kurzfristigen Effekte zu verarbeiten. Das heißt, M_5-M_4 wird wohl auf einen

Nulleffekt hinauslaufen. Somit ist die Nähe zu einem echten Experiment vorhanden, dem nur die Randomisierung fehlt. Aus diesem Grund wird das vorliegende Untersuchungsdesign in der Folge als „Quasi-Experiment ohne Kontrollgruppe" bezeichnet.

Das Erkenntnisinteresse dieser explorativen Studie zielt auf die Erkundung noch ungeklärter Wirkungen der Schallwellentherapie bei Menschen im Wachkoma der Phase F, es zielt auf eine Gegenstandsbeschreibung und Theoriebildung. Dieses Vorgehen impliziert, dass in der Auswertung keine Ursache-Wirkungs-Relationen nachgewiesen und keine kausalen Forschungsfragen beantwortet werden können.

In der Untersuchung lässt sich die unabhängige Variable „Treatment" von den abhängigen Variablen „Kurz- und mittelfristige Effekte" und „Langfristige Effekte" unterscheiden.

6.2.1 Nachweis kurz- und mittelfristiger Effekte

Kurzfristige Effekte sind Auswirkungen, die sich in direkter zeitlicher Folge zu den Schallwellenstimulationen zeigen auf Vitalparameter wie Herzfrequenz, Atemfrequenz, Blutdruck und Sauerstoffsättigung des Blutes, auf psychische Merkmale wie Wachheit und Vigilanz sowie auf Verhaltensmerkmale wie mimische, vegetative und tonische Körpersignale. Es finden an einem Stimulationstag drei Messungen statt: der Prätest (M_1) direkt vor Beginn einer Schallwellenstimulation, der 1. Posttest (M_2) direkt nach Ende der 40-minütigen Stimulation und der 2. Posttest (M_3) zwei Stunden danach. Die gleichen Erhebungen finden an jedem weiteren Stimulationstag im Rahmen der Treatment-Phase statt. Erneut werden dabei die Differenzen M_2-M_1 und M_3-M_1 berechnet. Die Messwiederholungen an unterschiedlichen Tagen können als voneinander unabhängig angenommen werden.

Mittelfristige Effekte sind Auswirkungen, die sich im Rahmen des Treatments nach zwei, nach vier und nach sieben Wochen zeigen auf die Merkmale Sekretolyse, Spasmen, Emotionszustand und Kommunikationszugänglichkeit. Das dreimalige Rating nehmen Personen vor, die täglich Kontakt zu den untersuchten Menschen im Wachkoma der Phase F haben, deren Individualfälle und deren Behandlungssituation genau kennen und gut einschätzen können.

6.2.2 Nachweis langfristiger Effekte

Langfristige Effekte sind Auswirkungen, die sich erst nach Wochen zeigen und mögliche Veränderungen bei Schleimbildung und Sekretolyse, Stuhlgang, Medika-

tionen und Infekten betreffen. Die Dokumentenanalyse der Pflege- und Therapieberichte erfasst die drei Monate vor Beginn der Untersuchung, die Treatment-Phase
und die zwei Monate nach der Untersuchung. Zusammen genommen liegt hier eine
Zeitreihe vor, die durch die Interventionsphase des Treatments unterbrochen wird.
Aus der Größe der Störung ergibt sich der Interventionseffekt.

6.3   Untersuchungsplan

Die Untersuchung lief in vier Phasen ab.

6.3.1 Auswahl-Phase

Die Rekrutierung der Versuchspersonen erfolgte im September/Oktober 2014. Die
Auswahl gestaltete sich hinsichtlich der Verfügbarkeit von zehn Wachkoma-
Patienten der Rehabilitationsstufe „Phase F" und der notwendigen organisatorisch-
personellen Voraussetzungen schwierig. „Phase F" bedeutet nach GEREMEK
(2009, 88): „Patienten der zustandserhaltenden Pflege ohne Rehabilitationsfortschritt vorübergehend oder auf Dauer". Zunächst musste ein Pflegeheim gefunden
werden, das über zehn Wachkoma-Patienten der Phase F verfügt, und in dem Einverständniserklärungen der Leitungsebene und der Angehörigen oder Betreuungspersonen erwirkt werden konnten. Auch mussten gewisse organisatorisch-
personelle Voraussetzungen für das Experiment in diesem Pflegeheim vorliegen
oder geschaffen werden. Es war darüber hinaus erforderlich, eine mobile Schallwellenmatratze für das Treatment zu besorgen. Dann musste für die Behandlung ein
geeigneter Raum gefunden werden, der über zweimal sieben Wochen ausschließlich für die Schallwellenstimulationen vorgehalten wurde. Von besonderer Bedeutung war die personelle Begleitung des Experiments durch das Pflege- und Thera-
piepersonal der Wachkomastation. Der Auswahl und Schulung einer motivierten
und sachkundigen Pflegekraft, die sich mehr als sechs Stunden täglich über zweimal sieben Wochen Treatment ausschließlich um diese zehn Wachkoma-Patienten
kümmerte (Testleitung), kam dabei eine zentrale Rolle zu. Daneben galt es, sechs
Raterinnen bzw. Rater aus dem Kreis der Therapeuten zu finden, die mit ihren
Langzeitbeobachtungen und ihrer Einschätzung der Verhaltensmerkmale bei den
zehn Wachkoma-Patienten einen wichtigen Beitrag für das Experiment leisteten.

Das gewählte Auswahlverfahren beinhaltete gewisse Selektionseffekte, die zur Einschränkung der Generalisierbarkeit der Ergebnisse führen können.

6.3.2 Prä-Phase

Um langfristige Effekte fest stellen zu können, wurden die Patientenakten der zehn Wachkoma-Patienten (Medikamentenhistorie, Pflegeberichte, Ergotherapieberichte, etc.) in den letzten drei Monaten vor Beginn des Experiments hinsichtlich Arztkontakten, Medikationen, Schleimbildung, Sekretolyse und Stuhlgang ausgewertet (Dokumentenanalyse). Ein Vortest (Pretest) fand am 27./28. Oktober 2014 statt. Dieser hatte die Erprobung der Stimulationsprotokolle an ausgewählten Probanden – diese nahmen später am Experiment nicht teil – und eine intensive Schulung der Pflege- und Therapiekräfte zum Ziel.

6.3.3 Treatment-Phase

Um den Stimulus zu setzen und unmittelbare Effekte zu messen, wurde ein „Ein-Gruppen-Prätest-Posttest-Versuchsplan ohne Kontrollgruppe" und mit sich wiederholenden Vorher- und Nachher-Messungen gewählt. Idealerweise hätte hier ein Vier-Gruppen-Versuchsplan nach SOLOMON (1949) zur Anwendung kommen müssen. Aufgrund der geringen Verfügbarkeit von geeigneten Wachkoma-Patienten hätte die Auswahl einer bzw. mehr als einer Kontrollgruppe eine sehr kleine Treatmentgruppe zur Folge gehabt. Einerseits hätte dies das Primärziel, die praktische Erprobung der Schallwellentherapie im klinischen Alltag, gefährdet und andererseits die statistische Aussagekraft stark reduziert.

Aus organisatorischen und aus Belastungsgründen für die Testleitung wurde die Versuchsgruppe der zehn Wachkoma-Patienten aufgeteilt in zwei Teilgruppen zu je fünf Wachkoma-Patienten. Die Untersuchung jeweils einer Teilgruppe von fünf Wachkoma-Patienten dauerte sieben Wochen.

Die erste Teilgruppe von fünf Wachkoma-Patienten wurde untersucht von Mittwoch, dem 5. November 2014, bis Dienstag, dem 23. Dezember 2014.

Die zweite Teilgruppe von fünf Wachkoma-Patienten wurde untersucht von Montag, dem 12. Januar 2015, bis Freitag, dem 27. Februar 2015.

Für das Treatment wurden folgende Standardisierungen vorgenommen (vgl. Manual im Anhang 2: S. 146-159):

- Gerät: Einsatz der Schallwellen-Matratze MEDIWAVE 7000 enzym
                      „complete" (vgl. Anhang 3: S. 160-161)

- Einstellung: Für alle Patientinnen/Patienten wählten wir die gleichen Pro-
                      gramm-Einstellungen. Die Behandlung begann jeweils mit Pro-
                      gramm Nr. 5 (24 Minuten), danach folgte Programm Nr. 3 (16
                      Minuten). Keine Verwendung von Musik und keine Lichtbrille.

- Ort: Spezieller Untersuchungsraum im Wachkomazentrum, abge-
                      trennt vom sonstigen Stationsbetrieb, geschlossene Tür, ge-
                      schlossenes Fenster, möglichst keine Nebengeräusche.

- Tageszeit: Für die jeweiligen Patientinnen/Patienten vormittags entweder
                      um 8:30 Uhr oder um 10:45 Uhr.

- Stimulation: Für   alle   Patientinnen/Patienten   die   gleiche   Gesamt-
                      Stimulationsdauer (40 Minuten)

- Testleitung: Für alle Patientinnen/Patienten immer die gleiche Person als
                      Testleitung.

- Wochentage: Für die jeweiligen Patientinnen/Patienten immer an zwei Tagen
                      der Woche. Samstag und Sonntag fanden keine Behandlungen
                      statt. Jede Patientin/jeder Patient der 10er-Stichprobe wurde
                      zweimal pro Woche behandelt. Dazwischen lag immer mindes-
                      tens ein Tag Pause.

- Dauer: Untersuchungsdauer waren zweimal sieben Wochen, d.h. dass
                      jede Patientin/jeder Patient im Untersuchungszeitraum bei opti-
                      malem Verlauf insgesamt 14 Behandlungen erfuhr.

- Zeitraum: Mittwoch, 05.11.2014 - Dienstag, 23.12.2014 (Teilgruppe 1)
                      Montag, 12.01.2015 - Freitag, 27.02.2015 (Teilgruppe 2)

- Protokolle: Stimulationsprotokoll (gelb) für jede Tagesbehandlung.
                      Zwei Langzeitprotokolle (grün + rot) für den Untersuchungszeit-
                      raum von sieben Wochen (siehe Daten-Protokollblätter im Ma-
                      nual, Anhang 2: S. 156-159)

Innerhalb des Zeitraums von zweimal sieben Wochen mit jeweils maximal 14 Stimulationen pro Patientin / Patient wurden in variierenden Abständen von zwei bis
zu fünf Tagen folgende Messungen durchgeführt.

- Prätest (M_1)

  Im Prätest wurden die Merkmale Herz- und Atemfrequenz, Blutdruck, Sauerstoffsättigung des Blutes, Wachheit, Vigilanz, Mimik, vegetative und tonische Körpersignale zur Beurteilung der kurzfristigen Effekte an jeder Patientin/jedem Patienten gemessen. Der Prätest fand im Behandlungszimmer statt, wobei die Patientinnen / Patienten für die Stimulation bereits auf der Schallwellenmatratze positioniert waren.

- Treatment (T)

  Anschließend wurde das Treatment in Form der Schallwellenstimulation auf einer mobilen Schallwellenmatratze vollzogen. Das Treatment dauerte pro Stimulationstag und Patientin / Patient insgesamt 40 Minuten, wobei Programm Nr. 5 jeweils 24 Minuten und anschließend Programm Nr. 3 jeweils 16 Minuten Verwendung fand.

- 1. Posttest (M_2)

  Unmittelbar nach dem Stimulus wurden die im Prätest gemessenen Merkmale wieder gemessen. Die Patientinnen / Patienten lagen dabei noch auf der Schallwellenmatratze. Danach erst wurden sie von zwei Personalkräften wieder in ihr Patientenzimmer gebracht.

- 2. Posttest (M_3)

  Nach zwei Stunden wurden die gleichen Parameter nochmals gemessen. Die Patientinnen / Patienten lagen hierbei in ihrem Bett im Patientenzimmer.

Die Stimulationstage im Rahmen des Treatments liefen dabei in stets gleicher Form ab. Der exemplarische Ablauf eines Stimulationstages ist dem Manual zu entnehmen (vgl. Anhang 2: S. 148-150).

Zur Beurteilung mittelfristiger Effekte beobachteten sechs erfahrene Mitglieder des Therapeutenteams und des Pflegepersonals die zehn Patientinnen/Patienten nach den Merkmalen Sekretolyse, Spasmen, Emotionszustand und Kommunikationszugänglichkeit. Die sechs Rater schätzten das beobachtete Merkmal im Laufe des Treatments dreimal: zwei Wochen, vier Wochen und sieben Wochen nach Treatmentbeginn.

6.3.4   Post-Phase

Zur Beurteilung langfristiger Effekte der Schallwellentherapie fand auch in den
zwei Monaten nach der Treatment-Phase eine Auswertung der schon in der Prä-
Phase gemessenen und in den Patientenakten dokumentierten Merkmale statt (Dokumentenanalyse).

6.4   Diagnostische Methoden

Als diagnostische Verfahren kommen in der Untersuchung zur Anwendung: Biomedizinische Messungen, Feldbeobachtungen und Ratings von Verhaltensmerkmalen und eine
schriftliche Befragung in Seniorenheimen mit Nutzung der Schallwellentherapie auf
Wachkomastationen.

6.4.1   Biomedizinische Messungen

Die biomedizinischen Messungen umfassen die Vitalparameter Herzfrequenz
(Pulsschläge pro Minute), Atemfrequenz (Atemzüge pro Minute), Blutdruck (systo-
lisch/diastolischer Blutdruck in mm Hg) und Sauerstoffsättigung des Blutes (in sO_2
per Pulsoxymeter). Diese Messungen sind auf einer normalen Wachkomastation
ohne größeren Personal- und Materialaufwand möglich und entsprechen dem Konzept der Feldstudie. Die Daten weisen alle ein metrisches Skalenniveau auf. Außer-
dem werden Daten zur Sekretbildung, Sekretolyse und zum Absaugen des Schleims
erhoben. Die gemessenen Werte werden zu Beginn, direkt nach Ende und zwei
Stunden nach der Stimulation als Zahlenwerte in die jeweiligen Spalten des Stimulationsprotokolls (vgl. Manual im Anhang 2: S. 156) eingetragen.

6.4.2   Feldbeobachtungen von Verhaltensmerkmalen

Die Verhaltensbeobachtungen betreffen die psychischen Merkmale Wachheit und
Vigilanz, mimische Reaktionen, vegetative und tonische Körpersignale sowie die
Kommunikationszugänglichkeit. Die Daten werden mittels qualitativer Beobachter-
einschätzungen (Ratings) erhoben. Sie weisen alle ein ordinales Skalenniveau auf.

Beobachtungen als Erhebungsmethode von Daten unterliegen einer gewissen Problematik. Sie sind nicht frei von der Kritik subjektiver Einflussgrößen (vgl. BO-
DENMANN 2006).

„Ratingverfahren sind Beobachtungsverfahren und dadurch gekennzeichnet, dass die Messwerte durch Schätzurteile menschlicher Beurteiler zustande kommen" (LANGER/SCHULZ von THUN 2007: 14).

Ratingverfahren haben zum Ziel, aus den Ergebnissen einer methodisch-kontrollierten Verhaltensbeobachtung zu gültigen Informationen über die beobachtete Person zu gelangen (HASEMANN 1983: 436).

Erstmals beschrieben DIPASQUALE / WHYTE (1996) die Methode der systematischen Verhaltensbeobachtung und somit die Möglichkeiten der systematischen indikationsbezogenen Erfassung quantitativer Daten bei MCS-Patienten.

MAURER-KARATTUP (2010: 86-87) vermutet, dass mit dieser Methode klinische Fragen anhand strukturierter, standardisierter Protokolle und Dokumentationsbögen sowie klar definierter Stimuli, Reaktionen und Zeitintervalle zum Reagieren beantwortet werden können. Die Bedeutung objektiver quantitativer Erfassung von Reaktionen wird betont.

Für die Auswahl der Verhaltensmerkmale, der Merkmalsbeschreibungen, der Ratingstufen und des Skalenniveaus wurde bei der Erstellung der vorliegenden Beobachtungsprotokolle Anleihe genommen bei den standardisierten Remissionsskalen CRS-R (Coma Recovery Scale – Revised, 2004), SMART (Sensory Modality Assessment and Rehabilitation Technique, 1988), SEKS (Skala Expressive Kommunikation und Selbstaktualisierung, ZIEGER 1997) und IDB (Instrument zur Differentialdiagnostik von Bewusstseinsstörungen, MAURER-KARATTUP 2010).

Entsprechend den Klassifikationskriterien für wissenschaftliche Beobachtungen nach DÖRING/BORTZ (2016: 328-353) lässt sich die vorliegende Feldbeobachtung folgendermaßen charakterisieren.

Es handelt sich um eine strukturierte quantitative, direkte Beobachtung von Verhaltensweisen im Lebensumfeld der betroffenen Menschen. Die Beobachterrolle wird dabei von der Person übernommen, die als Testleitung fungiert, und die mit den beobachteten Menschen im Wachkoma der Phase F in Kontakt tritt (teilnehmende Beobachtung). Da die Wachkomapatientinnen und -patienten aufgrund ihrer neurologischen Schwerstbehinderung nach unserem heutigen Wissen die Beobachtungen nicht bewusst wahrnehmen, kann man von einer verdeckten Beobachtung sprechen.

Für die Erfassung sowohl der metrischen wie der ordinalen Daten finden selbst entwickelte Protokollbögen Verwendung (vgl. Manual im Anhang 2: S. 156-159). Es ist zu unterscheiden zwischen einem Stimulationsprotokoll für einen Behandlungstag und einem Langzeitprotokoll für die siebenwöchige Treatment-Phase. Die Vorgaben für Messungen und Ratings sind dem Manual zu entnehmen (vgl. Anhang 2: S. 150-155).

6.4.3 Schriftliche Befragung

Es gibt in Deutschland 26 Pflegeeinrichtungen für Wachkoma-Patienten der Phase F, die die Schallwellentherapie – zum Teil schon seit mehreren Jahren – bei ihren Bewohnerinnen und Bewohnern anwenden. 15 von diesen professionellen Einrichtungen, das sind 57,7%, erklärten ihre Bereitschaft zur Teilnahme an der geplanten schriftlichen Befragung. Daneben stimmten auch acht Angehörige, die die Schallwellentherapie im Rahmen der privaten Pflege eines Familienmitgliedes nutzen, einer Teilnahme zu. Diese Stichprobenziehung entspricht nach DÖRING/BORTZ (2016: 411) einer „aktiven Rekrutierung". Von den ca. 2000 Menschen, die in Deutschland im Wachkoma der Phase F leben, werden ca. 220, das sind ca. 11%, mit der Schallwellentherapie behandelt.

Diese quantitative Erhebung erfüllt die Anforderungen einer wissenschaftlich vollstandardisierten schriftlichen Befragung nach dem Paper-Pencil-Modell mit ausführlichem Anschreiben und postalischem Verbreitungsweg (vgl. DÖRING/BORTZ 2016: 405-429 und RAMMSTEDT 2006). Die Befragung hatte zum Ziel zu ergründen, ob die Schallwellentherapie eine geeignete Therapieform für Menschen im Wachkoma der Phase F darstellt, die als Ergänzung zur Basalen Stimulation® dienen kann. Die für diese schriftliche Befragung entwickelten unterschiedlichen Fragebogen (vgl. Anhänge 4 und 5, S. 162-191) – für professionelles Pflegepersonal, Therapeutinnen und Therapeuten in Pflegeheimen (Anhang 4: S. 162-176) und für Angehörige mit privater Pflege (Anhang 5: S. 177-191) – dienten zur Erhebung von Nutzungsdaten, Beobachtungen, Einschätzungen, Wertungen und Meinungen. Die Fragebogen wurden an die 15 Heime verschickt, deren Leitungen selbst darüber entschieden, welche Personen die Fragebogen beantworteten. Vorbedingung war, nur Personen antworten zu lassen, die genügend Erfahrung mit der

Schallwellentherapie hatten. Die Beantwortung der Fragen und die Rücksendung der Fragebogen erfolgten anonym.

Die Schwerpunkte des Fragebogens lagen auf der Analyse der unmittelbaren und der dauerhaften Wirkungen der Schallwellentherapie bei Menschen im Wachkoma der Phase F, auf der Notwendigkeit einer personalen Begleitung während der Behandlung und auf der organisatorisch-technischen Nutzung der Schallwellenmatratze. Der Fragebogen bestand aus insgesamt sieben Teilen, die jeweils eine bis zwei Seiten umfassten. Insgesamt hatte der Fragebogen 11 inhaltliche Seiten und war konzipiert für 20-30 Minuten Antwortzeit. Die Reihenfolge der Fragen orientierte sich an den Prinzipien „Vom Allgemeinen zum Konkreten" und „Vom Einfachen zum Komplexen". Die inhaltlichen Schwerpunkte des Fragebogens waren in der Mitte platziert (Teile 3-5). Fragen zur Nutzung des Schallwellengerätes und zur Organisation vor Ort fanden sich zu Anfang (Teile 1+2). Demographische Fragen konnten die Befragten auf einer Seite am Ende beantworten (Teil 6).

Bei der Formulierung der Fragen wurde geschlossenen Aussagen mit fünf Antwortvorgaben der Vorzug gegeben, weil so Einstellungen, Wahrnehmungen und Meinungen leichter erkennbar sind. Die fünf Antwortmöglichkeiten lauteten: „trifft voll und ganz zu", „trifft überwiegend zu", „trifft überwiegend nicht zu", „trifft überhaupt nicht zu", „weiß nicht". An mehreren Stellen des Fragebogens waren auch offene Antwortmöglichkeiten gegeben, weil diese dem explorativen Charakter der Untersuchung entgegenkamen bzw. manche Antworten vorher nur schwer einschätzbar waren. Teil 7 des Fragebogens war gänzlich offenen Antwortmöglichkeiten zur „Schallwellentherapie bei Menschen im Wachkoma der Phase F" vorbehalten (vgl. THIMM/CZIRFUSZ 2016b).

Auch der Fragebogen wurde einem Pretest unterzogen. Dieser fand am 3. März 2015 mit sechs Personen statt: drei Physio- bzw. Ergotherapeutinnen/-therapeuten, drei Pflegekräfte – vier Damen, zwei Herren. Alle Personen haben bei der eigentlichen Fragebogenaktion (Mitte März – Mitte April 2015) nicht teilgenommen. Im Pretest wurde ermittelt, ob die Fragen allgemein verständlich waren, ob generell Interesse und Aufmerksamkeit der Befragten für ihre Aufgabe vorhanden war, ob es irgendwelche Probleme der Befragten mit ihrer Aufgabe gab, ob technische Probleme mit dem Fragebogen auftraten, ob die Reihenfolge der Fragen und die Zeitdauer der gesamten Befragung angemessen war und welche Häufigkeitsverteilung die Antworten zeigten. Die maximale Antwortdauer betrug 25 Minuten. Im Anschluss an den Pretest wurden die Fragen in mehreren Punkten verbessert und ergänzt (Fragebogenrevision).

6.5   Statistische Methoden

Hinsichtlich der längerfristigen Effekte handelt es sich um ein quasi-experimentelles Design mit sich wiederholenden Prätests (tägliche Messungen in der Vorlaufphase), einem mehrfachen Treatment (gesetzt in der experimentellen Phase) und sich wiederholenden Posttests (tägliche Messungen in der Nachlaufphase). Der Vorteil liegt hierbei in der verbesserten Einschätzung der Variabilität der Testmessungen und des Treatment-Effekts.

Zur Beurteilung der kurz- und mittelfristigen Effekte ist lediglich die experimentelle Phase relevant. Diese lässt sich auch als ein quasi-experimentelles Design mit wiederholtem Treatment auffassen. Die Vorteile dieses Designs sind eine wesentlich höhere Fallzahl aufgrund der Wiederholung und die Möglichkeit der Überprüfbarkeit der Replizierbarkeit des Treatment-Effekts. Dieses Design setzt aber voraus, dass die Effekte entweder nur kurzfristig wirken oder sich aber durch eine mögliche Reifung gut erkennen und beschreiben lassen.

Resultierend aus der sich ergebenden Datenstruktur empfehlen sich neben der rein deskriptiven Analyse die folgenden statistischen Methoden zur Beurteilung der Effekte auf die *metrischen* Merkmale:

6.5.1   Das Aufzeigen eines Treatment-Effekts mittels eines t-Tests für Paar- oder Mittelwertdifferenzen bzw. anhand der Konstruktion eines entsprechenden Konfidenzintervalls.

6.5.2   Die Beurteilung der statistischen Relevanz der einzelnen Effekte mittels einer Effektgröße, z.B. Cohens d oder Glass Δ.

6.5.3   Die graphische Darstellung der Individualeffekte mittels eines Histogramms oder Streudiagramms.

6.5.4   Die Modellierung der Daten mit Hilfe eines linearen Regressionsmodells oder eines ANCOVA-Modells. Eventuell kann hier auch ein multi-level-Modell zum Einsatz kommen.

Zur Beurteilung der Effekte der Schallwellentherapie auf die *ordinalen* Merkmale empfehlen sich aufgrund des herabgesetzten Skalenniveaus folgende vergleichbare Methoden:

6.5.5 Das Aufzeigen eines Treatment-Effekts mittels nicht-parametrischer Tests wie des U-Tests oder Wilcoxon-Tests.

6.5.6 Die Beurteilung der statistischen Relevanz der Effekte mittels einer Effektgröße, z.B. der relativen Häufigkeit einer Verbesserung bzw. Verschlechterung nach dem Treat-ment bzw. mittels Cliff's d.

6.5.7 Die graphische Darstellung der Individualeffekte mittels eines Balken- oder Säulendiagramms.

6.5.8 Die Modellierung der Daten mittels ordinaler Regressionsmodelle.

Über diese Messungen hinaus findet die schriftliche Erfassung verschiedener Informationen über etwaige Reaktionen, Empfindungen und Verhaltensauffälligkeiten statt (Patientenakten, Pflege- und Therapieberichte, Dokumentationen durch die Angehörigen der Versuchspersonen). Diese Informationen lassen sich im Rahmen einer rein qualitativ-deskriptiven Analyse dazu nutzen, weitere mögliche Forschungsansätze und Hypothesen zu generieren.

Bezugnehmend auf den explorativen Charakter der Studie gilt es fest zu halten, dass für alle gefundenen Aussagen keine Allgemeingültigkeit beansprucht wird. Zum statistischen Nachweis von Unterschieden oder Effekten werden die Signifikanztests auf Probe eingesetzt. Diese liefern Ergebnisse, die weder extern noch intern abschließend als valide bezeichnet werden können. Es wird aufgezeigt, ob und welche möglicherweise interessanten Effekte vorliegen. Die Signifikanztests können folglich nur indikativ für zukünftige konfirmatorische Studien sein.

6.6 Methodenkritik

Ausgehend von den „fünf wissenschaftstheoretischen Grundprinzipien des qualitativen Paradigmas" (vgl. DÖRING/BORTZ 2016: 64-76) scheint unumstritten, dass „wissenschaftlicher Erkenntnisgewinn nicht von der Person der Forschenden und ihren sozialen, kulturellen und individuellen Eigenheiten, Vorerfahrungen und Vorkenntnissen abzulösen ist" (DÖRING/BORTZ 2016: 70). Dieses Prinzip der kritischen Selbstreflexion betrifft zum einen die Subjektivität des Forschenden. Eine knappe Dokumentation des eigenen

Bezuges zum Forschungsthema und zu Vorerfahrungen und Vorkenntnissen hinsichtlich der Untersuchungspersonen – Menschen im Wachkoma der Phase F – beinhaltet bereits das Vorwort zu dieser Arbeit. Zum anderen gilt es selbstkritisch alle Phasen des Forschungsprozesses, vor allem das Untersuchungsdesign, die Datenerhebung und -analyse sowie die Ergebnispräsentation zu hinterfragen.

In diesem Sinne werden nachfolgend methodenkritische Überlegungen zu Untersuchungsdesign, Untersuchungsplan und Untersuchungsgruppe (Kap. 6.6.1), zu den Störvariablen (Kap. 6.6.2) und zu den diagnostischen Verfahren (Kap. 6.6.3) angestellt.

6.6.1 Untersuchungsdesign – Untersuchungsplan – Untersuchungsgruppe

Die Untersuchung war angelegt als explorative Feldstudie mit quasi-experimentellem Design. Aufgrund der kleinen Stichprobengröße konnte keine Kontrollgruppe gebildet und die Zuweisung der Versuchspersonen zur Experimentalgruppe auch nicht durch Randomisierung bzw. Parallelisierung erreicht werden.

Eine größere Stichprobe wäre nur möglich gewesen durch die Einbeziehung weiterer Seniorenheime mit spezialisierten Wachkomastationen der Phase F. Dies hätte nur in anderen Städten geschehen können. Ob dort gleiche oder zumindest ähnliche personelle und äußere Voraussetzungen hinsichtlich Pflege, Therapie und Management wie im ausgewählten Wachkomazentrum bestanden hätten, ist fraglich. Ganz unmöglich scheint, dass die verschiedenen Testleitungspersonen auf den unterschiedlichen Stationen ihre Beobachtungen und Ratings mit einheitlichen Maßstäben vorgenommen hätten.

Um die Belastung der Testleitung im ausgewählten Wachkomazentrum – im vorliegenden Fall eine weibliche Pflegekraft – und die organisatorischen Zusatzbelastungen auf der Wachkomastation durch das mehrwöchige Treatment einigermaßen erträglich zu halten, mussten aus der Untersuchungsgruppe zwei Teilgruppen gebildet werden. Daraus resultierte ein Untersuchungsplan, der sich über fast vier Monate erstreckte. Über eine so lange Zeit die Motivation und die Konzentration der Testleitung hoch zu halten, die 14 Wochen lang ca. sieben Stunden täglich von Montag bis Freitag ausschließlich mit der Untersuchungsthematik befasst war, gestaltete sich schwierig. Auch war nicht selbstverständlich, dass die Leitung des Seniorenzentrums eine angestellte Pflegekraft ausschließlich für die Untersuchung abstellte und diese Person für 14 Wochen gänzlich aus dem Stationsbetrieb herauslöste.

Kritisch ist auch die fehlende Konstanz der Untersuchungsgruppe zu sehen. Menschen im Wachkoma der Phase F sind aufgrund ihrer neurologischen Behinderung und ihrer hohen Pflegebedürftigkeit oft nicht in der Lage, exakt vorgeplante Therapiemaßnahmen wegen kurzfristigen Erkrankungen oder Abwesenheiten, zum Beispiel aufgrund von Krankenhausaufenthalten, in Anspruch zu nehmen.

Diese Problematik trat auch bei den beiden Teilgruppen der Studie auf. Während in Teilgruppe 1 (05.11.-23.12.2014) insgesamt 66 Behandlungen für die fünf Untersuchungspersonen (vier Frauen, ein Mann) erfolgen konnten ($\bar{x}$ = 13,2 von 14 möglichen), waren es in Teilgruppe 2 (12.01.-27.02.2015) nur insgesamt 40 Behandlungen für die vier Männer und eine Frau ($\bar{x}$ = 8,0 von 14 möglichen). Mehrere Behandlungstermine mussten wegen grippalen Infekten, schlechtem Allgemeinzustand, Weihnachtsfeier oder kurzfristigen Krankenhausaufenthalten der Untersuchungspersonen – zwei auch wegen Erkrankung der Testleitung – entfallen.

Teilgruppe 2 (P6-P10) unterschied sich darüber hinaus in weiteren Punkten von Teilgruppe 1 (P1-P5). Die zweite Testreihe konnte wegen eines Gerätedefekts erst eine Woche später als geplant (ursprünglich 05.01.2015) beginnen. P6 bis P10 waren bezüglich ihrer Remissionsstadien (vgl. GERSTENBRAND 1967) weiter fortgeschritten als P1 bis P5. Sie zeigten zum Teil Körperreaktionen und Verhaltensmerkmale, die dem „Frühen Klüver-Bucy-Stadium" oder auch dem „Vollbild des Klüver-Bucy-Stadiums" entsprachen.

P7 wurde bereits nach zwei Stimulationen wegen eines Grand-Mal (tonischklonischer Krampfanfall) am 24.01.2015 von der Pflegedienstleitung aus der Studie genommen. Dass hierfür ein ursächlicher Zusammenhang zu den Schallwellenstimulationen bestanden haben könnte, ist unwahrscheinlich, da die letzte Stimulation vor dem Grand-Mal bereits neun Tage zurücklag. P8 verstarb am 11.02.2015 nach nur sieben Behandlungen unerwartet an multiplem Organversagen. Es gab zuvor keinerlei Anzeichen dafür. Auch P6 verstarb überraschend am 15.03.2015, zwei Wochen nach Abschluss der zweiten Testreihe, an einem pneumonalen Infekt. P6 ist mit den Erhebungsdaten bis zum Zeitpunkt des Todes in die Studie eingegangen, P7 und P8 hingegen nicht, weil keine Daten der Post-Phase vorlagen.

6.6.2   Störvariablen

Störvariablen beeinflussen die Validität einer Untersuchung. Als Störvariablen werden alle Einflussgrößen bezeichnet, die auf die abhängige Variable einwirken, jedoch in einer Untersuchung nicht erfasst sind (DÖRING/BORTZ 2016: 200). Im vorliegenden Fall sind dies vor allem Störungen der Konstanz personengebundener und situativer Einflussfaktoren.

Personengebundene Störvariablen betreffen besonders den Einfluss der Testleitung auf die abhängigen Variablen. Hier ist vor allem auf Fehler durch die Person des Beobachters hinzuweisen. Wahrnehmungsfehler, Interpretations- bzw. Urteilsfehler, Erinnerungsfehler und Wiedergabefehler (vgl. DÖRING/BORTZ 2016: 331-332) waren auch bei den vorliegenden Beobachtungssituationen zu erwarten. Um diese Fehler zu minimieren, wurde großer Wert auf die Auswahl der Beobachterperson und auf die Beobachterschulung gelegt.

In der vorliegenden Studie übernahm die Beobachterfunktion eine weibliche, über 50-jährige Pflegekraft der Wachkomastation, die sich den Probanden gegenüber höflich, freundlich und kontaktfreudig zeigte. Trotz sorgsamer Beobachterauswahl und intensiver Beobachterschulung war der sog. Rosenthal-Effekt nicht ganz auszuschließen (vgl. ROSENTHAL/FODE 1963, DÖRING/BORTZ 2016: 101). Die Beobachterperson kannte naturgemäß die Zielsetzungen der Studie und reagierte darauf eventuell mit einer unbewussten Verhaltensänderung im Umgang mit den Wachkomapatienten. Um zu positiven Ergebnissen zu kommen, näherte sie sich den Betroffenen möglicherweise nicht neutral genug. Oder sie variierte ihre kommunikative Einflussnahme im Verlauf einer 40-minütigen Schallwellenbehandlung je nachdem, welche Patientin oder welchen Patienten sie gerade betreute. Ob eine im Zuge der Stimulation beobachtete und durch Ratingpunkte eingeschätzte Verhaltensänderung bei den Betroffenen durch die Wirkung der Behandlung oder auch zum Teil bzw. gänzlich durch die personale Einflussnahme erfolgte, war schwer zu bewerten.

Seitens der Probanden können deren körperliche Befindlichkeiten zum Zeitpunkt der Messungen (Tagesform, Müdigkeit, Schmerzen, Krankheiten, etc.) oder die Einflüsse vorangegangener Therapie- bzw. Pflegemaßnahmen oder emotionale

Wirkungen von Kontakten zu Pflegepersonen, zu Angehörigen, zu Ärzten, zu Mitbewohnern das Ergebnis beeinflussen.

Auch situationsbedingte Störvariablen sind denkbar. Diese betreffen etwa Umgebungsfaktoren wie Helligkeit, Geräuschpegel, Liftertransporte, notwendige Sekretolysemaßnahmen oder soziokommunikative Treffen (z.b. Weihnachtsfeier).

Das quasi-experimentelle Untersuchungsdesign ohne Kontrollgruppe bedingt, dass eine Kontrolle der personengebundenen Störvariablen weder durch Randomisierung noch durch Parallelisierung der Stichprobe noch durch Konstanthalten möglich ist. Eine Kontrolle hätte folglich nur künstlich erfolgen können, indem Ungleichheiten nachträglich mathematisch-statistisch berücksichtigt worden wären. Leider lagen hierfür keine Kontrollvariablen vor. Die Kontrolle der situationsbedingten Störvariablen ist – soweit es der Stationsbetrieb im ausgewählten Wachkomazentrum möglich machte – durch das Ausschalten und das Konstanthalten dieser Merkmale in den äußeren Bedingungen vorgenommen worden.

Untersuchungsbedingte Störvariablen traten auch bei der schriftlichen Befragung auf. Die Verteilung der Fragebogen, die per Post verschickt worden waren, blieb in den jeweiligen Einrichtungen der dortigen Leitung überlassen. In den mündlichen Absprachen mit Heim- bzw. Pflegedienstleitungen im Vorfeld der Befragung galt als Vorbedingung, dass nur erfahrene, mit der Schallwellentherapie seit langem betraute Therapie- bzw. Pflegekräfte die Beantwortung vornehmen sollten. Ob dies im Endeffekt so geschah, war weder beeinflussbar noch nachvollziehbar.

6.6.3 Diagnostische Verfahren

Trotz intensiven Trainings im Rahmen des Pretests entpuppten sich manche Messungen und Beobachtungsratings im Rahmen der Alltagsbedingungen auf der Wachkomastation als wenig praktikabel oder nicht durchführbar.

Die Vitaldaten wie Herz- und Atemfrequenz, Blutdruck und Sauerstoffsättigung des Blutes (Merkmal I im Langzeitprotokoll; vgl. Manual im Anhang 2: S. 153) werden nach Vorgaben der Stationsleitung bei den Bewohnerinnen/Bewohnern nur einmal pro Monat erhoben. Eine kontinuierliche Langzeitkontrolle in den drei Monaten vor Beginn und den zwei Monaten nach Ende des Treatments war somit nicht möglich und nicht sinnvoll.

Daten über die Schleimbildung und die Sekretolyse (Merkmale II-IV im Stimulationsprotokoll und Merkmal II im Langzeitprotokoll; vgl. Manual im Anhang 2: S. 150-151; S. 153) waren schlussendlich nur den Patientenakten (Dokumentenanalyse der Pflege- und Therapieberichte) zu entnehmen. Die durchgängig geführten Tracheostoma-Protokolle eigneten sich hierfür entgegen vorheriger Annahme und Absprache nicht. Es gab folglich keine messbaren und durchgängigen Daten für dieses wichtige Merkmal. Denn nicht immer war es möglich, die Patientinnen/Patienten subglottisch oberhalb des Cuffs über den Verbindungsschlauch an der Trachealkanüle abzusaugen, bei dem man hätte Milliliterangaben erkennen können, weil dieses Absaugen mit einer Spritze erfolgen muss. Manche Krankenkassen – so die Erklärung der Pflegedienstleitung – verschreiben aus Kostengründen immer wieder Einmalkanülen ohne subglottische Absaugmöglichkeit. Dann muss die Absaugung endotracheal erfolgen, das heißt über die Öffnung der Trachealkanüle, die bei allen Probanden der Studie liegt und die eine selbstständige Atmung ermöglicht. Eine Alternative wäre die qualitative Beobachtung dieses Merkmals im Rahmen der Langzeitprotokolle durch die sechs Mitglieder des Therapeuten-Teams und der Pflegekräfte (Rater 1 - 6) nach zwei, nach vier und nach sieben Wochen Treatment gewesen. R3 und R6 dokumentierten das. R1, R2, R4 und R5 durften aber aus rechtlichen Gründen nicht absaugen. Deshalb musste diese Datenerhebung über Wortbeurteilungen aus den Pflegeberichten erfolgen, was die Qualität des Datenniveaus zwangsläufig senkte.

Es wurden folgende Ratingscores für die Einschätzung von Schleimbildung bzw. Sekretolyse benutzt: Menge (viel = 1, wenig = -1), Konsistenz (flüssig = 1, fest/zäh = -1), Farbe/Geruch (hell/ohne = 1, grün/übel/blutig = -1), Absaugen (leicht/gut = 1, schwer = -1).

Daten zum Stuhlgang sind bei allen Patientinnen und Patienten erhoben worden. Nur P9 weist hierzu keine Daten auf, da P9 einen künstlichen Darmausgang besitzt und die zu leerenden Beutel keine Detailangaben zulassen.

Es wurden folgende Ratingscores für die Einschätzung des Stuhlgangs benutzt: Anzahl pro Tag (Ziffern von 0-6), Menge (sehr viel = 2, viel = 1, normal = 0, wenig = -1, sehr/ganz wenig = -2, gar nicht = -3), Konsistenz (flüssig/dünn = 3, sehr weich/breiig/geschmiert = 2, weich = 1, normal/geformt = 0, fest/hart = -1, sehr fest/sehr hart = -2).

Die Datenerhebung zu Merkmal IV (Medikamente) im Langzeitprotokoll (vgl. Manual im Anhang 2: S. 154) erwies sich als unergiebig, weil bei allen Patienten kaum Änderungen der Medikationen erfolgten und keine statistischen Zusammenhänge hergestellt werden konnten.

Auch die Datenerhebungen zum Merkmal V (Infekte) im Langzeitprotokoll (vgl. Manual im Anhang 2: S. 154) und zu Merkmal VI (außerplanmäßige Arztbesuche; vgl. Manual im Anhang 2: S. 154) erbrachten wenig Aufschluss, weil diese Daten in den Pflegeberichten nur unvollständig und kaum vergleichbar dokumentiert waren. P1 bis P10 wurden von unterschiedlichen Ärzten betreut, die ihre Patientinnen/Patienten auch sehr unterschiedlich besuchten. So zum Beispiel erschien bei P4 laut Pflegebericht während des siebenwöchigen Treatments nur einmal ein Arzt am 19.12.2014. P2 wurde sogar während der 3-monatigen Prä-Phase und während des Treatments nur einmal am 15.12.2014 von einem Arzt aufgesucht.

Durchgängig verwertbare Daten liegen demnach zu folgenden Merkmalen vor:

- Stimulationsprotokoll (vgl. Manual im Anhang 2: S. 150-152)

  I (Vitaldaten), V (Wachheit), VI (Vigilanz), VII (Mimik), VIII (Vegetative Körpersignale), IX (Tonische Körpersignale)

- Langzeitprotokoll (vgl. Manual im Anhang 2: S. 154-155)

  VII (Spasmen/Körperanspannung), VIII (Emotionszustand), IX (Kommunikation)

Problematisch am Untersuchungsdesign war, dass hinsichtlich der mittelfristigen Effekte nur die Veränderung zwischen dem zweiten Rating (nach vier Wochen) bzw. dem dritten Rating (nach sieben Wochen) in Bezug auf das erste Rating (nach zwei Wochen) untersucht werden konnte. Dieses erste Rating war möglicherweise aber schon durch einen positiven Treatment-Effekt erhöht.

7   UNTERSUCHUNGSERGEBNISSE

In diesem Kapitel werden die Untersuchungsergebnisse dargestellt und interpretiert. Die Auswertung geschieht in Form von Beschreibungen und statistischen Tests auf Probe, die Darstellung mit Hilfe von Tabellen, Box-Whisker-Plots und Histogrammen. Die Interpretation versucht Beziehungen zu knüpfen zwischen den Untersuchungsergebnissen, den Zielsetzungen und den Forschungsfragen.

7.1   Kurz- und mittelfristige Effekte

Zur Beurteilung der kurzfristigen Effekte der Schallwellentherapie sind die Daten der drei Messungen (Prätest/M_1, 1. Posttest/M_2, 2. Posttest/M_3) an den Stimulationstagen im Rahmen des siebenwöchigen Treatments der quasi-experimentellen Phase relevant. Als Merkmale wurden erfasst und mit folgendem Datenniveau im Stimulationsprotokoll dokumentiert:

- Biometrische Merkmale mit intervallskalierten Daten (Kap. 7.1.1)

  - Herzfrequenz (Herzschläge pro Minute)
  - Blutdruck (systolisch / diastolisch in mm Hg)
  - Atemfrequenz (Atemzüge pro Minute)
  - Sauerstoffsättigung des Blutes (sO_2 per Pulsoxymeter)

- Beobachtungsmerkmale mit ordinalskalierten Daten (Kap. 7.1.2)

  - Wachheit
  - Vigilanz
  - Mimik
  - Vegetative Körpersignale
  - Tonische Körpersignale

Die zehn Patientinnen/Patienten der Untersuchungsgruppe wurden insgesamt an 106 Stimulationstagen auf der Schallwellenmatratze behandelt (Teilgruppe 1: 66, Teilgruppe 2: 40). Daraus ergibt sich für jedes erfasste Merkmal eine Fallzahl (n) von maximal 106 pro Messung.

Intervall- und ordinalskalierte Daten werden zunächst einer deskriptiven Analyse unterzogen. Die Kennwerte der univariaten Verteilungen (Häufigkeiten, Mittelwerte, Standardabweichungen, Median, Minima, Maxima) werden mittels Tabellen, Box-Whisker-Plots und Histogrammen dargestellt (vgl. THIMM/CZIRFUSZ 2016c).

Box-Whisker-Plots (vgl. TUKEY 1977) geben in komprimierter Weise Auskunft über die zentrale Tendenz und die Verteilungsform. Median Z (Q_2), die mittleren 50% der Werte im Interquartilsbereich (Q_1, Q_3), die Variationsbreite (Minima, Maxima) und die Ausreißer nach unten und oben werden so übersichtlich wiedergegeben (DÖRING/BORTZ 2016: 622-623).

Um signifikante kurzfristige Treatment-Effekte aufzuzeigen, kommt bei den intervallskalierten Daten der t-Test nach STUDENT (1908) für Mittelwertdifferenzen, bei den ordinalskalierten Daten der WILCOXON-Test (1945) für Paarwertdifferenzen zum Einsatz. Das Signifikanzniveau beträgt jeweils $\alpha = 0{,}05$. Ist der p-Wert kleiner oder gleich dem Signifikanzniveau, gilt das Ergebnis als statistisch signifikant. Im vorliegenden Fall heißt das, zwischen M_1 und M_2 oder zwischen M_1 und M_3 sind Effekte zu verzeichnen, die nicht zufällig entstanden sind. Statistische Signifikanz ist aber nicht gleich klinischer Relevanz. Um die praktische Bedeutsamkeit, also die klinische Relevanz, der signifikanten kurzfristigen Effekte beurteilen zu können, werden bei den entsprechenden Merkmalen die Effektstärken nach GLASS Δ (intervallskalierte Daten) und CLIFFs d (ordinalskalierte Daten) berechnet. Referenzwerte für GLASS Δ sind: klein = .20, mittel = .50, groß = .80. Referenzwerte für CLIFFs d sind: klein = .147, mittel = .33, groß = .474.

Mögliche statistische Zusammenhänge zwischen Merkmalen (vgl. 7.1.3) mit nachgewiesen signifikanten Effekten werden durch die Produkt-Moment-Korrelation nach PEARSON (intervallskalierte Daten) und durch die Rangkorrelation nach SPEARMAN (ordinalskalierte Daten) nachgewiesen (vgl. DÖRING/BORTZ 2016: 677-704). Bei Daten unterschiedlichen Skalenniveaus wird die Rangkorrelation nach SPEARMAN angewendet, weil der Rangkorrelationskoeffizient r_s etwas allgemeiner einen monotonen Zusammenhang misst, im Gegensatz zum kanonischen Korrelationsmaß r nach PEARSON, welches eher einen linearen Zusammenhang misst.

Infolge der kleinen Probandenzahl lassen sich nur starke Effekte sicher zeigen. Aufgrund der mit kleinen Stichprobengrößen einhergehenden hohen Stichprobenvariabilität lassen sich kleinere aber auch mittlere Effekte nicht sicher von zufälligen Effekten unterscheiden.

Graphisch werden nachfolgend ausschließlich die statistisch signifikanten Individualeffekte dargestellt. Die Ergebnisse der nicht signifikanten Merkmale sind Anhang 6 (A49-A54) zu entnehmen.

7.1.1 Biometrische Merkmale

Für das Merkmal *Herzfrequenz* (vgl. Anhang 6: S. 192) deutet der Box-Whisker-Plot auf ein Absinken der Herzfrequenz vom Prätest (M_1) zum 1. Posttest (M_2), vor allem aber zum 2. Posttest (M_3) hin. Es liegen mehrere mögliche Ausreißerwerte nach oben vor. Der doppelte t-Test selbst weist allerdings keinen signifikanten Effekt nach (für M_2-M_1 ist p=0.435, für M_3-M_1 ist p=0.390), wobei die entsprechenden Konfidenzintervalle zumindest eher eine negative Tendenz anzeigen, falls kein Nulleffekt vorliegt (vgl. Anhang 6: S. 192). Ein Absinken der Herzfrequenz in M_1 und M_2 könnte auf eine beruhigende Wirkung der Schallwellentherapie hindeuten.

Die Kennwerte der deskriptiven Statistik, die Testergebnisse und die möglichen Effektstärken für das Merkmal *Systolischer Blutdruck* sind Tabelle 3 zu entnehmen.

Tab. 3   Ergebnisse für das Merkmal *Systolischer Blutdruck*

Systolischer Blutdruck	Deskriptive Statistik						Inferenzstatistik	
	n	x̄	σ	Z	min	max	p-Wert (t-Test)	GLASS Δ[1]
Prätest (M_1)	106	110,698	16,973	108,00	72	163		
1.Posttest (M_2)	106	112,708	15,215	112,00	82	149		
Differenz M_2-M_1	106	2,009	12,178	,00	-26	40	,092	0.12
2.Posttest (M_3)	106	114,868	18,485	114,50	60	160		
Differenz M_3-M_1	106	4,170	14,271	5,00	-42	55	,003	0.25

[1] Effektstärke GLASS Δ: klein = .20 / mittel = .50 / groß = .80

Es deutet sich ein positiver Effekt an. Der systolische Blutdruck scheint vom Prätest zum 1. Posttest und vom 1. Posttest zum 2. Posttest zu steigen, wie Abbildung 4 zeigt.

Während sich beim Prätest noch etliche Ausreißerwerte vor allem nach oben zeigen, ist die Darstellung der mittleren 50% der Werte im Interquartilsbereich beim 1. und beim 2. Posttest sehr homogen. Die Ausreißerwerte beim Prätest betreffen nahezu alle einen einzigen Patienten (P10), der sich offensichtlich durch den Transport aus seinem Zimmer in den Behandlungsraum und die Lagerung auf der Schallwellenmatratze erregte und daher häufig mit einer Blutdruckerhöhung reagierte.

Der t-Test weist nur für den 2. Posttest einen signifikanten positiven Effekt nach (für M_3-M_1 ist p=0.003). Das entsprechende Konfidenzintervall schätzt die Größe des Effekts zwischen 1.42 bis 6.92 ab (vgl. Anhang 6: S. 192). Für den 1. Posttest liegt keine Signifikanz aber zumindest eine Tendenz Richtung positiver Effekt vor (p≤0,092, vgl. Tab. 3).

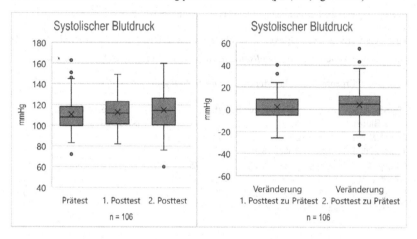

Abb. 4   Systolischer Blutdruck – Box-Whisker-Plot

Die Steigerung des systolischen Blutdrucks scheint neben der statistischen Signifikanz auch eine praktische Bedeutsamkeit zu besitzen, denn die Berechnung der Effektgröße nach GLASS Δ weist für den 2. Posttest einen Wert von 0.25 nach, was einer „kleinen Stärke" entspricht (vgl. grau unterlegt in Tab. 3)

Wenngleich durch die Mittelwertvergleiche ($\bar{x}M_1$ ≈ 111, $\bar{x}M_2$ ≈ 113, $\bar{x}M_3$ ≈ 115) für den 2. Posttest eine statistische Signifikanz und durch GLASS Δ eine kleine Effektstärke nachgewiesen werden kann, scheint die klinische Relevanz doch nur in einer leichten Vitalanregung zu bestehen. Ob diese ausschließlich auf die Schallwellenstimulation zurück zu führen ist, bleibt fraglich. Sicher spielen auch hier Störvariablen wie die Anwesenheit der Testperson im Raum und deren Kontakt zum Patienten eine Rolle.

Beim Merkmal *Diastolischer Blutdruck* scheint ein positiver Effekt vorzuliegen (vgl. Anhang 6: S. 193). Nur knapp scheitert der t-Test für den 2. Posttest an der Signifikanzhürde von 0.05 (für M_3-M_1 ist p=0.051). In beiden Fällen zeigen die beiden Konfidenzintervalle eine Tendenz zum positiven Effekt (für M_2-M_1: zwischen -,56 und 2,92; für M_3-M_1: zwischen -,013 und 4,13; vgl. Anhang 6: S. 193).

Beim Merkmal *Atemfrequenz* deutet sich ein Nulleffekt an (vgl. Anhang 6: S. 194). Betrachtet man die deskriptiven Statistiken, so fällt auf, dass die Mediane alle gleich sind. Der t-Test weist in beiden Fällen kein signifikantes Resultat nach. Die Konfidenzintervalle deuten sowohl in die eine als auch in die andere Richtung. Sicher ist, dass die Atemfrequenz zu keiner Zeit im Sinne einer Hyperventilation steigt.

Die Kennwerte der deskriptiven Statistik, die Testergebnisse und die möglichen Effektstärken für das Merkmal *Sauerstoffsättigung des Blutes* sind Tabelle 4 zu entnehmen.

Tab. 4   Ergebnisse für das Merkmal *Sauerstoffsättigung des Blutes*

O_2-Sättigung des Blutes	Deskriptive Statistik						Inferenzstatistik	
	n	$\bar{x}$	σ	Z	min	max	p-Wert (t-Test)	GLASS Δ[1]
Prätest (M_1)	106	93,113	5,263	94,00	68	99		
1.Posttest (M_2)	106	93,302	6,908	94,00	50	120		
Differenz M_2-M_1	106	,189	5,986	,00	-26	22	,746	
2.Posttest (M_3)	106	95,066	4,687	96,00	66	100		
Differenz M_3-M_1	106	1,953	5,502	1,00	-13	27	,000	0.37

[1] Effektstärke GLASS Δ: klein = .20 / mittel = .50 / groß = .80

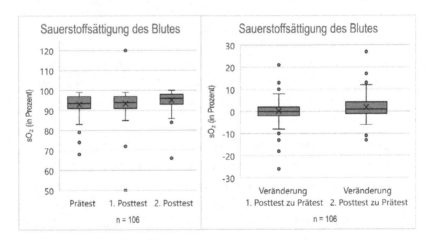

Abb. 5   Sauerstoffsättigung des Blutes – Box-Whisker-Plot

Wie Abbildung 5 zeigt, deutet sich im Box-Whisker-Plot für den 2. Posttest ein positiver Anstieg an, das heißt, die Sauerstoffsättigung des Blutes steigt zum 2. Posttest hin. Es liegen viele Ausreißerwerte, vor allem nach unten vor. Deutlich wird dabei die Häufung von fünf tiefen Werten für Patientin P3, deren Wert von 50% Sauerstoffsättigung bei einer

Messung im 1. Posttest wohl auf einem Messfehler beruht (vgl. Abb. 5). Gleiches gilt für eine Messung im 1. Posttest bei Patientin P4, deren Wert von 120% Sauerstoffsättigung nicht stimmen kann (Normwert: 94-98%, möglicher Maximalwert: 100%!). Generell lässt sich sagen, dass bei älteren Menschen wie im vorliegenden Fall auch schon Werte um 90% Sauerstoffsättigung genügen. Dauerhaft niedrigere Werte können auf Lungenerkrankungen, Asthma, Kreislaufstörungen, Herz- und Niereninsuffizienz hindeuten.

Der t-Test (vgl. Tab. 4) weist einen hochsignifikanten positiven Effekt der Sauerstoffsättigung für den 2. Posttest nach (für M_3-M_1 ist p=0.000). Für den 1. Posttest deutet sich eher ein Nulleffekt an (vgl. Anhang 6: S. 193).

Die Steigerung der Sauerstoffsättigung im 2. Posttest besitzt praktische Bedeutung, denn die Effektgröße nach GLASS Δ liegt bei 0.37 (vgl. grau unterlegt in Tab. 4), was einer „kleinen Stärke" mit deutlicher Tendenz hin zur „mittleren Stärke" entspricht.

Hier scheint insofern klinische Relevanz vorzuliegen, da die Schallwellenstimulation offensichtlich Nachwirkungen zeigt. Die Sauerstoffsättigung des Blutes (n = 106) steigt, nach etwa gleichen Werten in den Messzeitpunkten M_1 und M_2 ($\approx$ 93), zwei Stunden nach Ende der Behandlung in M_3 auf $\approx$ 95 (vgl. Tab. 4). Da diese Erhöhung nicht auf Hyperventilation beruhen kann (vgl. Atemfrequenz), darf ein signifikanter Effekt kleiner bis mittlerer Größe durch die Schallwellenbehandlung angenommen werden. Für Menschen im Wachkoma der Phase F bedeutet dieses Ergebnis eine bessere Sauerstoffsättigung des Blutes, die sich positiv für das schwer geschädigte Gehirn, für alle Organe und die Kreislaufstabilität auswirkt. Daneben darf dieses Ergebnis als Beweis für eine selbstständige, ausreichende Atmung der Patienten gelten. Auch ist davon auszugehen, dass die Patienten durch die Behandlung eine Beruhigung und Entspannung erfahren, die häufig mit einer gestiegenen Sauerstoffsättigung einhergehen.

7.1.2 Beobachtungsmerkmale

Die Kennwerte der deskriptiven Statistik, die Testergebnisse und die möglichen Effektstärken für das Merkmal *Wachheit* sind Tabelle 5 zu entnehmen.

Die einzelnen Verteilungen der Ränge deuten darauf hin, dass die Ratings für den 1. und den 2. Posttest einen möglichen positiven Effekt anzeigen (vgl. Anhang 6: S. 195). Betrachtet man die direkten Veränderungen zwischen den Posttests und dem Prätest in Abbildung 6, so erkennt man gut, dass mehr positive als negative Veränderungen eintreten. Es scheint ein insgesamt starker positiver Effekt insbesondere für den 2. Posttest vorzuliegen.

Tab. 5   Ergebnisse für das Merkmal *Wachheit*

Wachheit	Deskriptive Statistik				Inferenzstatistik	
	n	Z	min	max	p-Wert (Wilcoxon-Test)	CLIFFs d[1]
Prätest (M₁)	105	2,00	0	3		
1.Posttest (M₂)	105	2,00	0	3		
Differenz M₂-M₁	105	,00	-2	3	,027	0.12
2.Posttest (M₃)	105	2,00	0	3		
Differenz M₃-M₁	105	,00	-3	3	,001	0.28

[1] Effektstärke CLIFFs d: klein = .147 / mittel = .33 / groß = .474

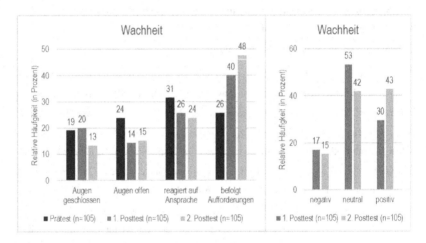

Abb. 6   Wachheit – Veränderungen zwischen Prätest und Posttests

Der entsprechende WILCOXON-Test für Rangsummen weist einen signifikanten Effekt zwischen 1. Posttest und Prätest (p=0,027) und einen hochsignifikanten Effekt zwischen 2. Posttest und Prätest (p=0,001) nach (vgl. grau unterlegte Felder in Tab. 5).

Die Steigerung der Wachheit im 1. Posttest besitzt nach CLIFFs d mit 0.12 keine praktische Bedeutung, wohl aber diejenige im 2. Posttest mit 0.28 (vgl. grau unterlegt in Tab. 5), was einer „kleinen Effektstärke" mit Tendenz zur „mittleren Effektstärke" entspricht.

Die sensorische Stimulation der Betroffenen durch die Schallwellen bewirkt einen höheren Wachheitsgrad. Dieser drückt sich dadurch aus, dass die Patientinnen/Patienten ihre Augen mit Beginn der Stimulation früher öffnen und länger offenhalten, das Fühlen und Spüren der Matratzenschwingungen durch eine spontane Aufmerksamkeitserhöhung (Augenbewe-gungen, Mimik) beantworten, auf Ansprache hin mit Blicken reagieren und zum Teil sogar verbale Aufforderungen motorisch befolgen. Ob diese Reaktionen ausschließlich auf die Schallwellenstimulation zurück zu führen sind, ist kritisch zu hinterfragen. Das gilt vor allem für die Ergebnisse des 2. Posttests zwei Stunden nach Ende der Stimulationen. Hier spielen wohl auch Störvariablen wie die abermalige Anwesenheit der Testperson im Raum und deren verbale und möglicherweise taktile Kontakte zu den Betroffenen eine Rolle.

Zu keinem signifikanten Resultat kommt der Test beim Merkmal *Vigilanz* (gerichtete Aufmerksamkeit). Während sich unmittelbar nach dem Treatment im 1. Posttest eher ein negativer Effekt andeutet, scheint nach zwei Stunden im 2. Posttest ein durchaus positiver Effekt vorzuliegen, wobei in den meisten Fällen wahrscheinlich ein Null-Effekt zu vermu-ten ist (vgl. Anhang 6: S. 195).

Die Kennwerte der deskriptiven Statistik, die Testergebnisse und die möglichen Effekt-stärken für das Merkmal *Mimik* sind Tabelle 6 zu entnehmen.

Tab. 6   Ergebnisse für das Merkmal *Mimik*

Mimik	Deskriptive Statistik				Inferenzstatistik	
	n	Z	min	max	p-Wert (Wilcoxon-Test)	CLIFFs d[1]
Prätest (M_1)	106	2,00	0	3		
1.Posttest (M_2)	106	2,00	0	3		
Differenz M_2-M_1	106	,00	-1	2	,745	
2.Posttest (M_3)	105	2,00	0	3		
Differenz M_3-M_1	105	,00	-1	2	,002	0.15

[1] Effektstärke CLIFFs d: klein = .147 / mittel = .33 / groß = .474

Für den ersten Posttest scheint kein Effekt, für den zweiten Posttest ein positiver Effekt vorzuliegen, wie Abbildung 7 zeigt.

Der WILCOXON-Test für Rangsummen zeigt dann auch nur für den 2. Posttest ein hoch-signifikantes Testresultat auf (p=0,002, vgl. grau unterlegte Felder in Tab. 6).

Die Prüfung der Effektstärke mit CLIFFs d ergibt für das Merkmal Mimik im 2. Posttest die Größe 0.15, ein „kleiner Wert" an der unteren Grenze (vgl. grau unterlegt in Tab. 6).

Mimische Reaktionen von Menschen im Wachkoma der Phase F können Zeichen für Emp-findungen oder Gefühle sein. Stirnrunzeln, Augenaufschläge, Schmunzeln oder Lächeln, aufmerksames und interessiertes Schauen, aber auch ein abwesender Gesichtsausdruck, das

Verziehen der Mundwinkel oder ein erschreckter Blick sind als Folge sensorischer Stimulationen möglicherweise Signale für Bewusstseinsreste.

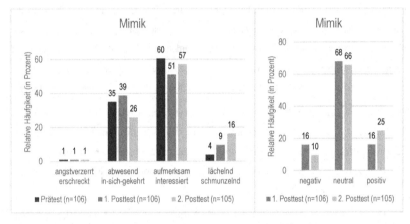

Abb. 7   Mimik – Veränderungen zwischen Prätest und Posttests

Der statistisch signifikante Unterschied beim Merkmal Mimik ausschließlich zwischen 2.
Posttest und Prätest spricht jedoch eher für die Wirkung der vorgenannten Störvariablen.

Die Kennwerte der deskriptiven Statistik, die Testergebnisse und die möglichen Effektstärken für das Merkmal *Vegetative Körpersignale* sind Tabelle 7 zu entnehmen.

Tab. 7   Ergebnisse für das Merkmal *Vegetative Körpersignale*

Vegetative K-Signale	Deskriptive Statistik				Inferenzstatistik	
	n	Z	min	max	p-Wert (Wilcoxon-Test)	CLIFFs d[1]
Prätest (M₁)	106	2,00	1	3		
1.Posttest (M₂)	106	2,00	0	3		
Differenz M₂-M₁	106	,00	-2	1	,819	
2.Posttest (M₃)	103	2,00	1	3		
Differenz M₃-M₁	103	,00	-1	2	,007	0.12

[1] Effektstärke CLIFFs d: klein = .147 / mittel = .33 / groß = .474

Es scheint ein eher schwacher positiver Effekt für den 2. Posttest vorzuliegen, der allerdings statistisch hochsignifikant ist (p=0,007, vgl. grau unterlegtes Feld in Tab. 7). Die
Effektstärke nach CLIFFs d liegt mit einem Wert von 0.12 im unbedeutenden Bereich.

Vegetative Körpersignale wie Freude und Zufriedenheit, Erstaunen mit rosiger Gesichtsfarbe, aber auch Unruhe, Gänsehaut, Erblassen, Schluckauf, Zittern, Schwitzen oder Tränenfluss sind Zeichen für Reaktionen der Menschen im Wachkoma der Phase F auf innere

und äußere Reize. Nach Ende der Schallwellenstimulation im 1. Posttest (M_2) wurde in 106 Fällen nur siebenmal der Wert 1 (Unruhe, Gänsehaut, Erblassen, Schluckauf) und nur einmal der Wert 0 (Zittern, Schwitzen, Tränenfluss) geratet. Das heißt, 98 Ratingwerte bewegten sich im positiven Bereich. Diese Verteilung legt den Schluss nahe, dass auch ohne signifikantes Testergebnis im 1. Posttest die 40-minütige Behandlung auf die Betroffenen keinesfalls negativ gewirkt haben kann. Zur Signifikanz im 2. Posttest sei auf die Einwände im Rahmen der Diskussion über die Merkmale Wachheit und Mimik verwiesen.

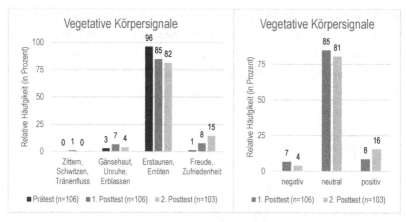

Abb. 8   Vegetative Körpersignale – Veränderungen zwischen Prätest und Posttests

Die Kennwerte der deskriptiven Statistik, die Testergebnisse und die möglichen Effektstärken für das Merkmal *Tonische Körpersignale* sind Tabelle 8 zu entnehmen.

Tab. 8   Ergebnisse für das Merkmal *Tonische Körpersignale*

Tonische K-Signale	Deskriptive Statistik				Inferenzstatistik	
	n	Z	min	max	p-Wert (Wilcoxon-Test)	CLIFFs d[1]
Prätest (M_1)	106	1,00	0	3		
1.Posttest (M_2)	106	1,00	0	3		
Differenz M_2-M_1	106	,00	-2	2	,276	
2.Posttest (M_3)	105	1,00	0	3		
Differenz M_3-M_1	105	,00	-2	3	,008	0.15

[1] Effektstärke CLIFFs d: klein = .147 / mittel = .33 / groß = .474

Für beide Posttests scheint ein positiver Effekt vorzuliegen, wie Abbildung 9 auf der folgenden Seite zeigt. Der WILCOXON-Test weist aber nur für den 2. Posttest ein hochsignifikantes Resultat aus (p=0,008, vgl. grau unterlegtes Feld in Tab. 8).

Die Prüfung der Effektstärke mit CLIFFs d ergibt für das Merkmal Tonische Körpersignale im 2. Posttest mit 0.15 einen „kleinen Wert" an der unteren Grenze (vgl. Tab. 8).

Ähnlich dem metrischen Merkmal Sauerstoffsättigung des Blutes scheint auch bei diesem ordinalen Merkmal klinische Relevanz vorzuliegen, weil die Schallwellenstimulation offensichtlich positiv nachwirkt. Die tonischen Körpersignale legen den Schluss nahe, dass die Betroffenen deutlich gelöster sind und sich dies auch körperlich zeigt. Der Gesamtkörper wirkt entspannter, Spasmen von Extremitäten und Akren – das sind diejenigen Körperteile, die am weitesten vom Rumpf entfernt sind, wie Hände, Finger, Zehen – treten seltener auf. Dieser Umstand ist nicht nur für die Patientinnen/Patienten im Sinne eines besseren Empfindens von großer Bedeutung, sondern wirkt auch als Erleichterung für die möglicherweise kurzzeitig darauffolgenden Pflege- und manuellen Therapiemaßnahmen.

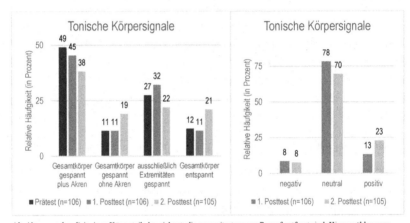

Als Akren werden diejenigen Körperteile bezeichnet, die am weitesten vom Rumpf entfernt sind. Hierzu zählen zum Beispiel Hände, Finger, Füße, Zehen.

Abb. 9   Tonische Körpersignale – Veränderungen zwischen Prätest und Posttests

7.1.3 Zusammenhänge zwischen Merkmalen

Die statistische Überprüfung von Zusammenhängen zwischen Merkmalen erfolgt durch Korrelations- und Regressionsanalysen. Dargestellt in Tabellenform werden nur signifikante Ergebnisse, bei denen die praktische Bedeutsamkeit, das heißt die klinische Relevanz mittels des Korrelationskoeffizienten als Effektgröße nachgewiesen wird (vgl. in den folgenden Tabellen die grau unterlegten Felder). Der Wertebereich der Korrelations- und Regressionskoeffizienten liegt zwischen 0 und ± 1. Als Referenzwerte für die Effektgrößen von bivariaten Zusammenhangsmaßen werden angenommen: klein = .10, mittel = .30, groß = .50 (vgl. DÖRING/BORTZ 2016: 820). Der Wert -1 entspricht dabei einem perfekt negativen, das heißt gegensinnigen Zusammenhang, der Wert +1 einem perfekt positiven, das heißt gleichsinnigen Zusammenhang. Bei Werten um 0 existiert kein systematischer Zusammenhang.

Die Ergebnisse geben Auskunft über die Richtung und Enge eines Zusammenhangs, nicht jedoch über seine Ursachen. Hier sind allenfalls Vermutungen möglich. Aufgrund der nachfolgend beschriebenen Korrelationen kann davon ausgegangen werden, dass sich bei Veränderung eines Merkmals ein anderes Merkmal der Tendenz nach gleichsinnig oder gegenläufig verändert (DÖRING/BORTZ 2016: 695-696).

Die Produkt-Moment-Korrelation nach PEARSON weist für die intervallskalierten Merkmale *Systolischer Blutdruck* und *Sauerstoffsättigung des Blutes* bei n = 106 im Prätest (M_1) mit r = 0,064 einen fast signifikanten Wert auf (vgl. Anhang 6: S. 197).

Ein statistischer Zusammenhang zwischen dem intervallskalierten Merkmal *Systolischer Blutdruck* und dem ordinalen Merkmal *Wachheit* (n = 106) ist nach SPEARMAN zu keinem Messzeitpunkt gegeben (vgl. Anhang 6: S. 197).

Tab. 9   Rangkorrelation – Sauerstoffsättigung des Blutes und Wachheit

SPEARMAN-Rho[1]		O_2-Sättigung Prätest	O_2-Sättigung 1. Posttest	O_2-Sättigung 2. Posttest
Wachheit **Prätest**	Korrelationskoeffizient r_s	,261[3]	,341[3]	,154
	Signifikanz (2-seitig)	,007	,000	,118
	n	105	105	105
Wachheit **1. Posttest**	Korrelationskoeffizient r_s	,176	,130	,051
	Signifikanz (2-seitig)	,072	,187	,605
	n	105	105	105
Wachheit **2. Posttest**	Korrelationskoeffizient r_s	,082	,134	-,104
	Signifikanz (2-seitig)	,403	,174	,292
	n	105	105	105

[1] Referenzwerte für r_s: klein =.10, mittel = .30, groß = .50   [2] α ≤ 0,05 (zweiseitig)   [3] α ≤ 0,01 (zweiseitig)

Der Test nach SPEARMAN muss ebenfalls angewendet werden, will man die Zusammenhänge zwischen den beiden unterschiedlich skalierten Merkmalen *Sauerstoffsättigung des Blutes* und *Wachheit* analysieren. Die Rangkorrelation (n = 105) zeigt lediglich im 1. Messzeitpunkt (Prätest, M_1) einen signifikanten Zusammenhang (vgl. Tab. 9). Der errechnete Wert liegt mit r_s = .261 im höheren kleinen positiven Bereich. Vor Beginn des Treat-

ments, zum Zeitpunkt der Prätestmessung M_1, geht demnach eine höhere Sauerstoffsättigung des Blutes einher mit einem höheren Wachheitsgrad der Patientinnen/Patienten. Dieser Effekt lässt sich bei den folgenden beiden Messzeitpunkten M_2 und M_3 nicht beobachten, weil einige der Betroffenen aufgrund der beruhigenden Wirkung der Schallwellentherapie eingeschlafen sind.

Tab. 10   Rangkorrelation – Mimik und Wachheit

SPEARMAN-Rho[1]		Mimik Prätest	Mimik 1. Posttest	Mimik 2. Posttest
Wachheit	Korrelationskoeffizient r_s	,700[3]	,420[3]	,291[3]
Prätest	Signifikanz (2-seitig)	,000	,000	,003
	n	105	105	104
Wachheit	Korrelationskoeffizient r_s	,497[3]	,756[3]	,288[3]
1. Posttest	Signifikanz (2-seitig)	,000	,000	,003
	n	105	105	104
Wachheit	Korrelationskoeffizient r_s	,294[3]	,236[2]	,653[3]
2. Posttest	Signifikanz (2-seitig)	,002	,016	,000
	n	105	105	104

[1] Referenzwerte für r_s: klein =.10, mittel = .30, groß = .50   [2] $\alpha \leq 0{,}05$ (zweiseitig)   [3] $\alpha \leq 0{,}01$ (zweiseitig)

Hochsignifikante Zusammenhänge weist die Rangkorrelation nach SPEARMAN zwischen
den ordinalen Merkmalen *Mimik* und *Wachheit* nach (n = 105 bzw. 104). Diese liegen in
allen drei Messzeitpunkten deutlich im großen Effektbereich $r_s \geq .50$ (vgl. graue Felder in
Tab. 10). Die errechneten Werte sind hoch positiv, das heißt gleichsinnig. Je höher der
Wachheitsgrad, desto stärker die mimischen Reaktionen der Betroffenen. Das scheint insofern schlüssig, weil mimische Reaktionen wie Lächeln, Schmunzeln, interessiertes oder
erschrecktes Schauen nur erfolgen können, wenn die Menschen im Wachkoma der Phase F
wach sind und die Augen offenhalten.

Signifikante statistische Zusammenhänge lassen sich auch zwischen den ordinalen Merkmalen *Wachheit* und *Vegetative Körpersignale* nachweisen (n = 105/102, vgl. Tab. 11).

Diese liegen in den drei Messzeitpunkten im kleinen bis mittleren Effektbereich zwischen
$r_s \geq .10$ bis $r_s \leq .50$ (vgl. graue Felder in Tab. 11). Die errechneten Werte sind positiv, das
heißt gleichsinnig.

Je höher der Wachheitsgrad, desto stärker die vegetativen Körpersignale der Betroffenen.
Die Menschen im Wachkoma der Phase F reagieren zum Beispiel auf Ansprache mit Zeichen von Freude, sie befolgen Aufforderungen möglicherweise mit Erstaunen.

Tab. 11   Rangkorrelation – Wachheit und Vegetative Körpersignale

SPEARMAN-Rho[1]		Wachheit Prätest	Wachheit 1. Posttest	Wachheit 2. Posttest
Vegetative	Korrelationskoeffizient r_s	,241[2]	,113	-,031
Körpersignale	Signifikanz (2-seitig)	,013	,252	,751
Prätest	n	105	105	105
Vegetative	Korrelationskoeffizient r_s	,121	,311[3]	,275[3]
Körpersignale	Signifikanz (2-seitig)	,219	,001	,005
1. Posttest	n	105	105	105
Vegetative	Korrelationskoeffizient r_s	-,054	,118	,448[3]
Körpersignale	Signifikanz (2-seitig)	,592	,239	,000
2. Posttest	n	102	102	102

[1] Referenzwerte für r_s: klein =.10, mittel = .30, groß = .50   [2] $\alpha \leq 0,05$ (zweiseitig)   [3] $\alpha \leq 0,01$ (zweiseitig)

Hochsignifikante statistische Zusammenhänge weist die Rangkorrelation nach SPE-ARMAN bei n = 102-106 auch zwischen den ordinalen Merkmalen *Mimik* und *Vegetative Körpersignale* nach (vgl. Tab. 12). Diese liegen in allen drei Messzeitpunkten etwa im mittleren Effektbereich von r_s = .30 bis r_s = .50 (vgl. graue Felder in Tab. 12) – in M_1 leicht darunter, in M_3 leicht darüber.

Tab. 12   Rangkorrelation – Mimik und Vegetative Körpersignale

SPEARMAN-Rho[1]		Mimik Prätest	Mimik 1. Posttest	Mimik 2. Posttest
Vegetative	Korrelationskoeffizient r_s	,281[3]	,196[2]	,137
Körpersignale	Signifikanz (2-seitig)	,004	,044	,163
Prätest	n	106	106	105
Vegetative	Korrelationskoeffizient r_s	,247[2]	,463[3]	,389[3]
Körpersignale	Signifikanz (2-seitig)	,011	,000	,000
1. Posttest	n	106	106	105
Vegetative	Korrelationskoeffizient r_s	,086	,201[2]	,505[3]
Körpersignale	Signifikanz (2-seitig)	,389	,041	,000
2. Posttest	n	103	103	102

[1] Referenzwerte für r_s: klein =.10, mittel = .30, groß = .50   [2] $\alpha \leq 0,05$ (zweiseitig)   [3] $\alpha \leq 0,01$ (zweiseitig)

Die errechneten Werte sind positiv, das heißt gleichsinnig. Da mimische Reaktionen wie Lächeln oder Schmunzeln emotionale Zeichen von Freude oder Zufriedenheit sein können, ein aufmerksamer Gesichtsausdruck mit Erstaunen einhergehen kann, grimassenhafte Züge manchmal aber auch von Zittern oder Tränenfluss begleitet werden, scheint hier eine gewisse Kausalität gegeben.

Ein statistischer Zusammenhang zwischen den ordinalen Merkmalen *Mimik* und *Tonische Körpersignale* (n = 104-106) ist nach SPEARMAN zu keinem Messzeitpunkt gegeben (vgl. Anhang 6: S. 197).

Einen signifikanten Zusammenhang im kleinen Effektbereich bei $r_s \geq .10$ weist die Rangkorrelation nach SPEARMAN (n = 105 bzw. 104) für die ordinalen Merkmale *Wachheit* und *Tonische Körpersignale* nur im 1. Messzeitpunkt M_1 nach (vgl. vgl. grau unterlegtes Feld in Tab. 13). In M_2 (p=0,056) und M_3 (P=0,066) scheitert die Signifikanzprüfung jeweils knapp. Der Korrelationskoeffizient in M_1 ist positiv. Bei steigendem Wachheitsgrad entspannen die Menschen im Wachkoma der Phase F offensichtlich mehr.

Tab. 13   Rangkorrelation – Wachheit und Tonische Körpersignale

SPEARMAN-Rho[1]		Wachheit Prätest	Wachheit 1. Posttest	Wachheit 2. Posttest
Tonische Körpersignale Prätest	Korrelationskoeffizient r_s	,213[2]	,165	,120
	Signifikanz (2-seitig)	,029	,093	,224
	n	105	105	105
Tonische Körpersignale 1. Posttest	Korrelationskoeffizient r_s	,259[3]	,187	,165
	Signifikanz (2-seitig)	,008	,056	,093
	n	105	105	105
Tonische Körpersignale 2. Posttest	Korrelationskoeffizient r_s	,221[2]	,107	,181
	Signifikanz (2-seitig)	,024	,279	,066
	n	104	104	104

[1] Referenzwerte für r_s: klein =.10, mittel = .30, groß = .50   [2] $\alpha \leq 0,05$ (zweiseitig)   [3] $\alpha \leq 0,01$ (zweiseitig)

7.1.4 Mittelfristige Effekte

Zur Beurteilung der mittelfristigen Effekte der Schallwellentherapie sind die Daten von drei Messungen im Rahmen des siebenwöchigen Treatments der quasi-experimentellen Phase relevant: zwei Wochen nach Beginn (Rating 1), vier Wochen nach Beginn (Rating 2) und am Ende des Treatments – sieben Wochen nach Beginn (Rating 3). Als Merkmale wurden erfasst und mit folgendem Datenniveau im Stimulationsprotokoll dokumentiert:

- Beobachtungsmerkmale mit ordinalskalierten Daten

  - Spasmen / Körperanspannung
  - Emotionszustand
  - Kommunikation

Aufgrund des Designs mit dreimaligem Rating durch sechs Rater wurde ein lineares Regressionsmodell mit Kontrolle nach Rater und Patientin/Patient gerechnet. Somit finden mögliche Effekte bezüglich der Interrater-Reliabilität und des individuellen Grundlevels der Patientinnen/Patienten Berücksichtigung.

Beim Merkmal *Spasmen/Körperanspannung* zeigt sich, dass im zweiten (p=0,006) und dritten Rating (p=0,000) jeweils ein signifikanter Effekt auftritt (vgl. Tab. 14, graue Felder).

Beim Merkmal *Emotionszustand* lässt sich nur für das dritte Rating ein signifikanter Effekt (p=0,004) im Vergleich zum ersten Rating nachweisen, wobei sich aber auch beim zweiten Rating eine Veränderung andeutet (vgl. Tab. 14, graues Feld).

Beim Merkmal *Kommunikation* lassen sich keine Effekte erkennen, es deuten sich lediglich positive Tendenzen an (p=0,088; vgl. Tab. 14).

Tab. 14   Mittelfristige Effekte

Parameter	Regressionskoeffizient β_i [2]	95% Wald-Konfidenzintervall		Inferenzstatistik ($\alpha \leq 0,05$)
		Unterer Wert	Oberer Wert	
Spasmen / Körperanspannung				
(Konstanter Term)	1,691	1,452	1,929	,000
Rating 3	,298	,137	,459	,000
Rating 2	,215	,062	,369	,006
Rating 1	0 [1]	.	.	.
Emotionszustand				
(Konstanter Term)	2,159	1,860	2,459	,000
Rating 3	,290	,091	,489	,004
Rating 2	,120	-,070	,311	,216
Rating 1	0 [1]	.		
Kommunikation				
(Konstanter Term)	1,787	1,556	2,017	,000
Rating 3	,133	-,020	,286	,088
Rating 2	,076	-,071	,224	,310
Rating 1	0 [1]	.		

Modell: (Konstanter Term), Messzeitpunkt, Rater, Patient   [1] Auf 0 gesetzt, da dieser Parameter redundant ist
Rating 1: nach 2 Wochen Treatment / Rating 2: nach 4 Wochen Treatment / Rating 3: nach 7 Wochen Treatment
[2] Referenzwerte für β_i: klein = .10, mittel = .30, groß = .50

Die Ratings 1 bis 3 wurden vorgenommen von sechs Mitgliedern des Therapeuten-Teams und des Pflegepersonals. Bei den Ratern handelte es sich ausnahmslos um erfahrene Wachkomabetreuer, die täglich Kontakt zu den Probanden haben, diese seit deren Aufnahme auf die Wachkomastation kennen, informiert sind über deren individuelle Pflegesituation und Behandlungsmaßnahmen. Insofern standen hier vertrauenswürdige Rater zur Verfügung.

Leider entpuppten sich nicht alle Rater als zuverlässig und systematisch in der Protokollierung der Beobachtungsdaten. Datenerhebung und Datenerfassung weisen zum Teil große Lücken auf.

Trotzdem lässt sich erkennen, dass die Schallwellentherapie auch mittelfristig Wirkung zeigt. Spasmen und Körperverspannungen scheinen rückläufig, die Patientinnen und Patienten wirken gegen Ende des siebenwöchigen Treatments ruhiger und aufmerksamer. Die Effektstärken der signifikanten Merkmale liegen im kleinen Bereich mit starker Tendenz zum mittleren Bereich (β_j=.215 bis .298, vgl. grau unterlegte Felder in Tab. 14). In der Kommunikationszugänglichkeit lassen sich allerdings kaum Veränderungen erkennen.

7.2 Langfristige Effekte

Dem Untersuchungsplan entsprechend wurden drei Monate vor Beginn des Treatments (Prä-Phase), während des Treatments (Treatment-Phase) und zwei Monate nach Ende des Treatments (Post-Phase) folgende Merkmale zur Einschätzung langfristiger Effekte erfasst:

- Schleimbildung / Sekretolyse nach

  - Menge
  - Konsistenz
  - Farbe und Geruch
  - Absaugen

- Stuhlgang nach

  - Anzahl pro Tag
  - Menge
  - Konsistenz

Da die jeweiligen Messungen in Prä-, Treatment- und Postphase eher unsystematisch und in unterschiedlichen Häufigkeiten für die einzelnen Patientinnen/Patienten erhoben wurden, sind die hier dargestellten aggregierten Statistiken aufgrund von Kompositionseffekten wenig aussagekräftig. Ein geeignetes Modell zur Auswertung musste deshalb nach den jeweiligen Patientinnen/Patienten kontrolliert werden. Auch musste dem Umstand Rechnung getragen werden, dass die Patientinnen/Patienten sich in einer Pflegeeinrichtung befinden, sodass sich über den langen betrachteten Zeitverlauf etwaige zeitliche Veränderungen einstellen konnten. Auch danach musste kontrolliert werden.

Zur Analyse der erhobenen Daten wurde daher ein lineares Regressionsmodell mit Kontrolle nach Patientin/Patient und Beobachtungstag verwendet.

Tab. 15   Allgemeine Deskriptive Statistik – Langfristige Effekte

Deskriptive Statistik		Schleimbildung / Sekretolyse				Stuhlgang		
Phase	Parameter[1]	Menge	Konsistenz	Farbe	Absaugen	Anzahl/Tag	Menge	Konsistenz
Prä-Phase	$\bar{x}$	0,0048	-0,50	-,903	,96	1,71	-,2357	1,148
	n	207	4	62	150	628	628	487
	σ	1,00	1,00	0,433	,28	1,28	1,65	,644
	Z	1	-1	-1	1	1	0	1
Treatment-Phase	$\bar{x}$	-,109	-,50	-,157	,95	1,72	-,2042	1,044
	n	101	4	12	82	333	333	274
	σ	1,00	1,00	1,03	,31	1,21	1,517	,546
	Z	-1	-1	-1	1	2	0	1
Post-Phase	$\bar{x}$	-,563		-,48	,96	1,68	-,1313	1,176
	n	142	0	23	96	396	396	324
	σ	0,829		,90	,29	1,25	1,5288	,715
	Z	-1		-1	1	1,5	0	1
Gesamt	$\bar{x}$	-,2	-,50	-,71	,96	1,71	-,20	1,130
	n	450	8	97	328	1375	1375	1085
	σ	,98	,93	,71	,29	1,25	1,5828	,645
	Z	-1	-1	-1	1	2	0	1

[1]   Parameter: $\bar{x}$ = Mittelwert / n = Häufigkeit, Fallzahl / σ = Standardabweichung / Z = Median, Zentralwert

Berücksichtigung fanden die Patientendaten von P1 bis P6 und P10. Die Patientendaten von P7 und P8 wurden nicht verwendet, weil sie aufgrund des Ausscheidens der Probanden aus der Studie in der Treatment-Phase nicht vollständig waren und für die Post-Phase gar nicht vorlagen. Für P8 gab es zwar Daten für die Prä- und teils auch für die Treatment-Phase, aber keine für die Post-Phase. Zwar hätte die Einbeziehung von P8 in die Analyse zu mehr Daten und somit zu einer Verbesserung der Schätzresultate geführt. Da P8 aber aus systematischen Gründen aus der Studie ausschied, könnte dies eventuell auch zu einem systematischen Fehler führen, falls sich das Ausscheiden in einer starken Verschlechterung bestimmter Indikatoren niederschlagen sollte. P9 fand für die Stuhlganganalyse keine Berücksichtigung, weil der bei P9 vorhandene künstliche Darmausgang keine Quantifizierung der Daten zuließ.

Die Patientinnen/Patienten wurden in die statistische Analyse als feste Faktoren aufgenommen (Kontrollvariable 1). Das heißt, es wurde unterstellt, dass jede Patientin / jeder
Patient ein gewisses individuelles Niveau aufweist, welches unabhängig vom Zeitverlauf
und von der Phase vorliegt. Würde hier nicht um diesen Effekt bereinigt, könnten möglicherweise verzerrende Kompositionseffekte auftreten.

Die Zeitvariable (Kontrollvariable 2) wurde so standardisiert, dass Tag 0 dem ersten Treat-
ment-Tag entsprach. Diese Variable soll einen möglichen zeitlichen lineareren Verlauf
oder Trend erfassen, welcher unabhängig von Patientin/Patient und Treatment vorliegt.

Da somit sowohl ein Individualeffekt als auch ein Zeiteffekt im Modell berücksichtigt ist,
kann man von einer gewissen Kontrolle der eigentlich interessierenden Variablen „Phase"
oder „Treatment-Effekt" sprechen. Das heißt, der bereinigte oder kontrollierte Effekt entsteht dadurch, dass beide möglichen verzerrenden Effekte heraus gerechnet werden.

Die Variable „Phase" selbst misst dann jeweils die mittlere Veränderung zur Prä-Phase.

Tab. 16   Langfristige Effekte – Variable: Stuhlgang – Anzahl pro Tag

Parameter	Regressionskoeffizient β_j[2]	95% Wald-Konfidenzintervall		Inferenzstatistik ($\alpha \leq 0{,}05$)
		Unterer Wert	Oberer Wert	
Stuhlgang – Anzahl pro Tag bei n = 1375				
(Konstanter Term)	2,981	2,795	3,167	,000
Post-Phase [1]	-,342	-,663	-,022	,036
Treatmentphase [2]	-,113	-,321	,095	,286
Prä-Phase [3]	0[1]	.	.	.

Modell: (Konstanter Term), Phase, Patient, Tag   [1] Auf 0 gesetzt, da dieser Parameter redundant ist
[2] Referenzwerte für β_j: klein = .10, mittel = .30, groß = .50

Einen signifikanten negativen Effekt für die Post-Phase zeigt das Merkmal *Stuhlgang –
Anzahl pro Tag*. Die Anzahl der Stuhlgänge pro Tag (n=1375, vgl. graues Feld in Tab. 15)
sinkt in der Post-Phase signifikant gegenüber der Prä-Phase (p=0.036, vgl. grau unterlegtes
Feld rechts in Tab. 16). Dieses Ergebnis besitzt klinische Relevanz im mittleren Effektbereich (β_j= -.342, vgl. grau unterlegtes Feld links in Tab. 16) und deutet eine Normalisierung der Darmtätigkeit bei den Patientinnen/Patienten an. In Prä- und zum Teil Treatment-
Phase waren vier bis fünf Stuhlgänge pro Tag keine Seltenheit. Insofern bringt die Reduzierung von Stuhlgängen für die Betroffenen eine Erhöhung des Wohlbefindens mit sich.
Daneben bedeutet dieses Ergebnis vor allem für die Pflege hinsichtlich der Körperreinigung eine erhebliche Erleichterung.

Die durchaus denkbare Störvariable Änderung der Nahrungszusammensetzung hat hier keinen Einfluss, da alle Betroffenen eine PEG-Sonde (PEG für Perkutane Endoskopische Gastrostomie) liegen haben und im Beobachtungszeitraum über sieben Monate durchgehend künstlich mit Sondennahrung durch die Bauchdecke ernährt wurden.

In Tabelle 16 entspricht „Phase 3" der Prä-Phase, in der konsistenterweise immer ein Nulleffekt gemessen wird, da hier dieselbe Phase mit sich selbst verglichen wird. „Phase 2" entspricht der Treatment-Phase und zeigt auf, ob schon zwischen Prä- und Treatment-Phase ein Effekt festgestellt werden kann. „Phase 1" entspricht der eigentlich interessierenden Variablen, die misst, ob zwischen „Post-Phase" und „Prä-Phase" eine mittlere konstante Veränderung vorliegt. Hier wird also der eigentliche langfristige Treatment-Effekt gemessen.

Formal kommt diese Analyse einer Art ANCOVA-Analyse nahe – Kovarianzanalyse als Verbindung von Varianzanalyse und linearer Regressionsanalyse. Um der Forderung einer Kovarianzanalyse gerecht zu werden, die für das erklärende Merkmal formal eigentlich das metrische Skalenniveau voraussetzt, wurden die ordinalen Merkmale im vorliegenden Fall als quasi-metrisch betrachtet. Entsprechende ordinale Modelle wären in ihrer Interpretation wesentlich schwieriger.

Für das Merkmal *Schleimbildung / Sekretolyse* liegen Daten in sehr unterschiedlichen Häufigkeiten und über die sieben Monate Beobachtungszeit leider kaum systematisch dokumentiert vor. Durch den Ausfall der Tracheostoma-Protokolle (vgl. Kap. 6.6.3) konnten lediglich die Pflegeberichte als Analysedokumente zu Rate gezogen werden.

Die statistische Überprüfung nach den Merkmaldetails Menge, Konsistenz, Farbe/Geruch und Absaugen von Schleim weist keinerlei Effekte nach.

Qualitativ gesehen liefern die Wortbeurteilungen der Testleitung unter „Besondere Beobachtungen" in den Stimulationsprotokollen (vgl. Manual, Anhang 2: S. 157) jedoch einige Erkenntnisse. So mussten fünf der in diese Analyse eingehenden acht Bewohnerinnen/Bewohner während oder direkt nach der Schallwellenbehandlung zum Teil mehrfach abgesaugt werden. An den 97 Stimulationstagen dieser acht Probanden geschah das insgesamt 14mal, zehnmal davon während oder direkt nach Programm Nr. 3 (Teilkörper-Programm für Kopf und Oberkörper). Das Teilkörper-Programm Nr. 3 – 16 Minuten lang am Ende der 40-minütigen Stimulation – war bewusst wegen der erhofften Sekretolysewirkung ausgewählt worden. Die Testleitung schreibt hierzu in ihrem Abschlussurteil:

„Die Schleimlösung schien erleichtert. Der Schleim konnte vielfach besser abgehustet oder abgesaugt werden."

7.3   Ergebnisse der schriftlichen Befragung

Diese quantitative Erhebung wurde als vollstandardisierte schriftliche Befragung nach dem Paper-Pencil-Verfahren mit postalischem Verbreitungsweg durchgeführt. Von 67 verschickten Fragebogen (59 an insgesamt 15 Heime/H, 8 an Angehörige/A) kamen 40 beantwortet zurück (33 von insgesamt 11 Heimen, 7 von Angehörigen). Die ausgefüllten Fragebogen bezogen sich jeweils auf einen zu pflegenden Menschen im Wachkoma der Phase F. Die Rücklaufquote betrug demnach insgesamt 59,7% – ein vergleichsweise sehr hoher Wert (vgl. AAPOR 2011). Von acht Angehörigen-Fragebogen wurden sieben beantwortet (Rücklaufquote: 87,5%), von 59 Heim-Fragebogen 33 (Rücklaufquote: 55,9%). Bei insgesamt ca. 220 Wachkomapatienten der Phase F (Quelle: Schallwellenmassage 2015), die in Deutschland systematisch mit der Schallwellentherapie behandelt werden, entspricht die untersuchte Probandenzahl (n=40) einer Ausschöpfungsquote von 18,2%. Diese darf ebenfalls als sehr hoch eingeschätzt werden (vgl. THIMM/CZIRFUSZ 2016b).

Als Bearbeitungszeit standen den befragten Personen nach zweimaliger vorheriger schriftlicher Ankündigung zwei Wochen zur Verfügung. Vier Wochen nach der postalischen Distribution waren 35 Fragebogen zurück. Es erfolgten zwei Nachfassaktionen (DÖRING/BORTZ 2016: 412), sodass schließlich vier Wochen nach dem erbetenen Einsendeschluss 40 Fragebogen zur Auswertung vorlagen. 27 Fragebogen blieben trotz zweifacher Erinnerung aus. Für die statistische Auswertung gilt nachfolgend n = 40.

35 der befragten Pflegepersonen waren weiblich (A=6, H=29), fünf männlich (A=1, H=4). Über die Erfahrungen der Befragten mit der Schallwellentherapie gibt Tabelle 17 auf der folgenden Seite Aufschluss.

Die Pflegepersonen dürfen als durchweg erfahren in der Betreuung, Versorgung und Pflege von Menschen im Wachkoma der Phase F gelten.

Stark variieren die Angaben zur Nutzung des Schallwellengerätes. Die Mehrzahl der Befragten (A=6, H=23) verwendet für die Schallwellentherapie eine mobile Matratze mit integrierten Tonleiter-, Musik-, Massage- und Entspannungsprogrammen.

Tab. 17   Statistische Angaben zu den befragten Personen

Pflegepersonen	Angehörige (7)				Heimpersonal (33)			
Altersgruppen	20-30	31-40	41-50	>50	20-30	31-40	41-50	>50
	1	0	2	4	2	12	6	13
Funktion - Familienmitglied - Berufsgruppe	Partner	Eltern	Kind oder Geschwisterteil		Pflege-Fachkraft Wachkoma	Pflege-Fachkraft	Pflege-Assistent	Therapeut
	3	2	2		3	12	9	9
Erfahrungen mit Schallwellentherapie (arithmetische Mittelwerte)								
Seit	2012				2012			
Patienten bisher	7				499			
Behandlungen pro Woche	6,1				8,0			
Minuten pro Behandlung	50,7				39,3			
Minuten für Transport	14,0				17,0			
Personen für Transport	1,5				1,8			
Minuten für Lagerung	10,0				11,0			
Programmwahl (gilt für Angehörige und Heime)								
Welche Programme	52,5% - P1	52,5% - P2	67,5% - P3		40,0% - P4		85% - P5	
Dauer in Minuten	16,5	15,5	16,0		19,0		25,5	
Wachkoma-Betreuung	seit 2007				seit 2008			
Fortbildungen (pro Jahr)	4 x 0 / 2 x 1 / 1 x 3				2 x 0 / 9 x 1 / 17 x 2 / 2 x 4 / 3 x 5 ($\bar{x}$= 2,0)			
Meetings (pro Monat)	6 x 0 / 1 x 1				$\bar{x}$ = 1,6			

Knapp mehr als die Hälfte der Befragten (53,8% – aber nur 16,7% der Angehörigen) gibt an, dass Gründe auftreten können, Betroffene nicht zu stimulieren. Genannt werden Herz-Rhythmusstörungen, Krampfanfälle, Fieber, Übelkeit, Erbrechen, schlechter Allgemeinzustand. Die große Mehrheit der Befragten (über 92%) hat aber in weniger als 10% aller Fälle wegen unerwarteter Reaktionen der Betroffenen während der Stimulationen die Behandlung schon einmal unterbrochen bzw. beendet.

Während den Stimulationen befinden sich im privaten Pflegeumfeld durchschnittlich 1,3 Angehörige als personale Begleitung im Behandlungsraum – darunter in zwei Fällen je zwei Personen. In den befragten Heimen sind das durchschnittlich 1,0 Begleitpersonen – darunter in zwei Fällen gar niemand und in drei Fällen jeweils 2 Personen.

Bezogen auf die 40 Menschen im Wachkoma der Phase F, denen die einzelnen Fragen bzw. Aussagen im Fragebogen gewidmet waren, ergibt sich folgende Statistik, die in Tabelle 18 auf Seite 98 dargestellt ist.

Nachfolgend wird über ausgewählte Ergebnisse zu den vier Schwerpunktbereichen der Befragung berichtet.

Tab. 18   Statistische Angaben zu den behandelten Menschen im Wachkoma der Phase F

Menschen im Wachkoma der Phase F	17 Frauen / 22 Männer[1]				
Altersgruppen (in Jahren)	<20	20-40	41-60	61-80	>80
	1	11	18	7	2
Ursache des Wachkomas					
Traumatische Ursache z.B. Schädel-Hirn-Trauma nach Unfall	0	7	5	2	2
Nichttraumatische Ursache z.B. Herz-Kreislauf-Stillstand, Narkose-Zwischenfall, Beinahe-Ertrinken, Schlaganfall	1	4	13	5	0
Dauer des Wachkomas					
1 – 6 Monate	0	0	1	0	0
7 – 12 Monate	0	0	0	1	1
1 – 3 Jahre	0	3	4	4	0
3 – 6 Jahre	0	5	7	1	0
mehr als 6 Jahre	1	3	6	1	1
Lebenserhaltende Maßnahmen[2]					
Trachealkanüle	1	4	14	6	2
PEG-Sonde	1	11	17	7	2
Künstliche Beatmung	0	0	1	0	0
Dauerkatheter	0	7	12	5	1
Baclofen-Pumpe	0	4	1	0	1

[1]   Die Antworten einer Einrichtung waren nicht verwertbar.
[2]   Eine Patientin / Ein Patient kann mehrere lebenserhaltende Maßnahmen nutzen.

7.3.1   Nutzung des Schallwellengerätes

Bezüglich des Geräteeinsatzes lauten nahezu 100% der Antworten „das Gerät ist einfach zu bedienen, wenig störanfällig und wird intensiv genutzt". Mehr als Zweidrittel der Pflegepersonen bringen zum Ausdruck, dass das Gerät auch ohne Musikprogramme wirkungsvoll einsetzbar ist, glauben aber, dass sich mit CD-Einspielungen mehr Individualität erzeugen lässt.

82% des Heimpersonals plädiert für einen speziellen Behandlungsraum und 64% dieser Personengruppe schätzt Nebengeräusche als störend ein. Pflegende Angehörige messen Nebengeräuschen keine so große Bedeutung zu. Über 80% aller Pflegenden finden die therapiegerechte Lagerung der Patienten für problemlos machbar, lassen sich auch von Spasmen der Betroffenen nicht abhalten (67,5%) und glauben mehrheitlich, dass die Patientinnen und Patienten während der Stimulationen zugedeckt werden sollten (65%), wobei die pflegenden Angehörigen stets höhere Antwortprozente aufweisen.

Dass eine betreuende Person während der Stimulationen im Behandlungsraum anwesend ist, befürwortet 62,5% aller Pflegenden, wobei 53% das als unabdingbar ansehen (vgl. Abb. 10).

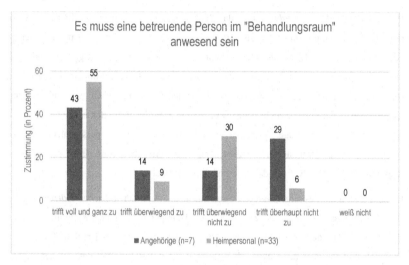

Abb. 10   Personale Begleitung während der Schallwellenstimulationen

Personale Interventionen nach BOBATH (vgl. BIEWALD 2004), AFFOLTER (2007) u.a. halten 70% des Heimpersonals für absolut unersetzlich – aber nur 43% der Angehörigen. Allerdings möchten über 90% aller Pflegenden nicht auf die Schallwellentherapie verzichten. Die Schallwellentherapie wird demnach von den Personen, die sie seit Jahren zur Behandlung von Wachkomapatienten einsetzen, als gute Ergänzung manueller Therapien gesehen.

7.3.2   Unmittelbare Wirkung der Stimulationen

Bezüglich der Veränderung von *Wachheit* und *Vigilanz* durch die Schallwellenstimulationen antworten Angehörige und Heimpersonal ähnlich. Zwar meinen ca. 60% aller Befragten, dass die Betroffenen wacher und aufmerksamer seien. Das pflegende Heimpersonal sieht das insgesamt etwas kritischer. Auch berichten über 90% aller Befragten von „Reaktionen" der Patienten, wobei diese aber nur teilweise auf Ansprache erfolgen. Dass die Betroffenen „freudig erregt" seien, verneint 60% der Befragten. Hier antworten die Angehörigen mehrheitlich positiver. Allerdings können sich auch über 10% zu keiner Antwort durchringen. Schließlich verneinen 70% der Pflegenden, dass Aufforderungen bedingt durch die Stimulation eher befolgt würden. Eindeutig ist das Votum (82,5%), dass die Betroffenen während der Stimulationen meist einschlafen.

Hinsichtlich *mimischer Reaktionen* ist das Befragungsergebnis sehr unterschiedlich. Während 45% ein Schmunzeln oder Lächeln erkennen wollen – Angehörige mehrheitlich – verneint mehr als ein Drittel des Heimpersonals diese Aussage strikt. Insgesamt sind 50% aller Befragten der Meinung, dass keine positiven mimischen Reaktionen erfolgen. Ein Viertel der Befragten will Erstaunen bei den Betroffenen bemerkt haben, während 67% des Heimpersonals dergleichen nicht beobachtet. Knapp 13% der Befragten sehen sich hier zu keiner Antwort in der Lage. Aussagen zu anderen vegetativen Körpersignalen befassen sich mit negativen Verhaltensmerkmalen. Angst, eine Abwehrhaltung gegen die Behandlung und Aggressivität werden durchweg nicht beobachtet.

Eindeutig ist auch das Ergebnis der Befragung hinsichtlich der *tonischen Körpersignale.* Alle Angehörigen und auch das gesamte befragte Heimpersonal sind der Meinung, dass die Betroffenen während der Stimulationen sichtlich entspannen. Dieses Ergebnis korrespondiert voll und ganz mit der strikten Verneinung der Aussage (82,5%), dass stärkere Spasmen auftreten. Fast alle Pflegenden geben an, Änderungen der Körperspannung bei den Patientinnen/Patienten während der Stimulationen leicht erkennen zu können. Die zunehmende Beruhigung und Entspannung der Behandelten passt gut zur Tatsache, dass die meisten während der Stimulationen einschlafen.

Ein wichtiges Teilziel der Untersuchung ist auf den soziokommunikativen Bereich ausgerichtet, hier insbesondere auf die Möglichkeiten der *Kommunikation* zwischen Betroffenen, Angehörigen und pflegendem Heimpersonal. Mehrere Aussagen zu den unmittelbaren Wirkungen der Stimulationen befassen sich folgerichtig mit diesem Aspekt.

Im Sinne des Kommunikationskonzepts von WATZLAWICK/BEAVIN et al. (2011) und der Theorie der Basalen Kommunikation® nach MALL (2008) ist die Kommunikation mit Menschen im Wachkoma ein wichtiges Förderziel. LEYENDECKER (1998: 325) ist der Ansicht, dass jede sensorische Anregung – wie etwa die vorliegende Schallwellenstimulation – nur dann einen adäquaten Förderreiz darstellen kann, wenn sie möglichst früh in einen Dialog einmündet.

Es fällt auf, dass die pflegenden Angehörigen die kommunikativen Signale deutlich positiver bewerten als das Heimpersonal (vgl. Abb. 11). Immerhin registrieren auch 30% des

Heimpersonals kommunikative Signale. Allerdings ist nicht zu übersehen, dass die Mehrheit der Pflegenden keine kommunikativen Signale der Betroffenen ausmachen kann.

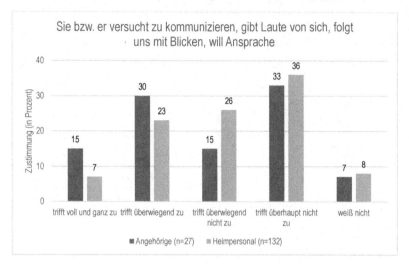

Abb. 11   Kommunikative Signale während der Schallwellenstimulationen

Eine Mehrheit der Befragten (55%) ist der Meinung, dass die Betroffenen mehr körperliche Nähe der Begleitpersonen wünschen. Allerdings verneinen 80% die Aussage, dass die Patienten Handkontakt suchen. In diesem Zusammenhang berichtet KELLER (o.J.) von Untersuchungsergebnissen, die nachweisen, dass die Stimme eines Angehörigen einen beruhigenden Einfluss auf Wachkomapatienten ausübt, die körperliche Berührung dagegen zu einer Aktivitätserhöhung führt.

7.3.3   Dauerhafte Wirkung der Stimulationen

Eine dauerhaft positive Wirkung der Stimulationen auf die biomedizinischen Vitalfunktionen *Herzfrequenz, Blutdruck, Sauerstoffsättigung des Blutes* und *Atemfrequenz* wird zwar von nahezu 40% der Befragten durchweg angenommen, jedoch liegt der Anteil der Unsicheren bezüglich der drei erstgenannten Vitalparameter deutlich über 40%. Lediglich bei der Atemfrequenz glauben 46,2% der Befragten, dass es auf Dauer zu keiner Beruhigung kommt.

Es ist davon auszugehen, dass die Pflegepersonen mehrheitlich keine regelmäßigen Messungen dieser Vitalparameter durchführen.

Dass die Schallwellentherapie auf Dauer eine verbesserte *Sekretolyse* bewirkt, bejahen 86,5% der Befragten. Schleim wird leichter abgehustet bzw. abgesaugt (vgl. Abb. 12).

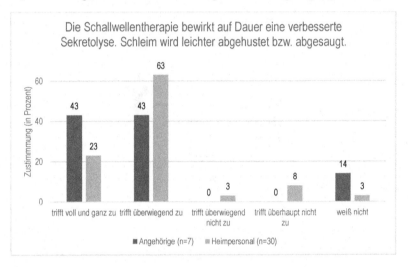

Abb. 12   Wirkung der Schallwellentherapie auf die Sekretolyse

Hinsichtlich einer Normalisierung der *Darmtätigkeit* votieren 72,5% zustimmend. Allerdings sind auch hier 20% der Befragten unsicher.

Nahezu alle befragten Pflegepersonen sehen eine dauerhaft positive Wirkung der Schallwellentherapie für das Lösen von *Spasmen* und die Linderung von *Körperverspannungen.*

Mehr als 60% der Befragten können nicht beantworten, ob die Schallwellentherapie in irgendeiner Weise Auswirkungen auf die *Infektanfälligkeit* der Betroffenen hat. Dagegen sind ca. 44% alleine des Heimpersonals der Ansicht, dass sich an der Häufigkeit von Arztbesuchen durch die Behandlung nichts ändert. Auch hier sind 46,2% der Befragten unsicher.

Eine dauerhafte Steigerung von *Wachheit* im Sinne erhöhter und gerichteter Aufmerksamkeit (Vigilanz) vermuten 60% der Pflegepersonen. 75% glauben darüber hinaus an eine dauerhafte Anregung der Sinnesempfindungen der Betroffenen in Form von mehr Tiefen- und Oberflächenwahrnehmung, von mehr Fühlen und Spüren.

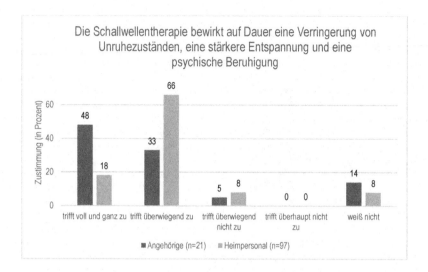

Abb. 13   Wirkung der Schallwellentherapie auf das psychisch-emotionale Befinden

Deutlich mehrheitlich positiv (Angehörige=81%, Heimpersonal=84%) sehen die Befragten die dauerhafte *psychische Wirkung* der Stimulationen auf die Betroffenen. So sei eindeutig eine Verringerung von Unruhezuständen, eine stärkere Entspannung und eine psychische Beruhigung zu beobachten (vgl. Abb. 13).

Mehrheitlich abgelehnt (55%) wird die Aussage, dass die Schallwellentherapie auf Dauer mehr *kommunikative Signale* der Betroffenen bewirkt. 10% der Befragten sind sich hier unsicher.

Eindeutig ist das Votum der Befragten hinsichtlich möglicher *ängstlicher Reaktionen* der behandelten Menschen gegenüber apparativen Maßnahmen. 80% verneinen das. Nahezu alle Pflegepersonen sind der Ansicht, dass die Schallwellentherapie auf Dauer Veränderungen des Zustands der Betroffenen bewirkt.

Von besonderer Bedeutung im Rahmen der Befragung war der *funktionale Aspekt* der Schallwellentherapie. Die Leitfrage hier lautete: Unterstützt die Schallwellentherapie als gerätegestütztes Verfahren Pflegemaßnahmen und manuelle Therapieformen?

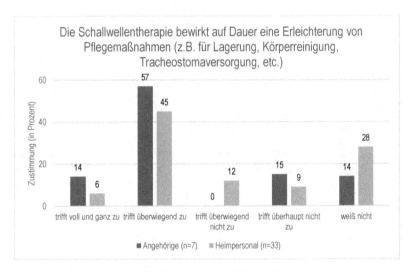

Abb. 14   Wirkung der Schallwellentherapie auf Pflegemaßnahmen

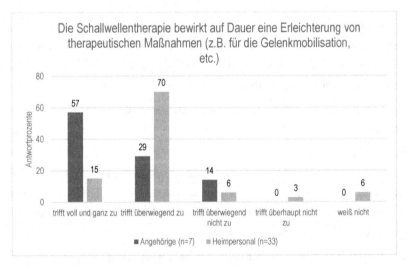

Abb. 15   Wirkung der Schallwellentherapie auf manuelle therapeutische Maßnahmen

Die Befragten sind mehrheitlich der Meinung, dass die Schallwellentherapie bei der Versorgung von Menschen im Wachkoma der Phase F hilfreich ist, indem sie eine Erleichterung bestimmter *Pflegemaßnahmen* bewirkt. Die Angehörigen votieren hier deutlich positiver als das Heimpersonal, das zu 28% Unsicherheit zum Ausdruck bringt (vgl. Abb. 14).

Noch positiver fällt das Urteil hinsichtlich der Erleichterung von *therapeutischen Maß-nahmen*, z.B. der Physiotherapie, aus. Hier sind über 80% der befragten Angehörigen und des Heimpersonals überzeugt, dass die Schallwellentherapie eine sinnvolle Ergänzung der manuellen Therapieformen bei der Behandlung von Menschen im Wachkoma der Phase F darstellt (vgl. Abb. 15).

7.3.4 Personale Begleitung bei den Stimulationen

Dass eine *betreuende Person* im Behandlungsraum anwesend sein sollte, ist die mehrheit-liche Meinung aller Pflegepersonen. Dieses Ergebnis wurde in Abbildung 10 bereits darge-stellt. Von geringerer Bedeutung scheint allerdings die fachliche Erfahrung der begleiten-den Person zu sein, wobei ca. 42% des Heimpersonals dieser Einschätzung eher skeptisch gegenübersteht.

Ob die Betroffenen nach *körperlicher Nähe* der begleitenden Personen verlangen, wird konträr bewertet, zwischen den beiden befragten Personengruppen allerdings ähnlich (vgl. Abb. 16).

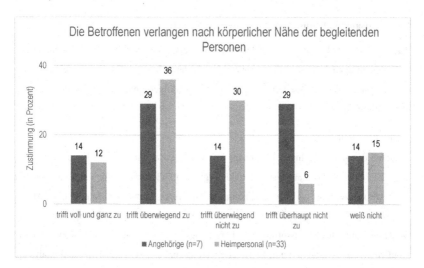

Abb. 16   Wunsch der Menschen im Wachkoma der Phase F nach körperlicher Nähe

Eine Mehrheit der Befragten ist der Meinung, dass die Betroffenen den Respekt und das Verständnis der begleitenden Personen spüren (57,5%). Ein Drittel der Pflegenden hat hierzu keine Meinung, darunter mehr als die Hälfte der Angehörigen.

Etwas im Widerspruch zu diesem Ergebnis steht die Überzeugung der Pflegepersonen, Reaktionen der Betroffenen korrekt bewerten zu können (60%). Dass kommunikative Signale der Patientinnen/Patienten, seien sie nonverbal oder akustisch hörbar, eine angemessene Antwort der Begleitpersonen erfordern, glaubt die große Mehrzahl (77,5%), wenngleich auch hier 20% der Befragten keine Antwort weiß.

60% sind der Meinung, dass es ihnen nur langsam gelingt, die „Sprache der Betroffenen" zu verstehen (64% des Heimpersonals), wenngleich drei von sieben Angehörigen (43%) das nicht so sehen.

Eindeutig ist die Ansicht, dass begleitende Personen während der Stimulationen Veränderungen der Körperspannung bei den Betroffenen leicht erkennen können (97,5%).

Offensichtlich hält das Heimpersonal sprachliche Einwirkungen während der Stimulationen in Form von Ankündigungen bzw. Erklärungen oder von motivierenden bzw. beruhigenden Worten für deutlich wichtiger (73%) als die Angehörigen, die sich hier sichtlich stärker beschränken (29%).

7.4   Zusammenfassung der Ergebnisse und Wertung

Nachfolgend werden die Untersuchungsergebnisse zusammengefasst und im Sinne der Forschungsfragen bewertet. Entsprechend der Untersuchungsmethodik werden zunächst die Ergebnisse der Feldstudie (Kap. 7.4.1) und nachfolgend die Ergebnisse der schriftlichen Befragung (Kap. 7.4.2) resümiert.

7.4.1   Feldstudie

Während des siebenwöchigen Treatments lassen sich kurz- und mittelfristige Effekte (vgl. Kap. 7.1) nachweisen. Langfristige Effekte (vgl. Kap. 7.2) betreffen den siebenmonatigen Beobachtungszeitraum auf der Wachkomastation. Kurz-, mittel- und langfristige Effekte zusammen genommen geben Aufschluss über die patientenbezogene Wirkung der Schallwellentherapie. Die Beantwortung der Forschungsfragen (F1 bis F4, vgl. Kap. 5) deckt mögliche Regelhaftigkeiten auf, bewertet Richtung und Stärke der Effekte und analysiert ihr Zustandekommen.

F1   Wie wirkt sich die Schallwellentherapie bei Menschen im Wachkoma der Phase F auf biomedizinische Parameter aus?

Die Schallwellentherapie hat Auswirkungen auf die Vitalfunktionen Herzfrequenz, Blutdruck und Sauerstoffsättigung des Blutes. Die *Atemfrequenz* wird nicht beeinflusst. Die *Herzfrequenz* scheint zu sinken. Die entsprechenden Konfidenzintervalle deuten bei diesem Merkmal zumindest eine negative Tendenz an, wenngleich keine statistische Signifikanz vorliegt. Der *systolische Blutdruck* steigt ebenso wie die *Sauerstoffsättigung des Blutes* vom Prätest zum 1. Posttest, vor allem aber vom Prätest zum 2. Posttest. Besonders ist der positive Effekt zwei Stunden nach Ende der Stimulation bei beiden Merkmalen statistisch hoch signifikant und klinisch bedeutsam. Die Effektstärken liegen beide Male im kleinen Bereich. Beim Merkmal *diastolischer Blutdruck* zeigen die beiden Konfidenzintervalle lediglich eine Tendenz zum positiven Effekt im 2. Posttest.

Auf die *Sekretolyse* in Form von Schleimlösung, Abhusten und Absaugen hat die Schallwellentherapie offensichtlich keine Auswirkungen. Das jedenfalls ergibt die statistische Überprüfung der vorliegenden Patientendaten. Subjektiv gesehen kommen Testleitung und einige Pflege- und Therapiekräfte zu einem qualitativ positiveren Urteil.

Der statistisch signifikante Rückgang von *Spasmen und Körperverspannungen* zwei Stunden nach Ende der Behandlung weist in die Richtung einer beruhigenden und entspannenden Wirkung. Die *tonischen Körpersignale* legen den Schluss nahe, dass die Betroffenen deutlich gelöster sind und sich dies auch körperlich zeigt. Dieses Ergebnis wird auch mittelfristig bestätigt. Während des siebenwöchigen Treatments reduzieren sich Spasmen und Körperverspannungen signifikant.

Statistisch signifikant ist auch der Rückgang der *Stuhlgänge* pro Patientin/Patient/Tag in der Post-Phase während der zwei Monate nach Treatment-Ende. Diese Normalisierung der Darmtätigkeit unterstreicht auch ein Urteil der Pflegedienstleitung der Wachkomastation, die auf Befragung durch die Autorin mitteilte, dass während des Treatments auffällig weniger Laxativa (Abführmittel) eingesetzt werden mussten. Weniger Stuhlgänge pro Patientin/Patient erhöhen das Wohlbefinden der Betroffenen und erleichtern die Pflege.

F2   Wie wirkt sich die Schallwellentherapie bei Menschen im Wachkoma der Phase F
      auf deren psychisch-emotionales Befinden aus?

      Die sensorische Stimulation durch die Schallwellentherapie bewirkt einen höheren
      Wachheitsgrad bei den Menschen im Wachkoma der Phase F. Die Betroffenen öff-
      nen ihre Augen zu Beginn der Behandlung früher und halten sie länger offen, sie
      beantworten die Matratzenschwingungen durch Augenbewegungen und mimische
      Reaktionen, befolgen zum Teil sogar verbale Aufforderungen. Besonders während
      und direkt nach der Stimulation (1. Posttest) scheint dieses Verhalten auch auf die
      Behandlung zurück zu führen. Zwei Stunden nach der Stimulation (2. Posttest)
      können Störvariablen verstärkt Einfluss nehmen. Eine länger andauernde gerichtete
      Aufmerksamkeit (*Vigilanz*) ist nicht fest zu stellen. Auch ohne signifikantes Tester-
      gebnis bei den kurzfristigen Effekten darf behauptet werden, dass die Schallwellen-
      stimulationen bei den Menschen im Wachkoma der Phase F positiv wirken. Erstau-
      nen, Freude und Zufriedenheit können als Zeichen intensiverer Selbstwahrnehmung
      gelten. Je höher der Wachheitsgrad desto stärker die vegetativen Körpersignale. Be-
      ruhigung und Entspannung dominieren auch noch zwei Stunden nach der Behand-
      lung.

      Mittelfristig gesehen liefert zumindest das dritte Rating nach sieben Wochen ein
      statistisch signifikantes Ergebnis. Der Emotionszustand der Betroffenen hat sich
      gegen Ende des Treatments sichtlich gebessert.

F3   Wie wirkt sich die Schallwellentherapie bei Menschen im Wachkoma der Phase F
      auf deren soziokommunikativen Kontakte zu den pflegenden und begleitenden Per-
      sonen aus?

      Quantitative Daten für den soziokommunikativen Bereich liefert die kurzfristige
      Phase im Rahmen der Stimulationstage nicht. Auch qualitativ gesehen lässt sich
      mittelfristig keine statistische Signifikanz erkennen, allenfalls eine gewisse Ten-
      denz zu etwas mehr Öffnung der Betroffenen und zu *kommunikativen Ansätzen*
      nach sieben Wochen Treatment.

F4   Kann die Schallwellentherapie in der Betreuung, Pflege und Förderung von Men-
      schen im Wachkoma der Phase F die Funktion als ergänzende, gerätegestützte The-
      rapieform erfüllen?

Neben der erleichterten Körperreinigung der Patientinnen/Patienten aufgrund weniger Stuhlgängen pro Tag und damit einhergehend der Vereinfachung des Pflegealltags auf der Wachkomastation liefert die Feldstudie weitere quantitative Daten für diese Forschungsfrage nicht.

Abschließend sollen subjektive Einschätzungen und Meinungen der Testleitung, der beteiligten Pflege- und Therapiekräfte, der Heim- und Pflegedienstleitung und vereinzelt von Angehörigen aus der Treatment- und Post-Phase die Ergebnisse der Feldstudie ergänzen. Zugrunde gelegt werden die schriftlichen Anmerkungen auf den Stimulations- und Langzeitprotokollen unter der Rubrik „Besondere/Außergewöhnliche Beobachtungen" (vgl. Manual im Anhang 2: S. 152; 155; 157; 159), die Aussagen der Testleitung in den protokollierten Gesprächen mit der Autorin und das Interview mit der Heim- und Pflegedienstleitung nach Abschluss der Studie.

Patientenbezogene Beobachtungen während der Feldstudie:

- **P1** wirkte anfangs unruhig, bewegte die Beine vermehrt, wurde im Verlauf der Behandlung sichtlich ruhiger und entspannter, nahm Blickkontakt auf und lächelte sogar. Wenn abgesaugt werden musste, ging das leicht.

- An den Tagen der Stimulationen war **P2** entspannt, atmete gleichmäßig und ruhig, musste weniger abgesaugt werden. Das Sekret war jeweils gut mobilisierbar. P2 suchte bisweilen Blickkontakt, schien die Behandlung zu genießen, hatte oft die Augen geöffnet, wirkte interessiert.

- Ein anfangs höherer Tonus in den Händen und Fingern verringerte sich bei **P3** während und nach der Behandlung. P3 schien bisweilen „aus ureigener Tiefe einen Schritt aufwärts zu tun" (Testleitung). P3 ist allgemein ruhiger, zugänglicher, lockerer geworden.

- **P4** zeigte sich vor und während der Behandlung mehrfach unruhig, ängstlich und aufgeregt. P4 beruhigte sich durch gutes Zureden, Berührungen an Arm und Schulter und allgemein positive Zuwendung. Die Atmung wurde gleichmäßiger. Insgesamt schien die Behandlung bei P4 aber auf eher wenig Gegenliebe zu stoßen.

- **P5** versuchte über gezielte Blickkontakte, „bewusste" Mimik (Schmunzeln) und Gestik (Hand heben) sowie über Brummlaute zu kommunizieren.

- **P6** schien zu Anfang der Behandlung skeptisch hinsichtlich der Lage auf der Schallwellenmatratze und der Vibrationen. Diese Skepsis löste sich nach den ersten Stimulationen.

- **P7** wurde nach zwei Stimulationen wegen eines „Grand Mal" mit vorausgegangenen Absencen („Petit Mal") von der Pflegedienstleitung aus der Studie genommen. Diese Entwicklung war nicht vorhersehbar. P7 wirkte zuvor entspannt, war erwartungsvoll, freute sich auf die Behandlung, lächelte.

- **P8** verstarb nach sieben Stimulationen unerwartet an multiplem Organversagen. Es gab zuvor keinerlei Anzeichen – ganz im Gegenteil. P8 konnte sich auf die Behandlung sehr gut einlassen. Die Spastiken in den Händen hatten sich sogar gelockert.

- **P9** ist in der Lage mit seinem sozialen Umfeld in Kontakt zu treten. Zum Beispiel reagiert P9 auf Ansprache teilweise verbal, jedoch sehr verlangsamt. P9 kann einfache Worte sprechen („Hallo", „Tut gut", „Mir ist kalt", „Tschüss"). P9 muss nicht oder kaum abgesaugt werden, hustet selbstständig ab.

- **P10** schien zu Anfang wegen der neuen Therapie skeptisch. P10 zeigte das durch Stirnrunzeln und fragende Blicke. P10 beruhigte sich erst, als versichert wurde, dass während der gesamten Behandlung jemand im Zimmer sei. Von diesem Zeitpunkt an genoss P10 die Behandlung sichtlich. Seine Ehefrau besucht P10 jeden Tag. Sie achtet sehr auf seine Pflege, die ärztliche Versorgung und die Wirkung der Therapie. Hierzu sagt sie: "Mein Ehemann ist viel vitaler, irgendwie verschmitzter, aufmerksamer, unternehmungslustiger."

Allgemein entstand bei den verantwortlichen Begleitpersonen auf der Wachkomastation folgender Eindruck über das Treatment: Die Patientinnen/Patienten, die anfangs verschlossen und skeptisch wirkten, tauten während der siebenwöchigen Therapie sichtlich auf, wurden zugänglicher, interessierter, freuten sich auf die Behandlungen. Beide Geräteprogramme – das eher sanfte Programm 5 und das eher anregende Programm 3 – kamen bei den Probanden gut an. Diese machten zum Teil große Fortschritte. Auch zwei Stunden nach den Behandlungen wirkten die Stimulationen noch nach. Die Patientinnen/Patienten waren ruhiger und entspannter. Während der Behandlungen gab es keinerlei Abwehrreaktionen, weder Angst oder Panik, noch Frösteln oder Unwohlsein. Allgemein nahmen Kommunikationssignale zu. Sehr wichtig schien die personale Begleitung. Die Anwesenheit einer Person im Behandlungsraum, die gefühlte körperliche Nähe eines anderen Men-

schen, das beruhigende Zureden, die gelegentlichen Berührungen halfen den Patientin-
nen/Patienten sichtlich. Positive Folgen waren stärkere Entspannung, größere Ausgeglichenheit und eine bessere Stimmung. Das Abhusten/Absaugen schien während der Stimulationen erleichtert. Insgesamt hat sich bezüglich der Schleimlösung aber wenig verbessert.
Die tonischen Veränderungen bei Spasmen und Körperverspannungen richtig einzuschät-
zen, fiel schwer. P2 und P9 wirkten nach der Treatment-Phase etwas wacher.

7.4.2 Schriftliche Befragung

Die demographischen Daten der befragten Angehörigen und Heimpersonalkräfte sowie
deren Angaben zur Nutzung des Schallwellengerätes legen den Schluss nahe, dass die Befragten kompetent und erfahren in der Anwendung der Schallwellentherapie sind. Diese
Aussage bezieht sich sowohl auf funktionale Aspekte wie Handhabung und Bedienung des
Gerätes als auch auf inhaltliche Aspekte wie Wirkungsweise und Nutzenabwägung der
Therapie. Aufgrund der hohen Ausschöpfungsquote der Stichprobe besitzen die Ergebnisse
der schriftlichen Befragung repräsentativen Charakter.

Nachfolgend werden die Ergebnisse der Befragung wieder zur Beantwortung der Forschungsfragen (F1 bis F4, vgl. Kap. 5) herangezogen.

F1   Wie wirkt sich die Schallwellentherapie bei Menschen im Wachkoma der Phase F
       auf biomedizinische Parameter aus?

       Auswirkungen der Schallwellentherapie auf die Vitalparameter *Herz- und Atemfre-
       quenz, Blutdruck und Sauerstoffsättigung des Blutes* beurteilen zu können, fällt vie-
       len Befragten schwer. Hier fehlen offensichtlich systematische Messungen. Deut-
       lich positiv scheint die Wirkung auf die *Sekretolyse* in Form von Schleimlösung,
       Abhusten und Absaugen zu sein. Die Normalisierung der *Darmtätigkeit* wird vor-
       sichtiger beurteilt. Eine hohe Effizienz wird der Schallwellentherapie für das Lösen
       von *Spasmen* und die Linderung von *Körperverspannungen* zugeschrieben, zumal
       Veränderungen dieser tonischen Körpersignale auch leicht erkannt und bewertet
       werden können.

F2   Wie wirkt sich die Schallwellentherapie bei Menschen im Wachkoma der Phase F
       auf deren psychisch-emotionales Befinden aus?

       Psychisch-emotionale Wirkungen in Folge der Schallwellenstimulationen werden
       in Form deutlicher Beruhigungs- und Entspannungstendenzen und des Abbaus von

Unruhezuständen berichtet. Viele der Betroffenen schlafen während und nach der Behandlung ein. Auch scheinen die Betroffenen zu Anfang der Stimulationen wacher und aufmerksamer zu sein, wenngleich Reaktionen auf Ansprache nur vereinzelt erfolgen und Aufforderungen eher nicht befolgt werden. Die Mehrheit der Befragten glaubt an eine Anregung der Sinnesempfindungen bei den Patientinnen und Patienten und dadurch an eine intensivere Selbstwahrnehmung.

F3   Wie wirkt sich die Schallwellentherapie bei Menschen im Wachkoma der Phase F auf deren soziokommunikative Kontakte zu den pflegenden und begleitenden Personen aus?

Während der Stimulationen sollte immer eine begleitende Person im Behandlungsraum anwesend sein. Das hat Kontroll- und Kommunikationsgründe. Allerdings kann die Mehrheit der Pflegenden keine kommunikativen Signale der Betroffenen ausmachen, wobei die Angehörigen dies deutlich positiver bewerten als das Heimpersonal. Das liegt sicher auch daran, dass Angehörige mehr Zeit für den persönlichen Kontakt zu ihren schwerstbehinderten Familienmitgliedern aufwenden können und sie Zeichen der Betroffenen aufgrund der langen Zeit ihres Zusammenlebens und der Vertrautheit weit besser verstehen. Die Betroffenen scheinen die körperliche Nähe und den räumlichen Kontakt zu den Begleitpersonen zu spüren und zu schätzen.

F4   Kann die Schallwellentherapie in der Betreuung, Pflege und Förderung von Menschen im Wachkoma der Phase F die Funktion als ergänzende, gerätegestützte Therapieform erfüllen?

Handhabung und Bedienung des Schallwellengerätes sind einfach. Für die Behandlungen der Menschen im Wachkoma der Phase F sollte vor allem in Heimen ein spezieller Raum ohne große Störgeräusche zur Verfügung stehen. Der Transport zum Behandlungsraum und die Lagerung der Betroffenen auf dem Schallwellengerät gelingen mit ein bis zwei Personen in 15-20 Minuten. Aufgrund von Beruhigungs- und Entspannungstendenzen der Patienten nach erfolgter Schallwellenstimulation scheinen pflegerische und vor allem manuelle therapeutische Maßnahmen erleichtert.

Nachfolgend werden einige ausgewählte freie Texte von Angehörigen und Heimpersonal-kräften zu offenen Antwortmöglichkeiten des Fragebogens wiedergegeben. Fünf von sie-ben Angehörigen nutzten diese Möglichkeit, aber nur zwei von 33 Heimpflegekräften.

Angehörige schreiben:

- Die Schallwellenmatratze ist „ein wertvolles Instrument zur Ergänzung der basalen Stimulation. Ziel sollte sein, Programme und Einzeltöne nach Indikationen so kom-binieren zu lernen, dass ein «Standard-Effekt» erwartet und möglichst erreicht wer-den könnte. Das heißt, wie sollte ein Gerät «laufen», damit ein angespannter Patient mit weniger Pharmaka «beruhigt» werden kann und ein tief komatöser Patient z.b. erreichbar ist mit Zeichen von Wachheit/Antwort".

- Die Schallwellentherapie bewirkt einen „veränderten Muskeltonus auch an nicht von Spastik betroffenen Stellen, auch eine bessere Hautdurchblutung".

- „Mein Mann lag 3½ Jahre im Wachkoma. Die Matte hat meinem Mann gut getan. Er konnte prima abhusten und hatte regelmäßig Stuhlgang. Er lag entspannt und hat es «genossen»".

- „Wir haben vor jeder Behandlung 300ml getrunken und haben vor jeder KG-Behandlung [„KG" für Krankengymnastik, d. Verf.] die Schallwellentherapie ein-gesetzt. Dadurch wurde die KG leichter vertragen, die Aufmerksamkeit wurde er-höht. Die Therapeuten hatten es einfacher, weil die Spastik hatte durch die Schall-wellentherapie nachgelassen." Die Schallwellentherapie „erleichtert den Patienten zu pflegen, er hat weniger Schmerzen".

- „Die Schallwellentherapie bereitete z.b. krankengymnastische, physio- und ergo-therapeutische Maßnahmen vor, in dem Spastiken und Körperverspannungen redu-ziert wurden. Auch wurde eine verbesserte Hautdurchblutung erreicht."

Heimpersonalkräfte schreiben:

- „Bei Unruhezuständen konnten Verbesserungen, aber auch Stagnation festgestellt werden."

- „Positive Erfahrungen konnten seit Juni 2014 gesammelt werden. Die Schallwel-lenmatratze ist individuell in der Tagesplanung einsetzbar, z.b. über die Mittagsru-hezeiten. Es entstehen so Rituale mit Aktiv- und Erholungsphasen. Handhabung,

Bedienung und Programmwahl sind einfach. Besonders ist der Einsatz zur Entspannung (z.B. über Audio-Programme und CD-Musik) und für die Harmonisierung bei Wachkomapatienten hilfreich. Die Anregung der unteren Darmabschnitte dient der Stuhlgangregulierung. Die regelmäßige Anwendung führt zur Reduzierung von Medikationen."

Die Ergebnisse der schriftlichen Befragung deuten darauf hin, dass die Schallwellentherapie als gerätegestütztes Verfahren in der Betreuung, Pflege und Förderung von Menschen im Wachkoma der Phase F eine wirkungsvolle und praktikable Ergänzung zu den bewährten manuellen Therapien der Basalen Stimulation® sein kann. Von besonderer Bedeutung scheint die Tatsache, dass Schallwellengeräte auch von Personen problemlos bedient werden können, die keine spezielle Ausbildung besitzen – so zum Beispiel von Angehörigen und Pflegeassistenzpersonal.

8 ERKENNTNISGEWINN

Wissenschaftliche Forschung ist in erster Linie auf Erkenntnisgewinn angelegt. Dieser basiert auf der systematischen Sammlung, Aufbereitung und Analyse von empirischen Daten im Rahmen eines dokumentierten Forschungsprozesses (DÖRING/BORTZ 2016: 5). Explorative Forschung wird eingesetzt, wenn wenig über Ursachen und Zusammenhänge bekannt ist und erst einmal Einblick in unstrukturierte Situationen gewonnen werden soll. In diesem Sinne hatte die vorliegende Studie das Finden von Ursachen und Zusammenhängen, nicht das Überprüfen zum Ziel.

Der empirische Forschungsprozess ist theoriebasiert. In seinem Verlauf werden wissenschaftliche Theorien über den Forschungsgegenstand mittels praktischer Erprobung gebildet und weiterentwickelt (DÖRING/BORTZ 2016: 5).

Dieses Kapitel versucht, die Fragen nach Art, Ablauf und Inhalt der Erkenntnisgewinnung für die vorliegende explorative Studie zu klären. Es fasst die wichtigsten theoretischen (Kap. 8.1) und praktischen Erkenntnisse (Kap. 8.2) zusammen.

8.1 Theoretischer Erkenntnisgewinn

Die Anwendung der Schallwellentherapie scheint Auswirkungen auf die Menschen im Wachkoma der Phase F zu haben, indem deren organische Funktionen, ihr emotionales Befinden und die soziokommunikativen Kontakte beeinflusst, zum Teil verbessert werden. Insofern lassen sich Rückschlüsse zu den theoretischen Ausgangspositionen ziehen.

FROMMANN (2013: 46) weist darauf hin, dass das Bewusstsein und die Kommunikationsfähigkeit die charakteristischen Züge sind, die das Leben von Menschen im Wachkoma besonders kennzeichnen (vgl. Kap. 3.2 und 3.3). Welche Erkenntnisse liefert diese Studie hierzu?

Die Erprobung der Schallwellentherapie war als personenzentrierte Maßnahme (ZIEGER 2007: 59) mit individueller Förderung (ZIEGER 2008: 166) angelegt, bei der die vibratorische Wahrnehmung (BIENSTEIN/FRÖHLICH 2012: 45-47) als Folge der basalen Anregung körpernaher Sinne (LEYENDECKER 1998: 323-324) im Vordergrund stand.

Sinnvolle menschliche Förderung geschieht in Kommunikation. Jede sensorische Anregung wird nur dann einen adäquaten Anreiz darstellen können, wenn sie möglichst früh in einen Dialog einmündet (LEYENDECKER 1998: 325).

Insofern gehen die Schallwellenstimulationen einher mit dem Versuch eines frühen Dia-
log- und Kommunikationsaufbaus über vertraute Personen (ZIEGER 2008: 166) – im vorliegenden Fall die Person der Testleitung. In den Fällen von privater Pflege (vgl. Kap. 7.3)
übernehmen diese Funktion die Angehörigen. Dialog und Kommunikationsaufbau sind
entscheidende Kriterien der sozialen Re-Integration dieser schwerstbeeinträchtigten Menschen. Diese fühlen, empfinden und definieren sich durch sozialen Kontakt und Interaktion
mit ihrer Umwelt (STEINBACH/ DONIS 2011a: 109).

Nichtsprachliche Botschaften wie die Schallwellenvibrationen, wenn nötig vorsichtige
Körperkontakte an Schulter, Arm oder Hand sowie die persönliche Nähe der Testleitung
überwiegen in den Wahrnehmungskategorien der Kommunikation mit den Menschen im
Wachkoma der Phase F.

Leitidee dieser Maßnahmen der Basalen Stimulation® (FRÖHLICH 2010) war die Individualisierung in Anerkenntnis der Tatsache, dass Menschen unterschiedlich in ihren Interessen, Vorlieben, Lebenserfahrungen oder Kommunikationsstilen sind – auch Menschen im
Wachkoma. „Die physische Gegenwart, das lebendige Anwesendsein allein genügt, um in
einen basalen Austauschprozess eintreten zu können." (FRÖHLICH 2006: 402)

Zeichen während den Stimulationen wie Blickkontakte der Menschen im Wachkoma, ein
Augenzwinkern, ein Schmunzeln, Brummlaute oder das Heben einer Hand auf die Frage
der Testleitung „Tut Ihnen das gut?" dürfen als durchaus „bewusste" Antwortreaktionen
gedeutet werden. Eine zentralnervöse Aktivierung als Bereitschaft des zentralen Nervensystems, auf externe und interne Stimuli zu reagieren, scheint so gegeben (MIEG 2006:
20). Die Menschen im Wachkoma richten ihre Aufmerksamkeit auf den äußeren Reiz der
Schallwellen-Mikrovibrationen und nehmen diesen „bewusst" wahr.

Um während und nach den Schallwellenstimulationen die körperlichen Reaktionen der
Betroffenen, deren mimische, vegetative und tonische Körpersignale und die leisen Zeichen einer Dialog- und Kommunikationsbereitschaft körpersemantisch entschlüsseln und
richtig deuten zu können, bedarf es allerdings erfahrener Begleitpersonen. Angehörige, die
ihr Familienmitglied seit Jahren gut kennen und Reaktionen meist richtig einschätzen können, dürfen von Natur aus als erfahren gelten. Heimpersonalkräfte benötigen hierfür keine
spezielle Ausbildung. Die Forderungen von ZIELKE-NADKARNI (2005: 2) und BEN-
NER (1995) nach hochqualifizierten Personalkräften („proficient", „expert") mögen für

den Pflegebereich richtig und wichtig sein, für die personale Begleitung bei den Schallwellenstimulationen hat sich diese Forderung im Rahmen der Studie nicht bestätigt.

Eine gewisse Sensibilität im Kontakt zu den Menschen im Wachkoma, konzentriertes Beobachtungsvermögen und der Wille zu helfen, sind die wichtigsten Voraussetzungen. Rein praktisch gesehen scheint es vorteilhaft, wenn für eine Patientin / einen Patienten immer die gleiche Person die Schallwellenstimulationen begleitet.

Zu glauben, die Menschen im Wachkoma einfach auf die Schallwellenmatratze zu legen und dann 40 Minuten sich selbst zu überlassen – in der Zwischenzeit womöglich eine zusätzliche Pause zu genießen – wäre grob fahrlässig und verantwortungslos.

Eindeutig zu weit geht in diesem Zusammenhang auch die Schlussfolgerung der Betreiber der Internetseite „Schallwellenmassage" (http://www.schallwellenmassage.de, 2015). Unter der Überschrift „Nutzen für Ärzte, Therapeuten und Pflegende – Wirtschaftlichkeit", wird hier zum Ausdruck gebracht, dass die „Schallwellenmassage" eine Alternative zu personalintensiven und teuren Therapieangeboten sei, quasi ein adäquater Ersatz. Eine derartige Argumentation widerspricht völlig den Erkenntnissen der Beziehungsmedizin. Pflegende und Angehörige sind als direkte Bezugspersonen und als Kommunikationspartner in der Rehabilitationsmedizin nicht zu ersetzen. Insofern darf die Erprobung dieser gerätegestützten Therapie im Rahmen der vorliegenden explorativen Studie durchaus auch als eine Maßnahme des beziehungsmedizinisch-integrationsorientierten Zugangs verstanden werden. Die Schallwellenstimulationen wären niemals ohne personale Begleitung denkbar.

Durch „Personalentlastung mehr Wirtschaftlichkeit" (http://www.schallwellenmassage.de, 2015) zu erzielen, darf kein Argument sein, wenn es um schwerstbehinderte Menschen geht. Unwichtig ist, ob der Krankenstand des Personals dadurch gesenkt wird. Geradezu grotesk mutet in diesem Kontext die Formulierung an, dass die Leistungsfähigkeit des Personals durch die Eigennutzung des Schallwellengerätes gesteigert wird.

8.2   Praktischer Erkenntnisgewinn

Der praktische Erkenntnisgewinn stützt sich auf die Vor-Ort-Erfahrungen mit der Nutzung des Schallwellengerätes auf der Wachkomastation.

Das Gerät sollte in einem speziellen Behandlungsraum aufgestellt werden, der gegen störende Nebengeräusche einigermaßen gesichert ist. Die mobile Schallwellenmatratze hat

Vorteile gegenüber dem Liegen-Applikator. Sie wird auf ein Krankenbett gelegt, dessen Matratze zum Schutz mit einem Laken abgedeckt ist. Um auch schwergewichtige Patientinnen/Patienten gut behandeln zu können, hat sich eine Verbreiterung der Schallwellenmatratze durch seitliche Armauflagen bewährt.

Der Transport vom Patientenzimmer zum Behandlungsraum sollte immer durch zwei Personalkräfte erfolgen. Dafür müssen 10-15 Minuten Zeit eingerechnet werden. Die Programme P5 (24 Minuten) und P3 (16 Minuten) haben sich als wirksam erwiesen (vgl. Anhang 3: S. 161). Interessant wäre, auch das Programm P4 (vorgeschlagene Zeitdauer: 24 Minuten, vgl. Anhang 3: S. 161) zu erproben, weil dieses mit einem eher vitalisierenden Rechteck-Ansteuerungssignal arbeitet.

Grundsätzlich sollte die Maximaldauer der Schallwellenbehandlung 48 Minuten nicht überschreiten (P5/P4 + P3 = 40 Minuten; P4 + P5 = 48 Minuten).

Sinnvoll wäre es, die Menschen im Wachkoma der Phase F dreimal pro Woche zu stimulieren – wenn möglich immer zur gleichen Tageszeit und bevorzugt vor anderen manuellen Therapiemaßnahmen.

Eine Begleitperson muss während der Stimulationen immer im Behandlungsraum anwesend sein.

Hinsichtlich organisatorischer Zwänge und personeller Aspekte urteilten Heim- und Pflegedienstleitung des Wachkomazentrums im Nachgang zur Studie wie folgt: Die weitere systematische Schallwellenbehandlung der untersuchten Personen und anderer Bewohnerinnen/Bewohner der Wachkomastation gestaltete sich nach Ende der Studie aufgrund stark eingeschränkter personeller Kapazitäten schwierig. Die Behandlungen werden von allen Pflege- und Therapiekräften als ergänzendes Therapieangebot wertgeschätzt. Um deren Wirkung für die Bewohnerinnen/Bewohner aber langfristig zu sichern, müsste die Möglichkeit kontinuierlicher mehrfacher wöchentlicher Stimulationen bestehen. Die Schallwellentherapie ist personalintensiv. Während manuelle Therapien (Bobath, Affolter, F.O.T.T., Kinästhetik, u.a.) im 30-Minuten-Takt von oft externen Therapeutinnen/Therapeuten und ohne größeren eigenen Personaleinsatz auf den Stationszimmern durchgeführt werden können, braucht man für den Transport und die personale Begleitung während der Schallwellenbehandlungen pro Patientin/Patient über fast 90 Minuten ein bis zwei eigene Pflegekräfte. Darüber hinaus muss ein spezieller Behandlungsraum vorgehalten werden. „Eine Pflegekraft wird auf unserer Wachkomastation sechs Stunden pro Tag eingesetzt, in denen maximal vier Patientinnen/Patienten auf dem Schallwellengerät stimuliert werden können. Um nachhaltige Wirkungen zu erzielen, müsste eine Bewohnerin/ein Bewohner dreimal pro Woche behandelt werden. Das heißt, an den fünf Arbeitstagen einer Woche könnten ca. 20 Behandlungen stattfinden. Insgesamt hätten somit sechs bis sieben Patientinnen/Patienten davon einen effektiven Nutzen. Dafür müsste mindestens eine Pflegekraft pro Woche dauerhaft nur mit dieser Aufgabe betraut werden." (Heim- und Pflegedienstleitung, Sommer 2015)

Um 24-28 Patientinnen/Patienten einer Wachkomastation – wie diejenige, in der die vorliegenden Studie durchgeführt wurde – konsequent mit der Schallwellentherapie behandeln zu können, bräuchte es mindestens vier Schallwellengeräte, vier spezielle Behandlungsräume und vier bis fünf eigene, ausschließlich für diese besondere Aufgabe eingesetzte Pflegekräfte. Ein derartiger Bedarf überschreitet die vorhandenen finanziellen, personellen und räumlichen Grenzen fast jeder Wachkomastation.

9 AUSBLICK

Die vorliegende Dissertationsschrift greift ein Thema auf, das bislang in der neurorehabilitativen und pflegewissenschaftlichen Diskussion noch keine Berücksichtigung fand. Die Erprobung der Schallwellentherapie bei Menschen im Wachkoma der Phase F in einer explorativen Feldstudie führte zu Erkenntnissen, die vorhandene wissenschaftstheoretische Positionen stützten und erweiterten, aber auch in konkrete praktische Empfehlungen mündeten.

Das Forschungsvorhaben liefert erste Antworten zur Erkundung des Sachverhalts. Es bestätigt, dass Regelhaftigkeiten vorliegen und welche Beschaffenheit sie haben. Angedeutet wird, in welche Richtung sie weisen und wie stark sie sind. Über ihr Zustandekommen können keine gesicherten Aussagen gemacht werden.

Hier müssen nun weitergehende, größer angelegte, hypothesenprüfende Forschungsstudien mit Kontrollgruppendesign und genaueren diagnostischen Verfahren folgen, um Ursache-Wirkungsbeziehungen statistisch nachzuweisen.

Aus den empirischen Daten der vorliegenden explorativen Studie lassen sich dann Forschungshypothesen formulieren, die zur statistischen Überprüfung der Existenz, der Richtung und der Stärke von Effekten durch die Schallwellentherapie dienen.

Interessant in diesem Zusammenhang wären wissenschaftliche Fragestellungen wie:

- Lassen sich durch verfeinerte diagnostische Methoden wie etwa die funktionelle Magnetresonanztomografie (fMRT) oder die quantitative Elektroenzephalografie (qEEG) weitere biomedizinische Parameter bei den Menschen im Wachkoma der Phase F nachweisen, die ursächlich in Zusammenhang mit der Schallwellentherapie gebracht werden können?

- Führt eine dreimalige Behandlung pro Woche über einen längeren Zeitraum als sieben Wochen bei den Menschen im Wachkoma der Phase F zur Bestätigung der nachgewiesenen kurz-, mittel- und langfristigen Effekte? Lassen sich möglicherweise andere Effekte und Hinweise erkennen?

- Lassen sich mit differenzierteren Beobachtungsskalen und engmaschigeren Ratings über einen längeren Zeitraum eventuell weitere emotionale und soziokommunikative Befunde bei den Menschen im Wachkoma der Phase F erheben?

Abgesehen von weiterführenden hypothesenprüfenden Forschungsarbeiten lässt die vorliegende explorative Studie ein qualitatives Fazit zu.

Die mit der Schallwellentherapie behandelten Menschen im Wachkoma der Phase F schienen die Stimulationen in der weit überwiegenden Mehrzahl der Fälle als wohltuend und entspannend zu empfinden. Das bestätigten sie zum Teil selbst durch eindeutig interpretierbare nonverbale, zum Teil auch verbale Signale. Auch die pflegenden und therapierenden Heimpersonalkräfte sowie die Angehörigen sind dieser Meinung.

Schon alleine der Umstand, diesen schwerstbehinderten Menschen für einen kurzen Zeitraum ein wohltuendes Gefühl vermittelt zu haben, war den Einsatz für diese Feldstudie Wert.

10   ZUSAMMENFASSUNG

Einleitung und Problemsicht

Durch ein unfallbedingtes Schädel-Hirn-Trauma oder eine hypoxische Hirnschädigung kann ein Mensch ins Wachkoma fallen. Viele dieser schwerstbehinderten Menschen verbleiben in einer *Langzeitversorgung der Phase F*. Individuelle Förderung durch körpernahe Interaktionen bei gleichzeitigem Kommunikationsaufbau können auch in dieser Phase zu Remissionen führen (ZIEGER 2008: 166). Unter den sensorischen Angeboten scheint insbesondere die vibratorische Wahrnehmung vielversprechend (BIENSTEIN/FRÖHLICH 2012: 45-47).

Manuelle Therapieformen der Basalen Stimulation® (FRÖHLICH 2010) werden seit Jahren mit Erfolg angewandt. Gerätegestützte Therapien sind noch wenig erforscht. Hier setzt die vorliegende Studie an. Sie befasst sich mit der *Erprobung der Schallwellentherapie bei Menschen im Wachkoma der Phase F*. Hauptzielsetzung ist die Erkundung von Wirkungsweisen und Nutzungsmöglichkeiten dieser Therapieform. Die *Leitfrage* lautet: „Kann die Schallwellentherapie Menschen im Wachkoma der Phase F helfen?". Zu erwartende Erkenntnisse sollen professionell tätigen Personen in Pflegeheimen, aber auch privat pflegenden Angehörigen zugutekommen, die Schallwellentherapie nutzbringend anzuwenden.

Problemfelder in der Versorgung von Menschen im Wachkoma bilden die *Diagnose und Prognose* nach dem Akutereignis und die teils mangelhafte *Pflege und Förderung*. ZIEGER (2011: 4) schätzt 18-40% Fehldiagnosen, BENDER/JOX et al. (2015: 235) vermuten „37-40%" Fehlerrate bei der Abgrenzung zum "Syndrom Minimalen Bewusstseins" (Minimally Conscious State, GIACINO/ASHWAL et al. 2002).

Fast 70% dieser schwerstpflegebedürftigen Menschen werden privat in häuslicher Umgebung von Angehörigen gepflegt. Von den 30% institutionell gepflegten Menschen leben über 50% in nicht speziell für die Wachkomapflege eingerichteten und ausgestatteten Häusern, meist auf gemischten Stationen der Altenpflege. Das heißt, nur 15% aller betroffenen Menschen erhalten in Deutschland eine spezielle Versorgung und Förderung (ERBGUTH/DIETRICH 2013: 426). Eine angemessene und fundierte Behandlungs-, Betreuungs- und Pflegekompetenz ist oft nicht gewährleistet (FROMMANN 2013: 42).

Es gibt viel zu wenig Pflegefachkräfte. Diese stehen meist unter einem enormen physischen und psychischen Druck. Der empfohlene Pflegeschlüssel von 1 Patient/in zu 1,25 Pflegekräften tagsüber wird selten eingehalten. Das Optimum liegt derzeit bei 1:3-4. Oft gibt es große Schwierigkeiten bei den Kostenverhandlungen mit den Krankenkassen. Angehörige werden mit ihren Sorgen und Ängsten häufig alleine gelassen. Nicht unerheblich bestimmen ökonomische Aspekte die Pflege und Förderung. Rehabilitationsmaßnahmen, Langzeitpflege und materielle Hilfsmittel erfordern einen hohen finanziellen Einsatz.

Ausgangspositionen

Das Leben von Menschen im Wachkoma ist durch charakteristische Züge gekennzeichnet, von denen das *Bewusstsein* und die *Kommunikationsfähigkeit* eine besondere Rolle spielen (FROMMANN 2013: 46). Neueste bildgebende Verfahren belegen, dass Menschen im Wachkoma beileibe nicht empfindungs- und wahrnehmungslos sind. Die funktionelle Magnetresonanztomografie (fMRT) oder quantitative Elektroenzephalografien (qEEG) zeigen zum Beispiel nach Schädel-Hirn-Traumen, welche dieser betroffenen Menschen möglicherweise noch Reste eines Bewusstseins besitzen. ZIEGER (2011: 5-6) führt aus, dass die funktionelle Wiederherstellung eines traumatisierten Gehirns weitgehend von den ihm gebotenen Reizen abhängt. Allerdings bedarf es strukturierter Austausch-, Kommunikations- und Förderprozesse (ZIEGER 2007: 59) mit Personen, die bereit sind, sich den Menschen im Wachkoma anzupassen, die lernen ihre Signale zu verstehen und ihre Bedürfnisse zu erkennen.

Im letzten Jahrhundert dominierte ein *biomedizinisch-naturwissenschaftlicher Zugang* die Wachkomaforschung. Dabei ging es vor allem um den erworbenen Defekt des Gehirns, der sich im Fehlen des Bewusstseins und der Kommunikationsfähigkeit zeigte.

Bereits in den 90er-Jahren begann sich ein anderer Zugang zum Thema anzubahnen. Nicht mehr die Hirndefekte der Betroffenen, nicht mehr die biomedizinische Sicht, nicht mehr die Frage, was können diese Menschen nicht mehr, standen im Vordergrund der Betrachtung. Vielmehr schien die Frage wichtig, was können wir tun, um diesen Menschen so gut wie möglich zu helfen, was können wir tun, um das, was diese Menschen noch können, weiter zu fördern und auszubauen. Die früher weit verbreitete therapeutische Hilflosigkeit machte personenzentrierten und integrationsorientierten Maßnahmen Platz (ZIEGER 2007: 59). Leben im Wachkoma ist kein statischer Zustand, sondern eine dynamische Existenzform eines Menschen. Das schließt Veränderungen und Lernprozesse ein.

Diese *beziehungsmedizinisch-personenzentrierte Sicht* ist heute in der Betreuung und Versorgung von Menschen im Wachkoma der vorherrschende Zugang. Kommunikation ist dabei ein wichtiges Förderziel, wobei nichtsprachliche Botschaften wie Körperkontakt, räumliche Nähe und Aspekte der Umgebung in den Wahrnehmungskategorien der Menschen im Wachkoma überwiegen. Die *körpernahen Sinne*, mit denen etwa auch vibratorische Wahrnehmungen erfolgen, sind von weitaus größerer Bedeutung als die körperfernen Sinne, die sprachliche oder visuelle Wahrnehmungen tätigen. Mikrovibrationen wie bei der Schallwellentherapie werden allerdings nur dann einen adäquaten Anreiz darstellen können, wenn sie möglichst früh in einen Dialog einmünden (LEYENDECKER 1998: 325).

Philosophisch-ethisch betrachtet ist zwischenmenschliche Kommunikation, die das Gegenüber als Person ernstnimmt und wertschätzt, auch mit einem Menschen im Wachkoma möglich, der nur rudimentäre Formen von Bewusstsein aufweist, weil sich personale Kommunikation nicht auf verbale und kognitiv gesteuerte Kommunikation reduzieren lässt. Insofern gilt, dass schon die bloße Gegenwart eines Menschen im Wachkoma, aber auch viele seiner nonverbalen Signale von uns als Aufforderung zur Kommunikation verstanden werden sollten (KÖRTNER 2008: 400).

Juristisch gesehen geht es bei der Versorgung, Pflege und Betreuung von Menschen im Wachkoma um Menschenwürde, Lebensschutz und Selbstbestimmung (HÖFLING 2007: 4). Menschen im Wachkoma leben. Sie haben ein Recht auf Fürsorge und Hilfe der Solidargemeinschaft, die ihre Existenz als lebende Menschen würdig aufrechterhält (WEGNER 2006: 114). Für Menschen im Wachkoma besteht aufgrund der Schutzfunktion von Artikel 2, Absatz 2, des Grundgesetzes der Bundesrepublik Deutschland ein Gebot zur Verhinderung von Gesundheitsschäden und damit ein Gebot zur Vornahme von Versorgungsleistungen und Heilbehandlungen sowie ein Verbot, in die körperliche Integrität der Patienten durch jedwede Maßnahmen einzugreifen, sofern die betroffenen Menschen sie nicht gestattet haben (WEGNER 2006: 83).

In der Langzeitversorgung der Phase F geht es vor allem darum, den Menschen im Wachkoma ein positives Lebensgefühl zu vermitteln und sie in sozial-kommunikative Aktivitäten einzubinden. Gezielte Pflege, Förderung und Integration erfordern neben der menschlichen Zuwendung aber auch einen hohen finanziellen Einsatz hinsichtlich personeller und materieller Erfordernisse. Hier spielen naturgemäß *wirtschaftliche Erwägungen* eine Rolle. Bezugnehmend auf diese Erfordernisse stellt sich nicht so sehr die Frage, „[...] ob wir die

Betreuung in einem spezialisierten Langzeitbereich finanzieren können, sondern, ob wir es wollen" (STEINBACH/DONIS 2011a: 95).

Förderkonzepte und Therapien

Behandlung und Rehabilitation von Menschen im Wachkoma der Phase F richten sich gegen körperliche, neurologische und neurokognitive Aktivitätsbeeinträchtigungen (BAR 2003). Unter dem Sammelbegriff der *Komastimulationstherapie* sind sowohl sensorische und regulative Stimulationsverfahren als auch pharmakologische und elektrische Methoden zusammengefasst (GEREMEK 2009: 91). Die verschiedenen Therapien unterscheiden sich grundsätzlich hinsichtlich ihrer Interventions- und Stimulationsmaßnahmen. *Personale Interventionen* werden zumeist manuell von ausgebildeten Spezialistinnen und Spezialisten vorgenommen, während *gerätegestützte Therapien* unter personaler Kontrolle und Aufsicht eher automatisiert ablaufen.

Zu den personalen Interventionen, die seit Jahren mit Erfolg angewendet werden, gehören u.a. die Basale Stimulation® nach FRÖHLICH (2010), die Basale Kommunikation® nach MALL (2008), die geführte Interaktionstherapie nach dem AFFOLTER-Modell (AFFOLTER 2007), Interaktionen nach dem Kinästhetik-Prinzip (vgl. ASMUSSEN 2010), die Physiotherapie nach BOBATH (vgl. BIEWALD 2004), die Ergotherapie (vgl. HAGEDORN 2000), die Logopädie (vgl. SCHLEE 2008), die Therapie des Facio-Oralen Trakts F.O.T.T. nach COOMBES (vgl. NUSSER-MÜLLER-BUSCH 2011), Musik- und auch Tiertherapien.

Gerätegestützte Therapien wie die Matrix-Rhythmus-Therapie nach RANDOLL (2015), die Steh-Therapie, die MOTOmed-Bewegungstherapie oder die Schallwellentherapie sind in ihren Einsatzmöglichkeiten und Wirkungsweisen bei Menschen im Wachkoma der Phase F bislang noch wenig erforscht.

Mit der *Erprobung der Schallwellentherapie bei Menschen im Wachkoma der Phase F* befasst sich die vorliegende explorative Studie.

Die *Schallwellentherapie* gehört zu den vibroakustischen Verfahren. Auditives und sensorisches Klangerleben werden kombiniert. Es handelt sich um eine gerätegestützte Therapie, die durch Schalldruck eine sensible Körperstimulation anstrebt (STAHL 2013: 24). Schalldruckreize im Niederfrequenzbereich zwischen 30 - 60 Hertz werden mit Hilfe von Schallgebern, die in eine Matte oder Liege eingearbeitet sind, auf den ganzen Körper übertragen.

Die Schallwellentherapie verwendet Longitudinalwellen mit einer Amplitude zwischen 2 - 6 mm. Die resultierenden harmonischen Schwingungen sprechen Mechanorezeptoren in der Haut, der Muskulatur, in den Gelenken und inneren Organen an. Allerdings scheint diese Therapieform nur mit personaler Begleitung während der Stimulationen sinnvoll. Diese Forderung tendiert zum beziehungsmedizinisch-personenzentrierten Zugang in der Pflege und Förderung von Menschen im Wachkoma. Kontraindiziert ist die Schallwellentherapie bei Menschen mit Herz- und Lungeninsuffizienz, mit Herzschrittmachern und Defibrillatoren, bei Stenosen zerebraler Gefäße und bei starken Anfallsleiden (ZHENG/SAKARI et al. 2009).

Zielsetzungen und Forschungsfragen

Die *Teilzielsetzungen* betreffen den biomedizinischen, psychisch-emotionalen, sozial-kommunikativen und funktionalen Bereich. Da es an ausreichend gesichertem Vorwissen zum Forschungsthema fehlt, keine wissenschaftlich fundierte Theorie und keine dokumentierten empirischen Ergebnisse vorliegen, können keine Forschungshypothesen aufgestellt, sondern nur *Forschungsfragen* formuliert werden. Diese fordern dazu auf zu ermitteln, ob Regelhaftigkeiten vorliegen, welche Beschaffenheit sie haben, in welche Richtung sie weisen und wie stark sie sind.

Es soll erkundet werden, ob und wie sich die Schallwellentherapie bei Menschen im Wachkoma der Phase F auf *biomedizinische Parameter*, auf deren *psychisch-emotionales Befinden* und die *soziokommunikativen Kontakte* zu den pflegenden und begleitenden Personen auswirkt. Es gilt zu erproben, ob die Schallwellentherapie in der Betreuung, Pflege und Förderung von Menschen im Wachkoma der Phase F die *Funktion als ergänzende, gerätegestützte Therapieform* erfüllen kann.

Untersuchungsmethodik

Die vorliegende Arbeit stellt eine *explorative Pilotstudie* dar. Sie ist anwendungswissenschaftlich angelegt und wurde als quantitativ-qualitative Feldstudie durchgeführt. Methodisch gesehen handelt es sich um ein *Quasi-Experiment ohne Kontrollgruppe* mit einem siebenwöchigen Treatment in einem Wachkomazentrum der Phase F, eine siebenmonatige *strukturierte Feldbeobachtung* im gleichen Wachkomazentrum sowie eine *schriftliche Befragung* in 15 deutschen Seniorenheimen und bei acht Angehörigen mit privater Pflege.

Die *forschungsethischen Regelungen* waren an den Prinzipien der Freiwilligkeit und informierten Einwilligung (Einverständniserklärungen der Heimleitung und von Angehörigen bzw. Betreuungspersonen), des Schutzes vor Beeinträchtigung und Schädigung (Einbindung der Feldstudie in die Alltagsbedingungen der Wachkomastation) sowie der Anonymisierung und Vertraulichkeit der Daten orientiert (SALES/FOLKMAN 2000).

Das Treatment wurde mit nur zehn Bewohnerinnen/Bewohnern durchgeführt, weil insgesamt zu wenige Menschen der Phase F in diesem Wachkomazentrum leben. Aufgrund der kleinen Probandenzahl konnte keine Kontrollgruppe gebildet und auch keine Randomisierung bzw. Parallelisierung vorgenommen werden. CAMPBELL/STANLEY (1963: 6-13) sprechen in vergleichbaren Fällen von einem „pre-experimental one-group pretest-posttestdesign". Die *Untersuchungsgruppe* bestand aus fünf Frauen und fünf Männern, die zu Untersuchungsbeginn im arithmetischen Mittel 59,1 Jahre alt waren und durchschnittlich seit vier Jahren im Wachkoma der Phase F lebten.

Bezogen auf die Datenerhebungen wurde die Untersuchung in *drei Phasen* gegliedert. Vorlaufphase (Prä-Phase: die drei Monate vor Beginn des Treatments) und Nachlauf-Phase (Post-Phase: die zwei Monate nach Ende des Treatments) dienten der Überprüfung *langfristiger Effekte*, die siebenwöchige Treatment-Phase der Analyse *kurz- und mittelfristiger Effekte*. Langfristige Effekte waren Auswirkungen, die sich erst nach Wochen zeigten und mögliche Veränderungen bei Schleimbildung und Sekretolyse sowie Stuhlgang betrafen. Die entsprechenden Daten entstammten *Dokumentenanalysen*. Mittelfristige Effekte waren Auswirkungen, die sich im Rahmen des siebenwöchigen Treatments nach zwei, nach vier und nach sieben Wochen zeigten und die Merkmale Spasmen und Körperverspannungen, Emotionszustand und Kommunikationszugänglichkeit betrafen. Diese Daten wurden durch sechs Rater/-innen mittels strukturierter, quantitativer, direkter *Verhaltensbeobachtungen* (DÖRING/BORTZ 2016: 328-353) erhoben. Kurzfristige Effekte waren Auswirkungen, die sich in direkter zeitlicher Folge zu den Schallwellenstimulationen zeigten und die *Vitalparameter* Herzfrequenz, Atemfrequenz, Blutdruck und Sauerstoffsättigung des Blutes, die *psychischen Merkmale* Wachheit und Vigilanz sowie die *Verhaltensmerkmale* mimische, vegetative und tonische Körpersignale betrafen. Vitalparameter wurden gemessen, psychische und Verhaltensmerkmale geratet. Es fanden an einem Stimulationstag drei Messungen statt: der *Prätest* direkt vor Beginn einer Schallwellenstimulation, der *1. Posttest* direkt nach Ende der 40-minütigen Stimulation und der *2. Posttest* zwei Stunden danach. Die gleichen Erhebungen fanden an jedem weiteren Stimulationstag im Rahmen der Treatment-Phase statt. Es lässt sich folglich die unabhängige Variable „Treatment" von den abhängigen Variablen „Kurz- und mittelfristige Effekte" sowie „Langfristige Effekte" unterscheiden.

Aus organisatorischen und aus Belastungsgründen wurde die Versuchsgruppe aufgeteilt in *zwei Teilgruppen* zu je fünf Bewohnerinnen/Bewohnern. Die Untersuchung jeweils einer Teilgruppe dauerte sieben Wochen.

Das *Treatment* wurde mittels einer mobilen Schallwellenmatratze (Matten-Applikator) in einem gesonderten Behandlungsraum der Wachkomastation umgesetzt. Das Schallwellen-gerät ermöglichte Ganz- und Teilkörperstimulationen in 5 Programmen mit unterschiedli-chen Tonfolgen. Aus medizinischen Gründen entschieden wir uns bei der Untersuchungs-gruppe für eine jeweils *40-minütige Stimulation.* Zuerst fand das *Ganzkörper-Harmonisierungsprogramm 5* Anwendung (24 Minuten). Im Anschluss daran folgte das *Teilkörperprogramm 3* (Kopf und Oberkörper, 16 Minuten). In der siebenwöchigen Treat-ment-Phase wurde jede Bewohnerin / jeder Bewohner mindestens *zweimal pro Woche* bei stets einem bis zwei Tagen Pause, insgesamt *maximal 14-mal* behandelt. Für die statisti-sche Analyse gilt n = 106 pro Merkmal.

Alle Daten wurden in eigens dafür entwickelte Protokollbögen dokumentiert.

Für die Beobachtungsratings wurde Anleihe genommen bei den standardisierten Remissi-onsskalen CRS-R (Coma Recovery Scale – Revised, 2004), SMART (Sensory Modality Assessment and Rehabilitation Technique, 1988), SEKS (Skala Expressive Kommunikati-on und Selbstaktualisierung, 1997) und IDB (Instrument zur Differentialdiagnostik von Bewusstseinsstörungen, 2010).

Die schriftliche Befragung erfüllte die Anforderungen einer quantitativen, wissenschaftlich vollstandardisierten Erhebung nach dem Paper-Pencil-Modell mit ausführlichem An-schreiben und postalischem Verbreitungsweg (vgl. DÖRING/BORTZ 2016: 405-429). Es wurden zwei unterschiedliche Fragebogen – für professionelles Pflegepersonal, Therapeu-tinnen und Therapeuten in Pflegeheimen und für Angehörige mit privater Pflege – entwi-ckelt. Die Fragebogen wiesen vier Schwerpunkte auf: Nutzung des Schallwellengerätes (15 Fragen), unmittelbare Wirkung der Stimulationen (21 Fragen), dauerhafte Wirkung der Stimulationen (19 Fragen) und personale Begleitung bei den Stimulationen (8 Fragen). Die Fragebogen waren konzipiert für 20-30 Minuten Antwortzeit. Bei der Formulierung der

Fragen wurde geschlossenen Aussagen mit fünf Antwortmöglichkeiten der Vorzug vor offenen Antworten gegeben.

Methodenkritische Überlegungen betreffen das Untersuchungsdesign, den Untersuchungsplan und die Untersuchungsgruppe. Personen- und situationsgebundene Störvariablen beeinflussten die Validität der Untersuchung. Der Rosenthal-Effekt (DÖRING/BORTZ 2016: 101) war trotz sorgsamer Beobachterauswahl und intensiver Beobachterschulung nicht ganz auszuschließen. Manche Messungen und Beobachtungsratings entpuppten sich im Rahmen der Alltagsbedingungen auf der Wachkomastation als wenig praktikabel oder nicht durchführbar. Hier mussten kurzfristige Änderungen in den Datenerhebungen vorgenommen werden.

Untersuchungsergebnisse

Zur Beurteilung der Effekte lagen am Ende der Untersuchung folgende Daten vor:

Kurzfristige Effekte   *Biometrische Merkmale mit intervallskalierten Daten*

- Herzfrequenz (Herzschläge pro Minute)

- Blutdruck (systolisch / diastolisch in mm Hg)

- Atemfrequenz (Atemzüge pro Minute)

- Sauerstoffsättigung des Blutes (sO$_2$ per Pulsoxymeter)

Beobachtungsmerkmale mit ordinalskalierten Daten

- Wachheit

- Vigilanz

- Mimik

- Vegetative Körpersignale

- Tonische Körpersignale

Mittelfristige Effekte   *Beobachtungsmerkmale mit ordinalskalierten Daten*

- Spasmen / Körperanspannung

- Emotionszustand

- Kommunikation

Langfristige Effekte   *Daten aus Pflege- und Ergotherapie-Dokumenten*

- Schleim: Menge, Konsistenz, Farbe/Geruch

- Stuhlgang: Anzahl pro Tag, Menge, Konsistenz

Intervall- und ordinalskalierte Daten wurden zunächst einer deskriptiven Analyse unterzogen. Die Kennwerte der Verteilungen (Häufigkeiten, Mittelwerte, Standardabweichungen, Median, Minima, Maxima) wurden mittels Tabellen, Box-Whisker-Plots und Histogrammen dargestellt. Um signifikante *kurzfristige Effekte* aufzuzeigen, kam bei den intervallskalierten Daten der t-Test für Mittelwertdifferenzen, bei den ordinalskalierten Daten der WILCOXON-Test für Paarwertdifferenzen zum Einsatz. Das Signifikanzniveau betrug jeweils $\alpha = 0,05$. Um die klinische Relevanz der signifikanten kurzfristigen Effekte beurteilen zu können, wurden bei den entsprechenden Merkmalen die Effektstärken nach GLASS Δ (intervallskalierte Daten) und CLIFfs d (ordinalskalierte Daten) berechnet. Referenzwerte für GLASS Δ sind: klein = .20, mittel = .50, groß = .80. Referenzwerte für CLIFfs d sind: klein = .147, mittel = .33, groß = .474. Mögliche statistische Zusammenhänge zwischen Merkmalen mit nachgewiesen signifikanten Effekten wurden durch die Produkt-Moment-Korrelation nach PEARSON (intervallskalierte Daten) und durch die Rangkorrelation nach SPEARMAN (ordinalskalierte Daten) nachgewiesen. Die inferenzstatistischen Prüfungen der Forschungsfragen wurden als „Signifikanztests auf Probe", die Beschreibung der Ergebnisse als „spekulative Ex-Post-Erklärungen" gewertet (DÖRING/BORTZ 2016: 621-628).

Die ordinalskalierten Daten der *mittelfristigen Effekte* entstammten drei Messungen während der siebenwöchigen Treatment-Phase. Aufgrund des Designs mit dreimaligem Rating durch sechs Rater/-innen wurde ein lineares Regressionsmodell mit Kontrolle nach Rater und Patientin/Patient gerechnet.

Da die Messungen zu den *langfristigen Effekten* in Prä-, Treatment- und Post-Phase eher unsystematisch und in unterschiedlichen Häufigkeiten erfolgten, musste ein geeignetes statistisches Auswertungsmodell gefunden werden. Wir entschieden uns schließlich für ein lineares Regressionsmodell mit Kontrolle nach Patientin/Patient, Phase und Tag, das formal einer ANCOVA-Analyse entsprach. Die ordinalen Merkmale wurden im vorliegenden Fall als quasi-metrisch betrachtet, um einer Kovarianzanalyse gerecht zu werden. Referenzwerte für die Regressionskoeffizienten β_j bei den mittel- wie langfristigen Effekten sind: klein = .10, mittel = .30, groß = .50.

Von 67 verschickten Fragebogen der *schriftlichen Befragung* kamen 40 beantwortet zurück. Die Fragebogen bezogen sich jeweils auf einen zu pflegenden Menschen im Wachkoma der Phase F. Die Rücklaufquote betrug insgesamt 59,7% – ein vergleichsweise sehr

hoher Wert. Von acht Angehörigen-Fragebogen wurden sieben beantwortet (Rücklaufquote: 87,5%), von 59 Heim-Fragebogen 33 (Rücklaufquote: 55,9%). Bei insgesamt ca.
220 Wachkomapatienten der Phase F, die in Deutschland systematisch mit der Schallwellentherapie behandelt werden, entspricht die untersuchte Probandenzahl von 40 einer Ausschöpfungsquote von 18,2%. Diese darf ebenfalls als sehr hoch eingeschätzt werden. 35 der befragten Pflegepersonen waren weiblich (A=6, H=29), fünf männlich (A=1, H=4). Alle sind
seit etwa 2012 mit der Schallwellentherapie vertraut. Die Behandlungen pro Woche (A=6,
H=8) und die seit 2012 insgesamt behandelten Menschen (A=7, H=499) legen den Schluss
nahe, dass die Pflegepersonen als durchweg erfahren gelten können.

Zusammenfassend lassen sich die *Untersuchungsergebnisse* wie folgt darstellen.

▪   Feldstudie

Die Schallwellentherapie hat Auswirkungen auf die Vitalfunktionen Herzfrequenz, Blutdruck und Sauerstoffsättigung des Blutes. Die *Atemfrequenz* wird nicht beeinflusst. Die
Herzfrequenz scheint zu sinken. Der *systolische Blutdruck* steigt ebenso wie die *Sauerstoffsättigung des Blutes* vom Prätest zum 1. Posttest, vor allem aber vom Prätest zum 2.
Posttest. Der Effekt zwei Stunden nach Ende der Stimulation ist bei beiden Merkmalen
statistisch hoch signifikant und klinisch bedeutsam. Die Effektstärken liegen beide Male
im kleinen Bereich (Systolischer Blutdruck: GLASS $\Delta = 0.25$ / O_2-Sättigung: GLASS $\Delta =
0.37$). Beim Merkmal *diastolischer Blutdruck* zeigt sich lediglich eine Tendenz zum posi-
tiven Effekt im 2. Posttest.

Auf die *Sekretolyse* hat die Schallwellentherapie offensichtlich keine Auswirkungen. Subjektiv gesehen kommen Testleitung und einige Personalkräfte zu einem qualitativ positiveren Urteil.

Der statistisch signifikante Rückgang von *Spasmen und Körperverspannungen* zwei Stunden nach Ende der Behandlung weist in die Richtung einer beruhigenden und entspannenden Wirkung. Die *tonischen Körpersignale* legen den Schluss nahe, dass die Betroffenen
deutlich gelöster sind und sich dies auch körperlich zeigt. Dieses Ergebnis wird auch mittelfristig bestätigt. Während des siebenwöchigen Treatments reduzieren sich Spasmen und
Körperverspannungen signifikant (β_j: nach 4 Wochen = 0.215, nach 7 Wochen = 0.298).

Statistisch signifikant ist auch der Rückgang der *Stuhlgänge* pro Patientin/Patient/Tag in
der Post-Phase während der zwei Monate nach Treatment-Ende (β_j = - 0.342). Weniger

Stuhlgänge pro Patientin/Patient erhöhen das Wohlbefinden der Betroffenen und erleichtern die Pflege.

Die sensorische Stimulation durch die Schallwellentherapie bewirkt einen höheren *Wachheitsgrad* bei den Menschen im Wachkoma der Phase F. Die Betroffenen öffnen ihre Augen zu Beginn der Behandlung früher und halten sie länger offen, sie beantworten die Stimulationen durch Augenbewegungen und mimische Reaktionen, befolgen zum Teil verbale Aufforderungen. Besonders während und direkt nach der Stimulation (1. Posttest) scheint dieses Verhalten auch auf die Behandlung zurück zu führen. Zwei Stunden nach der Stimulation (2. Posttest, CLIFFs d = 0.28) können Störvariablen verstärkt Einfluss nehmen. Eine länger andauernde gerichtete Aufmerksamkeit (*Vigilanz*) ist nicht fest zu stellen. Auch ohne signifikantes Testergebnis hierbei darf behauptet werden, dass die Schallwellenstimulationen bei den Menschen im Wachkoma der Phase F positiv wirken. Erstaunen, Freude und Zufriedenheit können als Zeichen intensiverer Selbstwahrnehmung gelten. Je höher der Wachheitsgrad desto stärker die vegetativen Körpersignale (r_s: im Prätest = 0.241, im 1. Posttest = 0.311, im 2. Posttest = 0.448). Beruhigung und Entspannung dominieren auch noch zwei Stunden nach der Behandlung.

Mittelfristig gesehen liefert zumindest das dritte Rating nach sieben Wochen ein statistisch signifikantes Ergebnis (β_j = 0.290). Der Emotionszustand der Betroffenen hat sich gegen Ende des Treatments sichtlich gebessert.

Soziokommunikativ lassen sich weder kurz- noch mittelfristig signifikante Effekte nachweisen. Allenfalls eine gewisse Tendenz zu etwas mehr Öffnung und zu dem einen oder anderen *kommunikativen Kontakt* ist nach sieben Wochen Treatment zu erkennen.

- Schriftliche Befragung

Eine hohe Effizienz wird der Schallwellentherapie für das Lösen von *Spasmen* und die Linderung von *Körperverspannungen* zugeschrieben, zumal Veränderungen dieser tonischen Körpersignale auch leicht erkannt und bewertet werden können. *Psychisch-emotionale* Wirkungen in Folge der Schallwellenstimulationen werden in Form deutlicher Beruhigungs- und Entspannungstendenzen und des Abbaus von Unruhezuständen berichtet. Während der Stimulationen sollte immer eine begleitende Person im Behandlungsraum anwesend sein. Das hat Kontroll- und Kommunikationsgründe. Allerdings kann die Mehrheit der Pflegenden keine *kommunikativen Signale* der Betroffenen ausmachen, wobei die Angehörigen dies deutlich positiver bewerten als das Heimpersonal. Die Betroffenen scheinen die körperliche Nähe und den räumlichen Kontakt zu den Begleitpersonen zu spüren und zu schätzen.

Handhabung und Bedienung des Schallwellengerätes werden als einfach beschrieben. Für die Behandlungen der Menschen im Wachkoma der Phase F sollte vor allem in Heimen ein spezieller Raum ohne große Störgeräusche zur Verfügung stehen. Aufgrund von Beruhigungs- und Entspannungstendenzen der Patienten nach erfolgter Schallwellenstimulation scheinen pflegerische und vor allem manuelle therapeutische Maßnahmen erleichtert.

Erkenntnisse und Schlussfolgerungen

Die vorliegende Forschungsarbeit greift ein Thema auf, das bislang in der neurorehabilitativen und pflegewissenschaftlichen Diskussion noch wenig Berücksichtigung fand. Die Erprobung der Schallwellentherapie bei Menschen im Wachkoma der Phase F in einer explorativen Feldstudie führte zu Erkenntnissen, die vorhandene wissenschaftstheoretische Positionen stützten und erweiterten, aber auch in konkrete praktische Empfehlungen mündeten.

Die Anwendung der Schallwellentherapie scheint Auswirkungen auf die Menschen im Wachkoma der Phase F zu haben, indem deren organische Funktionen und ihr emotionales Befinden beeinflusst, zum Teil verbessert werden.

Zeichen wie Blickkontakte, ein Augenzwinkern, ein Schmunzeln, Brummlaute oder das Heben einer Hand auf die Frage der Testleitung „Tut Ihnen das gut?" dürfen als durchaus „bewusste" Antwortreaktionen gedeutet werden. Eine zentralnervöse Aktivierung als Bereitschaft des zentralen Nervensystems, auf externe und interne Stimuli zu reagieren, scheint gegeben (vgl. MIEG 2006: 20). Die Menschen im Wachkoma richten ihre Aufmerksamkeit auf den äußeren Reiz der Schallwellenvibrationen und nehmen diesen „bewusst" wahr.

Der praktische Erkenntnisgewinn stützt sich auf die Vor-Ort-Erfahrungen mit der Nutzung des Schallwellengerätes auf der Wachkomastation. Sinnvoll wäre es, die Menschen im Wachkoma der Phase F dreimal pro Woche zu stimulieren – wenn möglich immer zur gleichen Tageszeit und bevorzugt vor anderen manuellen Therapiemaßnahmen. Grundsätzlich sollte die Maximaldauer der Schallwellenbehandlung 48 Minuten nicht überschreiten. Die Erprobung des Ganzkörper-Vitalisierungsprogramms 4 (24 Minuten) ist in Erwägung zu ziehen. Eine Begleitperson muss während der Stimulationen immer im Behandlungs-raum anwesend sein.

Von besonderer Bedeutung scheint die Tatsache, dass Schallwellentherapiegeräte auch von Personen problemlos bedient werden können, die keine spezielle Ausbildung besitzen – so zum Beispiel von Angehörigen und Pflegeassistenzpersonal.

Die Ergebnisse der Pilotstudie deuten darauf hin, dass die Schallwellentherapie als geräte-gestütztes Verfahren für Menschen im Wachkoma der Phase F eine wirkungsvolle und praktikable Ergänzung zu den bewährten manuellen Therapien der Basalen Stimulation® sein kann. Hier sollten nun weitergehende, größer angelegte, hypothesenprüfende For-schungsstudien mit Kontrollgruppendesign und genaueren diagnostischen Verfahren fol-gen.

LITERATUR

AAPOR (2011, American Association for Public Opinion Research, Hrsg.): Response Rate Calculator V3.1, Nov. 2011. URL: https://www.aapor.org/Standards-Ethics/Standard-Definitions-%281%29.aspx [03.02.2016].

AFFOLTER, F. (2007[10]): *Wahrnehmung, Wirklichkeit und Sprache.* Villingen-Schwenningen: Neckar-Verlag.

ALAJOUANINE, T. (1957): Les altérations des états de conscience causees par les désorders neurologiques. In: *Acta Media Belgium,* Nr. 2, S. 19-41.

American Academy of Neurology (1989, Hrsg.): Position of the american academy of neurology on certain aspects of the care and management of the persistant vegetative state patient. In: *Neurology* (39), S. 125-126.

ASSMUSSEN, M. (2010): *Praxisbuch Kinaesthetics. Erfahrungen zur individuellen Bewegungsunterstützung auf Basis der Kinästhetik.* München: Urban & Fischer.

ASSMUSSEN-CLAUSEN, M. (2011): Kinaesthetics – Interaktion durch Berührung und Bewegung. In: NYDAHL, P. (2011[3], Hrsg.): *Wachkoma – Betreuung, Pflege und Förderung eines Menschen im Wachkoma.* München: Urban & Fischer. S. 79-97.

BAG Phase F (2015): Ziele / Aufgaben.
URL: http://www.bag-phase-f.de/de/ziele-aufgaben/index.php [03.02.2015].

BAR (2003, Bundesarbeitsgemeinschaft für Rehabilitation, Hrsg.): *Empfehlungen zur stationären Langzeitversorgung und Behandlung von Menschen mit schweren und schwersten Schädigungen des Nervensystems in der Phase F.* Frankfurt/M.: Eigenverlag.

BENDER, A. / JOX, R.J. et al. (2015): Wachkoma und minimaler Bewusstseinszustand: Systematisches Review und Metaanalyse zu diagnostischen Verfahren. In: *Deutsches Ärzteblatt,* Jg. 112, Nr. 14, S. 235-242.

BENNER, P. (1995[2]): *Stufen zur Pflegekompetenz.* Bern: Hans Huber Verlag.

BERNAT, J.L. (1992): The Boundaries of the Persistent Vegetative State. In: *Journal of Clinical Ethics,* Jg. 3, Nr. 3, S. 176-180.

BIENSTEIN, C. (2006): Leben im Koma. Mitschrift eines Vortrags aus Anlass der Tagung „(Un)geregelter Tod" der Arbeitsstelle Neonazismus, FH Düsseldorf und Bioskop e.V. in Kooperation mit OMEGA e.V. und Bildungswerk der Humanistischen Union am 22.-23.09.2006 in Düsseldorf. URL: http://www.bioskop-forum.de/files/bienstein.leben-im-koma.pdf [06.01.2015].

BIENSTEIN, C. / FRÖHLICH, A. (2012[7]): *Basale Stimulation in der Pflege. Die Grundlagen.* Bern: Huber.

BIEWALD, F. (2004, Hrsg.): *Das Bobath-Konzept.* München: Urban & Fischer.

BÖTTGER-KESSLER, G. / BEINE, K.-H. (2007): Aktive Sterbehilfe bei Menschen im Wachkoma? Ergebnisse einer Einstellungsuntersuchung bei Ärzten und Pflegenden. In: *Der Nervenarzt* (78), 7, S. 802-808.

BODENMANN, G. (2006): Beobachtungsmethoden. In: PETERMANN, F. / EID, M. (Hrsg.): *Handbuch der Psychologischen Diagnostik. Handbuch der Psychologie. Band 4.* Göttingen: Hogrefe. S. 151-159.

BÜHRING, P. (2001): Wachkoma-Patienten: Um Verbesserungen bemüht. In: *Deutsches Ärzteblatt* (98), 19, S. 1225.

Bundesärztekammer (2011): Grundsätze der Bundesärztekammer zur ärztlichen Sterbebegleitung. In: *Deutsches Ärzteblatt*, Jg. 108, Nr. 7, S. 346-348.

CALBET, J. / COLL, J. (1959): Meningitis of sinusoid origin with the form of coma vigil. In: *Revue d'oto-neuro-ophtalmologie*, Nr. 31, S. 443-445.

CAMPBELL, D.T. / STANLEY, J.C. (1963): Experimental and quasi-experimental Designs for Research. Reprint from *Handbook of Research on Teaching*. Boston: Houghton Mifflin Company.

CASONATO, C. (2010): Würdiges Sterben und Lebensverkürzung: Rechtliche Bestimmungen im Vergleich. In: *Texte zum Thema „Ethik und Lebensende". Gesundheitswesen.* Autonome Provinz Bozen Südtirol. URL: http://www.provinz.bz.it/gesundheitswesen/download/ 12.pdf, S. 1-26 [09.08.2015].

CLIFF, N. (1993): Dominance statistics: Ordinal analyses to answer ordinal questions. In: *Psychological Bulletin*, 114, S. 494-509.

DIPASQUALE, M.C. / WHYTE, J. (1996): The use of quantitative data in treatment planning for minimally conscious patients. In: *Journal of Head Trauma Rehabilitation*, Jg. 11, Nr. 6, S. 9-17.

DÖRING, N. / BORTZ, J. (2016[5]): *Forschungsmethoden und Evaluation in den Sozial- und Humanwissenschaften.* Berlin – Heidelberg: Springer.

DÖRNER, K. (1994): Leben mit Be-wußt-sein? In: BIENSTEIN, C. / FRÖHLICH, A. (Hrsg.): *Bewusstlos. Eine Herausforderung für Angehörige, Pflegende und Eltern.* Düsseldorf: Verlag Selbstbestimmtes Leben. S. 67.

DONIS, J. / KRÄFTNER, B. (2011): The prevalence of patients in a vegetative state and minimally conscious state in nursing homes in Austria. In: *Brain Injury*, Jg. 25, Nr. 11, S. 1101-1107.

DUTTGE, G. (2007): Was ist der rechtlich und ethisch angemessene Umgang mit Wachkomapatienten? Die strafrechtliche Perspektive. In: HÖFLING, W. (Hrsg.): *Das sog. Wachkoma. Rechtliche, medizinische und ethische Aspekte.* 2. Auflage. Berlin: LIT Verlag Dr. W. Hopf. S. 91-102.

DUTTGE, G. (2011): Therapiebegrenzende Entscheidungen in „Wachkoma" - Fällen aus rechtlicher Sicht. In: *Fortschritte Neurologie Psychiatrie*, Jg. 79, Nr. 10, S. 582-587.

ERBGUTH, F. (2011): Ein Grenzbereich der Intensivmedizin. Wachkoma: Therapieentscheidungen und ethisch-rechtliche Probleme. In: *Intensiv*, Jg. 19, S. 33-40.

ERBGUTH, F. / DIETRICH, W. (2013): Gibt es bewusste Wahrnehmung beim apallischen Syndrom? In: *Aktuelle Neurologie*, Jg. 40, S. 424-432.

ERP, W.S. van / LAVRIJSEN, J.C. et al. (2014): The vegetative state/unresponsive wakefulness syndrome: a systematic review of prevalence studies. In: *European Journal of Neurology*, Jg. 11, S. 1361-1368.

FRÖHLICH, A. (1981, Hrsg.): *Die Förderung Schwerstbehinderter. Erfahrungen aus sieben Ländern.* Luzern: Verlag der Schweizerischen Zentralstelle für Heilpädagogik.

FRÖHLICH, A. (1989): Kommunikation und Sprachentwicklung bei körperbehinderten Kindern. In: *Kommunikation und Sprache körperbehinderter Kinder.* S. 11-28.

FRÖHLICH, A. (2003[4]): *Basale Stimulation. Das Konzept.* Düsseldorf: Verlag Selbstbestimmtes Leben.

FRÖHLICH, A. (2006[2]): Basale Förderung. In: ANTOR, G. / BLEIDICK, U. (Hrsg.): *Handlexikon der Behindertenpädagogik. Schlüsselbegriffe aus Theorie und Praxis.* Stuttgart: Kohlhammer. S. 402-404.

FRÖHLICH, A. (2010[2]): *Basale Stimulation. Das Arbeitsbuch.* Bern: Huber.

FROMMANN, N. (2013): *Das Verletzte stärken. Seelsorge für Menschen mit erworbenen Hirnschädigungen und für Menschen im Wachkoma.* Göttingen: Vandenhoeck & Ruprecht.

FUCHS, T. (2012[4]): *Das Gehirn – ein Beziehungsorgan. Eine phänomenologisch-ökologische Konzeption.* Stuttgart: Kohlhammer.

GEREMEK, A. (2009): *Wachkoma. Medizinische, rechtliche und ethische Aspekte.* Köln: Deutscher Ärzte-Verlag.

GERSTENBRAND, F. (1967): *Das traumatische apallische Syndrom. Klinik, Morphologie, Pathophysiologie und Behandlung.* Wien: Springer.

GIACINO, J.T. / ASHWAL, S. et al. (2002): The minimally conscious state. Definition and diagnostic criteria. In: *Neurology*, Jg. 58, Nr. 3, S. 349-353.

GLASS, G.V. (1976): Primary, secondary, and meta-analysis of research. In: *Educational Researcher*, 5, S. 3-8.

GOTTSCHILD, S. / KRÖLING, P. (2003): Vibrationsmassage. Eine Literaturübersicht zu physiologischen Wirkungen und therapeutischer Wirksamkeit. In: Deutsche Gesellschaft für Physikalische Medizin und Rehabilitation (Hrsg.): *Phys Med Rehab Kuror*, Jg. 13, S. 85-95.

GREGOR, G. / GROSSMANN, A. (2011): Ergotherapie. In: NYDAHL, P. (2011[3], Hrsg.): *Wachkoma – Betreuung, Pflege und Förderung eines Menschen im Wachkoma.* München: Urban & Fischer. S. 59-78.

GUSTORFF, D. (2011): Wachkoma auf Intensivstationen aus musiktherapeutischer Sicht. In: NYDAHL, P. (2011[3], Hrsg.): *Wachkoma – Betreuung, Pflege und Förderung eines Menschen im Wachkoma.* München: Urban & Fischer. S. 115-127.

GUTWALD, R. / SELLMAIER, S. (2011): Ethische Probleme des Wachkomas. In: JOX, R. / KÜHLMEYER, K. et al. (Hrsg.): *Leben im Koma. Interdisziplinäre Perspektiven auf das Problem des Wachkomas. Münchner Reihe Palliative Care.* Band 6. Stuttgart: Kohlhammer. S. 122-136.

HAGEDORN, R. (2000): *Ergotherapie – Theorien und Modell.* Stuttgart: Thieme.

HANNICH, H.-J. (1994): Beziehung und Interaktion mit Bewusstlosen. In: BIENSTEIN, C. / FRÖHLICH, A. (Hrsg.): *Bewusstlos. Eine Herausforderung für Angehörige, Pflegende und Eltern.* Düsseldorf: Verlag Selbstbestimmtes Leben. S. 68.

HASEMANN, K. (1983): Verhaltensbeobachtung und Ratingverfahren. In: *Enzyklopädie der Psychologie. Themenbereich B. Psychologische Diagnostik*. Band 4: Verhaltensdiagnostik. Göttingen, S. 434-488.

HERKENRATH, A. (2016): Musiktherapie und Wachkoma. URL: http://www.musiktherapie-wachkoma.de/ [13.06.2016]

HINSCH, V. (2006): Leben im Dialog. Referat im Seminar von Prof. Dr. Zieger: Interdisziplinäre Perspektiven neurowissenschaftlichen Denkens und Handelns. Oldenburg. URL:http://www.a-zieger.de/Dateien/Lehrveranstaltungen-Downloads/Referat_Vanessa_Hinsch13062006.pdf. [27.07.2014].

HÖFLING. W. (2007): Wachkoma – eine Problemskizze aus verfassungsrechtlicher Perspektive. In: HÖFLING, W. (2007², Hrsg.): *Das sog. Wachkoma. Rechtliche, medizinische und ethische Aspekte*. Berlin: LIT Verlag Dr. W. Hopf. S. 1-10.

JAMES, W. (1890): *The Principles of Psychology*. New York/London: Holt & Macmillan.

JENNETT, B. / PLUM, F. (1972): Persistant vegetative state after brain damage. A syndrome in search of a name. In: *The Lancet*, Volume 299, Issue 7753, S. 734-737.

KELLER, I. (o.J.): Was bewirkt Stimulation im Wachkoma? In: *Informationsbroschüre des Vereins Schädel-Hirnpatienten in Not e.V. (o.J.)*. URL: http://www.schaedel-hirnpatienten.de/informieren/das-apallische-durchgangssyndrom/stimulation-im-wachkoma/index.html [17.01.2016].

KÖRTNER, U. (2008): „Lasst mich bloß nicht in Ruhe – oder doch?" Was es bedeutet, Menschen im Wachkoma als Subjekte ernst zu nehmen. In: *Wiener Medizinische Wochenschrift*, Jg. 158, Nr. 13-14, S. 396-401.

KOTCHOUBEY, B. / LANG, S. (2011): Aus den Tiefen des Bewusstseins. In: *Gehirn & Geist* (9), S. 28-32.

KRETSCHMER, E. (1940): Das apallische Syndrom. In: *Zeitschrift für die gesamte Neurologie und Psychiatrie*. Band 169, S. 576-579.

LANGER, I. / SCHULZ von THUN, F. (2007): *Messung komplexer Merkmale in Psychologie und Pädagogik. Ratingverfahren*. München: Waxmann.

LAUREYS, S. / TONONI, G. (2008, Hrsg.): *The Neurology of Consciousness*. New York: Verlag Academic Press.

LEYENDECKER, C. (1998): Mit «bewusstlosen» Kindern kommunizieren? Sensorische Anregung und körpernaher Dialogaufbau mit schwerst hirngeschädigten Kindern in bzw. nach Apallischem Syndrom. In: *Vierteljahresschrift für Heilpädagogik und ihre Nachbargebiete*, Jg. 67, Nr. 4, S. 319-333.

LOHSE-BUSCH, H. / REIME, U. et al. (2013): Transkranielle fokussierte extrakorporale Stoßwellen (TESW) verbessern die Vigilanz von Patienten im Wachkoma – Eine Fallstudie. In: *Physikalische Medizin – Rehabilitationsmedizin – Kurortmedizin*, Jg. 23. Stuttgart: Thieme. S. 171-179.

MALL, W. (2001): Was von diesen Menschen kommt, passt zu uns – Basale Kommunikation. In: *Orientierung. Fachzeitschrift für Behindertenhilfe*, Nr. 2, S. 17-19.

MALL, W. (2003): Basale Kommunikation – Ein Beitrag der Heilpädagogik zur Behandlung schwerst beeinträchtigter Menschen. In: *Krankengymnastik – Zeitschrift für Physiotherapeuten*. Jg. 55, Nr. 8, S. 1342–1346.

MALL, W. (2005): Ein Zugang der bleibt – auch bei Wachkoma oder Demenz: Basale Kommunikation. In: BOENISCH, J. & OTTO, K. (Hrsg.): *Leben im Dialog – Unterstützte Kommunikation über die gesamte Lebensspanne*. Karlsruhe: Loeper. S. 404-415.

MALL, W. (2008): *Kommunikation ohne Voraussetzungen mit Menschen mit schwersten Behinderungen*. Ein Werkheft. 6. Auflage. Heidelberg: Universitätsverlag Winter.

MAURER-KARATTUP, P. (2010): *Instrument zur Differentialdiagnostik von Bewusstseinsstörungen (IDB) - Entwicklung und Validierung*. Dissertation. Universität Tübingen. URL: https://publikationen.uni-tuebingen.de/xmlui/bitstream/handle/10900/49560/pdf/PhD10_Maurer_Karattup0620_eingereicht.pdf?sequence=1&isAllowed=y [23.05.2015].

MIEG, H.-P. (2006): *Vigilanzentwicklung unter nCPAP-Therapie beim obstruktiven Schlafapnoesyndrom unter besonderer Berücksichtigung der zirkadianen Rhythmik*. Dissertation. FU Berlin. URL: http://www.diss.fu-berlin.de/diss/receive/FUDISS_thesis_000000002326 [18.04.2015].

MOHR, L. (2015): Was ist Basale Stimulation? Ein Vorschlag zur Begriffserklärung. URL: http://www.basale-stimulation.de/was-ist-basale-stimulation. [23.07.2015].

MOTSCH, H.-J. (1996): Sprach- oder Kommunikationstherapie? Kommunikationstheoretische Grundlagen eines geänderten sprachtherapeutischen Selbstverständnisses. In: GROHNFELDT, M. (Hrsg.): *Grundlagen der Sprachtherapie. Handbuch der Sprachtherapie*. Bd. 1, Berlin: Spiess. S. 73-95.

Multi-Society Task Force on PVS (1994): Medical aspects of the persistant vegetative state. First/Second of two parts. In: *The New England Journal of Medicine* (330), S. 1499-1508 und S. 1572-1579.

NACIMIENTO, W. (2007): Apallisches Syndrom, Wachkoma, persistant vegetative state: Wovon redet und was weiß die Medizin? In: HÖFLING, W. (2007[2], Hrsg.): *Das sog. Wachkoma. Rechtliche, medizinische und ethische Aspekte*. Berlin: LIT Verlag Dr. W. Hopf. S. 29-48.

NUSSER-MÜLLER-BUSCH, R. (2011): Logopädie: Atmung und Schlucken sichern und koordinieren – Die Therapie des Facio-Oralen-Trakts nach Coombes (F.O.T.T.®). In: NYDAHL, P. (2011[3], Hrsg.): *Wachkoma – Betreuung, Pflege und Förderung eines Menschen im Wachkoma*. München: Urban & Fischer. S. 98-114.

NYDAHL, P. (2011[3], Hrsg.): *Wachkoma – Betreuung, Pflege und Förderung eines Menschen im Wachkoma*. München: Urban & Fischer.

ODER, W. (2006): Vom „Apallischen Syndrom" zum „Wachkoma". Ein klinisches Syndrom im Wandel der Zeit. In: *Psychopraxis*, Nr. 3, S. 22-34.

OTT-SCHINDELE, R. (2011): Das Affolter-Modell. In: NYDAHL, P. (2011[3], Hrsg.): *Wachkoma – Betreuung, Pflege und Förderung eines Menschen im Wachkoma*. München: Urban & Fischer. S. 37-47.

OWEN, A.M. / COLEMAN, M.R. et al. (2006): Detecting awareness in the vegetative state. In: *Science*, 313 (5792), S. 1402.

PICKENBROCK, H. (2011): Physiotherapie nach Bobath. In: NYDAHL, P. (2011[3], Hrsg.): *Wachkoma – Betreuung, Pflege und Förderung eines Menschen im Wachkoma*. München: Urban & Fischer. S. 146-161.

PLUM, F. / POSNER, J.B. (1972): The diagnosis of stupor and coma. In: *Contemporary Neurology Series*, Jg. 10, S. 1-286.

PROCHASKA, J.O. / VELICER, W.F. (1997): The transtheoretical model of health behavior change. In: *American Journal of Health Promotion* (12), S. 38-48.

RAMMSTEDT, B. (2006): Fragebogen. In: PETERMANN, F. / EID, M. (Hrsg.): *Handbuch der Psychologischen Diagnostik. Handbuch der Psychologie. Band 4*. Göttingen: Hogrefe-Verlag. S. 109-117.

RANDOLL, U.G. (2015[2]): Wirkungsweise der Matrix-Rhythmus-Therapie MaRhyThe®. URL: http://www.thomas-weidenbeck.de/leistungen/DRI-Themenheft-Wirkungsweise_der_MaRhyThe_Aufl2-web.pdf [03.06.2016].

RANZINGER, I. (2011): Langfristig im Heim – Möglichkeiten für Menschen im Wachkoma in einer vollstationären Wohnform am Beispiel Alpenpark Zentrum für Rehabilitation und Pflege, Kiefersfelden. In: NYDAHL, P. (2011[3], Hrsg.): *Wachkoma – Betreuung, Pflege und Förderung eines Menschen im Wachkoma*. München: Urban & Fischer. S. 173-181.

ROSENBAUM, P.R. (2010): *Design of observational studies*. New York: Springer.

ROSENBLATH, W. (1899): Über einen bemerkenswerten Fall von Hirnerschütterung. In: *Deutsches Archiv für Klinische Medizin*, Jg. 64, S. 406-424.

ROSENTHAL, R. / FODE, K.L. (1963): The Effect of Experimenter Bias on the Performance of the Albino Rat. In: *Behavioral Science*, Jg. 8, Nr. 3, S. 183-189.

SALES, B.D. / FOLKMAN, S. (2000): *Ethics in Research with Human Participants*. Washington DC: American Psychological Association (APA).

SALOMON, F. (1994): Bewusstsein und Bewusstlosigkeit aus der anaesthesiologischen und intensivmedizinischen Sicht. In: BIENSTEIN, C. / FRÖHLICH, A. (Hrsg.): *Bewusstlos. Eine Herausforderung für Angehörige, Pflegende und Eltern*. Düsseldorf: Verlag Selbstbestimmtes Leben. S. 25-34.

Schallwellenmassage (2015): URL: http://www.schallwellenmassage.de/content/rubrik/14.html [08.04.2015].

SCHLÄPFER, N. (2008): Ergotherapie bei Menschen im Wachkoma. In: *Informationsbroschüre Schädel-Hirnpatienten in Not e.V.* URL: http://www.schaedel-hirnpatienten.de/informieren/therapie/ergotherapie-bei-wachkoma/index.html [25.05.2016].

SCHLEE. K. (2008): Logopädie in der Langzeitversorgung von Menschen im Wachkoma. In: *Informationsbroschüre Schädel-Hirnpatienten in Not e.V.* URL: http://www.schaedel-hirnpatienten.de/informieren/therapie/ergotherapie-bei-wachkoma/index.html [27.05.2016]

SCHNAKERS, C. / VANHAUDENHUYSE, A. / GIACINO, J. et al. (2009): Diagnostic accuracy of the vegetative and minimally conscious state: clinical consensus versus standardized neurobehavioral assessment. In: *BioMedCentral Neurology* (9), S. 35.

SHEPER-HUGHES, N. / LOCK, M. (1987): The Mindful Body: A Prolegomenon to Future Work in Medical Anthropology. In: *Medical Anthropology Quarterly, New Series*, Vol. 1, No. 1, S. 6-41.

SHEWMON, D. A. (2004): The ABC of the PVS. Problems of definition. In: SHEWMON, D.A. / MACHADO, C. (Hrsg.): *Brain death and disorders of consciousness*. New York: Kluwer Academic Publishers / Springer Verlag.

SYNOFZIK, M. / MARCKMANN, G. (2005): Persistent Vegetative State: Verdursten lassen oder sterben dürfen? *Deutsches Ärzteblatt*, 102 (30), S. 2079-2082.

SOLOMON, R. L. (1949): An extension of control group design. In: *Psychological Bulletin*, Nr. 46, S. 137–150.

STAHL, R. (2012): Schallwellenmassage in der Geriatrischen Rehabilitation. In: *Praxis Ergotherapie*, Jg. 25, Nr. 3, S. 168-169.

STAHL, R. (2013): Was kann die Schallwellenmassage? Geriatrische Rehabilitation. In: *Heilberufe*, Jg. 65, Nr. 2, S. 24-25.

STEINBACH, A. / DONIS, J. (2011[2]a): *Langzeitbetreuung Wachkoma. Eine Herausforderung für Betreuende und Angehörige*. Wien: Springer.

STEINBACH, A. / DONIS, J. (2011b): Wachkoma: Keine Heilung, aber wesentliche Verbesserungen sind möglich. In: *pro care*, Jg. 16, Nr. 9, S. 22-26.

STUDENT (1908; GOSSET, W.S.): The Probable Error of a Mean. In: *Biometrika*. Band 6, Nr. 1, S. 1–25.

TEIGELER, B. (2007): Apallisches Syndrom – Leben im Wachkoma. In: *Die Schwester, der Pfleger* (46), 02, S. 140-143.

THIMM, D.J. (2014): Kommunikation mit Wachkomapatienten – Zur Bedeutung der Sprache. In: *Sprachkompetenz in der Wissenschaft. Sammelband wissenschaftlicher Arbeiten im Kongressbericht Trnava vom 24.10.2014*. S. 116-149.

THIMM, D.J. (2016): Probleme der Förderung von Menschen im Wachkoma. In: *not. Fachmagazin für Schädel-Hirnverletzte und Schlaganfall-Patienten*. Leimersheim: hw-studio weber. Jg. 25. S. 48-52.

THIMM, D.J. / CZIRFUSZ, A. (2016a): Life of People in a Persistant Vegetative State. Problem perspective on the issue of supporting phase F PVS patients. In: *THINK GLOBAL. International Ideas and Practical Experiences in the context of Globalization*. S. 126-148.

THIMM, D.J. / CZIRFUSZ, A. (2016b): Schallwellentherapie bei Menschen im Wachkoma der Phase F. Ergebnisse einer schriftlichen Befragung. In: *Pflegewissenschaft*. Nidda: hpsmedia. Jg. 18. S. 502-511.

THIMM, D.J. / CZIRFUSZ, A. (2016c): Schallwellentherapie bei Menschen im Wachkoma der Phase F. Ergebnisse einer Feldstudie. In: *Neurologie & Rehabilitation*. Bad Honnef: Hippocampus. Jg. 22. S. 301-310.

TUKEY, J.W. (1977): *Exploratory Data Analysis*. Boston: Addison Wesley Publishing Company by Pearson.

UNTERHARNSCHEIDT, F. (1993): Pathologie des Nervensystems. Traumatologie von Hirn und Rückenmark. Traumatische Schäden des Gehirns (Forensische Pathologie). In: DOERR, W. / SEIFERT, G. et al. (Hrsg.): *Spezielle pathologische Anatomie*. Band 13, S. 466-467.

WATZLAWICK, P. / BEAVIN, J.H. et al. (2011[12]): *Menschliche Kommunikation. Formen, Störungen, Paradoxien*. Bern: Huber.

WEGNER, G. (2006): *Rechtsfragen des Wachkomas. Medizinrecht in Forschung und Praxis*. Band 3. Hamburg: Verlag Dr. Kovac.

WELTER, F. / MEYER-KÖNIGSBÜSCHER, J. (1998): Fazioorale Therapie (FOTT) bei Schädel-Hirn-Erkrankungen. In: *Die Rehabilitation*. Jg. 37, Nr. 2. Stuttgart: Thieme. S. 58-63.

WILCOXON, F. (1945): Individual Comparisons by Ranking Methods. In: *Biometrics Bulletin*, 1, S. 80-83.

WILD, K.R.H. von / LAUREYS, S. et al. (2011) im Namen der European Task Force on Disorders of Consciousness: Syndrom Reaktionsloser Wachheit. Zur Begriffsbestimmung „Apallisches Syndrom" – „Wachkoma" – „permanenter vegetativer Zustand". In: *Neurologie & Rehabilitation*, Jg. 17, S. 209-215.

WÖRSDÖRFER, T. (2006): Kommunikationsangebote mit Menschen im Wachkoma. URL: http://www.bawig-essen.de/thomas-woersdoerfer.pdf. [05.08.2014].

ZHENG, A. / SAKARI, R. et al. (2009): Effects of a low-frequency *sound wave therapy* programme on functional capacity, blood circulation and bone metabolism in frail old men and women. In: *Clinical Rehabilitation*, Jg. 23, Nr. 10, S. 897-908.

ZIEGER, A. (2005a): Kein Sterben in Würde – Stellungnahme zu Terri Schiavo. In: Fachverband für Behindertenpädagogik Landesverband Hessen e.V. im Verband Sonderpädagogik e.V. (Hrsg.): *Behindertenpädagogik - Vierteljahresschrift für Behindertenpädagogik und Integration Behinderter in Praxis, Forschung und Lehre*, Jg. 44, Nr. 4, S. 198-199.

ZIEGER, A. (2005b): Update „Komastimulation" – Was ist gesichert? Symposium Neurologische Frührehabilitation, Neurologisches Krankenhaus München, 17. Dezember 2005. URL: http://www.a-zieger.de/Dateien/Vortraege/FolienKomastimMuenchen 2005.pdf. [21.08.2014].

ZIEGER, A. (2006): Körpersemantik und körpernaher Dialogaufbau mit Menschen im Koma und Wachkoma. In: *Traumland Intensivstation*, S. 73-88.

ZIEGER, A. (2007): Beziehungsmedizinisches Wissen im Umgang mit so genannten Wachkomapatienten. In: HÖFLING, W. (2007[2], Hrsg.): *Das sog. Wachkoma. Rechtliche, medizinische und ethische Aspekte*. Berlin: LIT Verlag Dr. W. Hopf. S. 49-90.

ZIEGER, A. (2008): Bewegungslos – Bewusstlos – Sprachlos? Früher Dialogaufbau auf der Intensivstation. In: *Neurologie & Rehabilitation*, Nr. 3, S. 166-167.

ZIEGER, A. (2011): Wachkoma – Eine medizinische Einführung. In: NYDAHL, P. (2011[3], Hrsg.): *Wachkoma – Betreuung, Pflege und Förderung eines Menschen im Wachkoma*. München: Urban & Fischer. S. 4-17.

ZIELKE-NADKARNI, A. (2005): Kompetenzentwicklungsmodell nach Benner als Grundlage von Wahrnehmungs- und Beobachtungsschulung. In: *Unterricht Pflege*, Jg. 5, S. 2-5.

ANHÄNGE

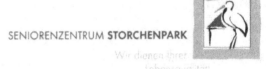

SENIORENZENTRUM **STORCHENPARK**

Wir dienen Ihrer
Lebensqualität

Einverständniserklärung

Als anerkannte Pflege- und Betreuungseinrichtung für Wachkoma-Patienten im
Seniorenzentrum Storchenpark Speyer (Zentrum Wachkoma Speyer) geben wir unser
Einverständnis für die Anwendung der Therapieform „Schallwellenmassage" zur Behandlung
von Wachkoma-Patienten der Phase F.

Für die Erprobung der „Schallwellenmassage" haben wir aus unseren 28 Bewohnerinnen /
Bewohnern der „Wachkoma-Phase F" zehn Patientinnen / Patienten ausgesucht, die aus
ärztlicher und pflegerischer Sicht geeignet sind, an der geplanten „Schallwellenstudie"
teilzunehmen.

Insbesondere bestätigen wir, dass aus Forschungsethischer Sicht keine Bedenken gegen
die Anwendung der Therapieform „Schallwellenmassage" bei den ausgesuchten Probanden
bestehen.

Wir versprechen uns durch die Erprobung der „Schallwellenmassage" eine Steigerung des
Wohlbefindens unserer Wachkoma-Patienten. Wir erhoffen uns durch die
„Schallwellenmassage" darüber hinaus eine Ergänzung zu anderen Therapieformen und als
Hilfe für die Pflege.

Markus Regenauer   Maddalena Regenauer   Speyer, 16.09.2014
- Einrichtungsleiter -   - Pflegedienstleistung -

Geschäftsstelle: PROCON Seniorenzentren GmbH   Amtsgericht Wiesbaden   Bank für Sozialwirtschaft
Seniorenzentrum Storchenpark Wiesbaden   HRB 10894   IBAN DE69550205000008626700
Obere Langgasse 13   Geschäftsführung: Steuernummer: BIC BFSWDE33MNZ
67346 Speyer   Rainer Hohmann, Thomas Kupczik 043/225/66656

Einverständniserklärung

Als Angehörige(r) / Betreuungsperson von Frau / Herrn ....,

Station ...., Zimmer ...., Seniorenzentrum Storchenpark Speyer, ge-

ben/gebe wir/ich das Einverständnis für die Anwendung der Therapieform „Schall-

wellenmassage" zur Behandlung von Frau / Herrn ....

Die Schallwellenmassage ist eine neue Technologie, bei der die Massagewirkung als Ganzkörper-
behandlung durch Schalldruck entsteht. Bei der Schallwellenmassage werden harmonische Schwingungen im hörbaren Bereich wahlweise als ganze Töne oder über Tonkombinationen zur Ganzkör-
perbehandlung direkt mit Hilfe der in die Matte eingearbeiteten drei Schallgeber auf den Körper
übertragen.
Die Schalldruckanwendung wird als sanfte Massage mit großer Tiefenwirkung empfunden. Da es
sich um harmonische Schwingungen handelt, wird der Organismus nicht belastet.
Aus der Musiktherapie ist bekannt, dass Musik und Töne psychische und physische Reaktionen auslösen. Die Schallwellenmassage ist eine passive Anwendung, bei der das Hören eine untergeordnete
Rolle spielt. Tonfolgen werden durch dieses Verfahren
nicht nur psychisch sondern auch physisch erlebbar, der
Körper kann die Töne „fühlen". Die dadurch erreichte Tie-
fenentspannung wird im wahrsten Sinne des Wortes zu einem "Erlebnis".
Zahlreiche Erfahrungsberichte aus Wachkoma-Zentren in
ganz Deutschland bestätigen die positive Wirkung der
Schallwellenmassage bei Patientinnen/Patienten mit Apallischem Syndrom. Nach der Anwendung entsteht bei Pati-
entinnen/Patienten ein Wärmegefühl, das darauf hindeu-
tet, dass die Mikromassage zu einer Intensivierung der
Stoffwechselprozesse und der Durchblutung führt. Zu beobachten ist eine verstärkte Tiefatmung, die
sich gewöhnlich positiv auf die Sauerstoffzufuhr in allen Zellen des Körpers auswirkt. Die Entspannung auch der tiefliegenden Muskulatur führt häufig zu einer zeitweiligen Lösung von Spasmen. Die
Vibrationen wirken wie eine Atemmassage und unterstützen die Sekretolyse in den Atemwegen. Die
Patientinnen/Patienten werden insgesamt ruhiger und ausgeglichener.

Wir versprechen uns durch die Erprobung der Schallwellentherapie eine Steigerung

des Wohlbefindens unserer Bewohner. Wir sehen die Schallwellenmassage als Er-

gänzung zu anderen Therapieformen und als Hilfe für die Pflege.

Die Heimleitung / Pflegedienstleitung.

....   Speyer, den ....
Angehörige(r) / Betreuungsperson

Schallwellentherapie
bei Menschen im Wachkoma der Phase F

Eine ergänzende Therapieform zur Basalen Stimulation®

Manual

für Messungen und Ratings

durch Testleitung und Therapiekräfte

(Oktober 2014 – März 2015)

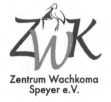

Zentrum Wachkoma
Speyer e.V.

Dorothea J. Thimm

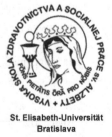

St. Elisabeth-Universität
Bratislava

1.   Der Ablauf der Untersuchung

Die Gruppe der **10 Wachkoma-Patientinnen/-Patienten** wird aufgeteilt in **zwei Teilgruppen** zu **je 5 Wachkoma-Patientinnen/-Patienten**. Die Untersuchung jeweils einer Teilgruppe von 5 Wachkoma-Patientinnen/-Patienten dauert **7 Wochen**.
Die **erste Teilgruppe** von 5 Wachkoma-Patientinnen/-Patienten wird untersucht vom Mittwoch, dem 05. November 2014 - Dienstag, dem 23. Dezember 2014.
Die **zweite Teilgruppe** von 5 Wachkoma-Patientinnen/-Patienten wird untersucht vom Montag, dem 12. Januar 2015 - Freitag, dem 27. Februar 2015.

Folgende **Standardisierungen** sind zu beachten:

1.1. Gerät:		Einsatz der Schallwellen-Matratze MEDIWAVE 7000 „enzym" der Firma SCHOBER medicare GmbH (Hechingen / D)
1.2. Einstellung:		Für alle Patientinnen/Patienten die gleichen Programm-Einstellungen. Die Behandlung beginnt jeweils mit Programm Nr. 5 (24 Minuten), danach folgt Programm Nr. 3 (16 Minuten). Keine Verwendung von Musik und keine Lichtbrille.
1.3. Ort:		Spezieller Untersuchungsraum (im ZWK Speyer: Kuschelraum), abgetrennt vom sonstigen Stationsbetrieb, geschlossene Tür, geschlossenes Fenster, möglichst keine Nebengeräusche.
1.4. Tageszeit:		Für die jeweiligen Patientinnen/Patienten vormittags entweder um 8:30 Uhr oder um 10:45 Uhr.
1.5. Stimulation:		Für alle Patientinnen/Patienten die gleiche Stimulationsdauer (40 Minuten)
1.6. Testleitung:		Für alle Patientinnen/Patienten die gleiche Person als Testleitung.
1.7. Wochentage:		Für die jeweiligen Patientinnen/Patienten immer an zwei Tagen der Woche, z.B. für Teilgruppe 1 ab Mittwoch, dem 05.11.2014

- P1 am Mittwoch um 08:30 Uhr
- P2 am Mittwoch um 10:45 Uhr
- P3 am Donnerstag um 08:30 Uhr
- P4 am Donnerstag um 10:45 Uhr
- P5 am Freitag um 08:30 Uhr
- P1 am Freitag um 10:45 Uhr
- P2 am Montag um 08:30 Uhr
- P3 am Montag um 10:45 Uhr
- P4 am Dienstag um 08:30 Uhr
- P5 am Dienstag um 10:45 Uhr
→ in den Wochen 2 bis 7 nach gleichem Muster
Samstag und Sonntag finden keine Behandlungen statt.

→ in den Wochen 2 bis 6 nach gleichem Muster

z.B. für Teilgruppe 2 ab Montag, dem 12.01.2015
- Pat 6 am Montag um 08:30 Uhr
- Pat 7 am Montag um 10:45 Uhr

- Pat 8 am Dienstag um 08:30 Uhr
- Pat 9 am Dienstag um 10:45 Uhr
- Pat 10 am Mittwoch um 08:30 Uhr
- Pat 6 am Mittwoch um 10:45 Uhr
- Pat 7 am Donnerstag um 08:30 Uhr
- Pat 8 am Donnerstag um 10:45 Uhr
- Pat 9 am Freitag um 08:30 Uhr
- Pat 10 am Freitag um 10:45 Uhr

→ in den Wochen 2 bis 6 nach gleichem Muster

Das heißt, dass jede Patientin/jeder Patient der 10er-Stichprobe zweimal pro Woche behandelt wird und dazwischen immer mindestens ein Tag Pause liegt.

1.8. Dauer: Untersuchungsdauer sind jeweils 7 Wochen, d.h. dass jede Patientin/jeder Patient im Untersuchungszeitraum bei optimalem Verlauf insgesamt 14 Behandlungen erfährt.

1.9. Zeitraum: Mittwoch, 05.11.2014 - Dienstag, 23.12.2014 (Teilgruppe 1)
                         Montag, 12.01.2015 - Freitag, 27.02.2015 (Teilgruppe 2)

1.10. Protokolle: Stimulationsprotokoll **(gelb)** für jede Tagesbehandlung
                         2 Langzeitprotokolle **(grün + rot)** für den Untersuchungszeitraum von jeweils 7 Wochen (siehe **Daten-Protokollblätter**, Anlagen)

2. Durchführungsrichtlinien der Stimulationen

Ein Behandlungstag auf der Schallwellen-Matratze MEDIWAVE 7000 enzym – in Folge „Stimulation" (Stim) genannt – beginnt mit der **Begrüßung der Patientin / des Patienten** auf ihrem/seinem Zimmer und der **Abholung aus dem Zimmer** um 8:00 Uhr. Für den Transport durch 1-2 Pflegekräfte müssen die Patientinnen/Patienten mit Hilfe eines Lifters aus dem Bett gehoben, zum Kuschelraum auf dem gleichen Stockwerk transportiert und dort auf der Schallwellen-Matratze gelagert werden. Für diesen Vorgang werden **30 Minuten** in Ansatz gebracht.

Es sollten optimale Bedingungen für die Durchführung der Untersuchung geschaffen werden. Der Stimulation dürfen andere diagnostische oder therapeutische Maßnahmen nicht unmittelbar vorausgehen. Nach Möglichkeit sollte die Patientin / der Patient eine Ruhepause vor der Stimulation haben.

Die Patientin / Der Patient wird in ein **ruhiges Untersuchungszimmer** (Kuschelraum) gebracht, in dem die Schallwellen-Matratze vorbereitet auf einem Bett liegt. Ein „Bitte nicht stören"- Schild wird während der Stimulation an die Tür gehängt.

Die Patientin / Der Patient soll so auf der Schallwellen-Matratze gelagert sein, dass der Muskeltonus möglichst entspannt ist und gleichzeitig eine optimale Bewegungsfreiheit besteht. Das heißt zum Beispiel keine Lagerungsschienen. Es scheint sinnvoll, die Hände der Patientin / des Patienten zu Beginn der Stimulation neben ihren/seinen Oberschenkeln auf einer Unterstützungsfläche zu positionieren.

Ist die Patientin / der Patient auf der Schallwellen-Matratze korrekt gelagert, beginnt die **Durchführung der Behandlung (Stimulation)**.

Zunächst werden die **Beobachtungsdaten** erhoben. Anhand genauer Beobachtung des Patienten-verhaltens nach den vorgegebenen Merkmalen (Items) wird ein **Zahlenwert zwischen 0 – 3** ge-schätzt (Ratingscore) und in das Stimulationsprotokoll (Anlage) an den dafür vorgesehenen Stellen eingetragen.

Danach werden die **Messdaten** (Blutdruck, Herzfrequenz, Atemfrequenz, O_2-Sättigung) erhoben und ebenfalls in das Stimulationsprotokoll eingetragen.

Sie schließen die Datenerhebung **vor** der Untersuchung ab. Für diese **1. Datenerhebung** werden **15 Minuten** in Ansatz gebracht.

Generell werden die **Beobachtungsdaten vor den Messdaten** erhoben.

Danach wird die Patientin / der Patient darüber informiert, dass nun eine Behandlung auf der Schall-wellen-Matratze erfolgt. Sie / Er wird aufgefordert, während der gesamten Stimulation ruhig liegen zu bleiben. Es wird ihr/ihm versichert, dass sie/er keine Angst zu haben braucht, dass der Untersucher immer im Zimmer bleiben wird, sie/er nie alleine ist.

Danach startet die Stimulation auf der Schallwellen-Matratze über **40 Minuten**, zuerst das **Programm 5** (24 Minuten), dann gleich anschließend **Programm 3** (16 Minuten).

Sollte der Untersucher zu irgendeiner Zeit den Eindruck gewinnen, dass sich die Patientin / der Pati-ent unwohl fühlt, sich gegen die Behandlung sträubt, etc., muss er die Stimulation sofort abbrechen.

Nach Ende der 40-minütigen Stimulation wird das Gerät abgeschaltet und der Untersucher nimmt direkt nach Abschluss der Stimulation wieder die bekannten Beobachtungs- und Messdaten: **Beobachtungsscore vor Messdaten**. Beide werden wie vor der Untersuchung in das Stimulationspro-tokoll eingetragen.

Hiermit schließt die Datenerhebung **nach** der Untersuchung ab. Für diese **2. Datenerhebung** wer-den ebenfalls **15 Minuten** in Ansatz gebracht.

Danach wird die Patientin / der Patient auf dem gleichen Weg wie zu Beginn wieder in ihr / sein Zim-mer gebracht und dort im Bett gelagert.

Vom Abholen der Patientin / des Patienten in ihrem/seinem Zimmer bis zur Rücklagerung im Bett sind ca. **135 Minuten** in Ansatz zu bringen.

Wichtig ist, die Patientin / den Patienten **zwei Stunden nach Ende** der Untersuchung noch einmal zu beobachten und zu messen. Auch diese Werte werden in das Stimulationsprotokoll eingetragen. Mit dieser Dokumentation lässt sich möglicherweise nachweisen, ob die Stimulation auf der Schall-wellen-Matratze noch eine Zeit **nach deren Ende Wirkungen** zeigt.

Der **organisatorisch-zeitliche Ablauf eines Behandlungstages** sieht demnach folgendermaßen aus:

- 08:00 Uhr   Abholen der/des 1. Patientin/Patienten im Stationszimmer
- 08:30 Uhr   1. Beobachtung + 1. Messung im Behandlungszimmer
- 08.45 Uhr   Start der Stimulation an 1. Patientin / am 1. Patienten
- 09:30 Uhr   Ende der Stimulation + 2. Beobachtung + 2. Messung
- 09.45 Uhr   Rücktransport der 1. Patientin / des 1. Patienten ins Stationszimmer
- 10:15 Uhr   Abholen der 2. Patientin / des 2. Patienten im Stationszimmer
- 10:45 Uhr   1. Beobachtung + 1. Messung an 2. Patientin / am 2. Patienten
- 11:00 Uhr   Start der Stimulation an 2. Patientin / am 2. Patienten

- 11:30 Uhr   3. Beobachtung + 3. Messung an 1. Patientin / am 1. Patienten im
               Stationszimmer
- 11:45 Uhr   Ende der Stimulation + 2. Beobachtung + 2. Messung an 2. Patientin /
               am 2. Patienten
- 12:00 Uhr   Rücktransport der 2. Patientin / des 2. Patienten ins Stationszimmer
- 13:45 Uhr   3. Beobachtung + 3. Messung an 2. Patientin / am 2. Patienten im
               Stationszimmer

3.   Messungen und Ratings

3.1. Stimulationsprotokoll

Pro Patientin/Patient wird jeweils 1 Datenprotokoll-Blatt pro 2 Stimulationen (**gelbe Kennzeichnung**)
verwendet. Das heißt, am Ende der Untersuchung beinhaltet die Dokumentation aller Stimulations-
daten für eine Patientin/einen Patienten maximal insgesamt **7 Blätter**.

In die 3 Kopfzeilen des Datenprotokoll-Blattes werden der Reihenfolge nach eingetragen:

- Patient/-in - Nr. .... (1 – 10): Name .... (abgekürzt mit Anfangsbuchstaben)
- Diagnose: ....
- Ätiologie (Ursache des Wachkomas): ....
- Datum der Erkrankung: ....
- Datum der Aufnahme auf der Station: ....
- Stim 1 – Stim 2 (Stimulation 1+2 / Behandlung 1+2) mit dem jeweiligen Datum: ....

In der 4. Zeile des Datenprotokoll-Blattes sind unter den jeweiligen Stimulationstagen die Zeitpunkte
des Eintrags der Daten vermerkt: vor Stim (vor der Behandlung), nach Stim (direkt nach der Behandlung) und 2h danach (2 Stunden nach der Behandlung). Dies gilt entsprechend für die Spalten darunter.

Zu den Mess- und Ratingdaten bzw. zu den Beobachtungsmerkmalen:

I.   Vitaldaten
     Die gemessenen Werte der Pulsschläge pro Minute, des systolischen/diastolischen Blutdrucks
     (in mm Hg), der Atemzüge pro Minute und der Sauerstoffsättigung des Blutes (in sO_2 per Puls-
     oxymeter) werden zu Beginn – die Patientinnen/Patienten liegen auf der Matratze und **nach**
     Eintrag der Beobachtungsdaten – und direkt nach Ende der Behandlung – die Patientinnen/Pa-
     tienten liegen ebenfalls noch auf der Matratze – als Zahlenwerte in die jeweiligen Spalten des
     Daten-Protokolls eingetragen (bitte klein schreiben!).

II. Sekretbildung
     Hier wird keine Messung der Menge oder der Konsistenz des abgesonderten Schleims oder der
     Flüssigkeit vorgenommen, sondern es handelt sich lediglich um eine Beobachtung an der Pati-
     entin / am Patienten. „Keine" Sekretbildung wird mit dem Zahlenwert „3" für „gutes Zeichen",
     eine „schwache" Sekretbildung mit dem Zahlenwert „2", eine „starke" Sekretbildung mit dem

Zahlenwert „1" und eine „sehr starke" Sekretbildung mit dem Zahlenwert „0" als „ungünstiges Zeichen" belegt.

III. Sekretolyse / Husten

Bronchialschleim hat eine gewisse Konsistenz und muss häufiger abgehustet oder abgesaugt werden, um die Atmung der Wachkoma-Patientinnen/-Patienten zu erleichtern. Eine „0" wird gegeben, wenn der Schleim „zäh" und der Husten „sehr fest" ist. Eine „1" bedeutet, das Sekret ist „schleimig-zäh" und der Husten „fest". „2" heißt, das Sekret ist „schleimig" und der Husten „locker". Als günstigstes Zeichen („3") gilt, dass der Schleim „flüssig" und der Husten „sehr locker" ist.

IV. Absaugen von Schleim

Muss der Schleim abgesaugt werden, bedeutet eine „0", dass der Schleim „sehr schwer" abzusaugen ist, weil er zäh ist. Eine „1" steht für „schwierig" abzusaugen, eine „2" für „leicht" abzusaugen und eine „3" für „sehr leicht" abzusaugen, weil der Schleim flüssig ist.

V. Wachheit

Hier geht es um die Beobachtung vor und nach der Behandlung, wenn die Patientin/der Patient ins Untersuchungszimmer gebracht oder aus ihm heraus geschoben wird, ob sie/er die „Augen geschlossen" (= 0) oder die „Augen offen" (= 1) hat, ob sie/er „reagiert auf Ansprache" (= 2) oder ob sie/er „Aufforderungen befolgt" (= 3). Diese Werte werden sämtlich ohne Stimulation durch die Schallwellenmatratze erhoben!

VI. Vigilanz

Hier ist es anders. Die Vigilanz als gerichtete Aufmerksamkeit bezieht sich ausschließlich auf die Behandlung auf der Schallwellen-Matratze. Zu beobachten ist die Patientin / der Patient und ihr/sein Verhalten ist zu raten zu Beginn der Behandlung und am Ende, wenn sie/er auf der Matratze liegt und ihr/ihm zu Anfang mitgeteilt wird, was mit ihr/ihm passiert bzw. am Ende der Behandlung gesagt wird, dass es zu Ende ist. Die gleichen Beobachtungen werden noch einmal 2 Stunden nach der Behandlung erfasst, wobei hier interessant ist, ob bei der Patientin / beim Patienten noch etwas von der Stimulation auf der Schallwellen-Matratze nachwirkt. Der Wert „0" wäre bei einem „nicht erweckbaren Zustand" zu vergeben. „1" würde bedeuten, dass die Patientin / der Patient an dem, was mit ihr/ihm passiert, „schläfrig teilnimmt". Mit einer „2" wäre zu belegen die „wache Aufmerksamkeit" der Patientin / des Patienten. Und eine „3" würde eine „starke Erregung" in positivem Sinne widerspiegeln.

VII. Mimik

Hier kommt es auf den Gesichtsausdruck und auf evtl. Gesichtsbewegungen der Patientin / des Patienten an. Der Wert „0" wird vergeben, wenn die Patientin / der Patient ein angstverzerrtes, grimassenhaftes Gesicht macht, so als ob sie/er erschreckt ist oder Furcht hat. „1" wird geratet, wenn die Patientin / der Patient teilnahmslos und uninteressiert alles über sich ergehen lässt, wenn sie/er abwesend und in-sich-gekehrt scheint. Bei einer „2" muss die Patientin/der Patient im Gesichtsausdruck eine gewisse Aufmerksamkeit oder Interessiertheit zeigen. „3" wird vergeben, wenn es der Patientin / dem Patienten offensichtlich Spaß macht, was mit ihr/ihm passiert, wenn sie/er lächelt oder schmunzelt.

VIII. Vegetative Körpersignale

Diese könnte man auch als Basisemotionen bezeichnen. Eine „0" wird vergeben, wenn die Patientin / der Patient sehr deutliche Abwehrreaktionen zeigt (Zittern, Schwitzen, Tränenfluss) und wenn sie/er sich sträubt. Bei einer „1" müssen immer noch eine gewisse Unruhe und ein Missbehagen erkennbar sein in Form von Gänsehaut oder Erblassen im Gesicht. Eine „2" wäre zu vergeben, wenn die Reaktion der Patientin / des Patienten in Richtung eines Erstaunens geht, wenn sie/er eine rosige Gesichtsfarbe zeigt, weil sie/er gespannt ist, was mit ihr/ihm passiert. Bestes Zeichen wären Freude und Zufriedenheit in Form einer „3".

IX. Tonische Körpersignale

Hier geht es um die Anspannung im Körper, die sich bei Wachkoma-Patientinnen/-Patienten häufig in Form einer Beuge- und / oder Streckspastik zeigt. Schlechtestes Zeichen wäre, wenn die Patientin / der Patient den gesamten Körper angespannt hält, einschließlich derjenigen Körperteile, die am weitesten vom Rumpf entfernt sind. Hierzu zählen z.B. Hände, Finger, Füße, Zehen, die sog. Akren („0"). Reduziert sich die Spastik auf den gesamten Körper ohne Akren, wird eine „1" vergeben. Sind nur die Extremitäten angespannt, ergibt das eine „2". Wirkt der gesamte Körper entspannt und relaxiert, ist das eine „3".

Besondere Beobachtungen

Besondere Beobachtungen werden auf Seite 2 des Stimulationsprotokolls (**gelb**) in knapper Textform in Worten eingetragen. Hier werden Beobachtungen vermerkt zu besonderen, erwähnenswerten Vorkommnissen und zu Verhaltensweisen, die nicht schon zuvor mittels eines Zahlenwertes erfasst wurden.

Besondere Beachtung verdienen hierbei Versuche der Patientin / des Patienten, in irgendeiner Form verbalen oder angedeuteten verbalen Kommunikationskontakt aufzunehmen.

Hierher gehören auch unvorhergesehene Reaktionen der Patientinnen/Patienten, während sie auf der Schallwellen-Matratze liegen und die Stimulation läuft.

Zum Beispiel: Ob die Patientin / der Patient Handzeichen gibt, ob sie/er die Behandlung abbrechen will, ob sie/er während der Behandlung einschläft, ob sie/er mehr Nähe der Untersuchungsleiterin durch Körperkontakt möchte, ob sie/er etwas trinken will, etc.

3.2. Langzeitprotokolle

3.2.1. Mess- und Ratingdaten

Pro Patientin/Patient wird jeweils 1 Datenprotokoll-Blatt (**grüne Kennzeichnung**) verwendet. Am Ende der 7-wöchigen Untersuchung beinhaltet die Dokumentation der Mess- und Ratingdaten im Langzeit-Protokoll für eine Patientin / einen Patienten maximal 1 Blatt.

In diese Langzeitprotokolle werden Beobachtungen und Daten von den **6 Mitgliedern des Therapeuten-Teams** bzw. der **Pflege-Leitung** eingetragen, die täglichen Kontakt mit den Wachkoma-Patientinnen/-Patienten haben.

Diese Datenblätter des Langzeitprotokolls liegen in den jeweiligen Stationszimmern aus und verbleiben auch dort.

In die 2 Kopfzeilen des Datenprotokoll-Blattes werden der Reihenfolge nach eingetragen:

- Patient/-in - Nr. .... (1 – 10): Name .... (abgekürzt mit Anfangsbuchstaben)
- Diagnose: ....
- Ätiologie (Ursache des Wachkomas): ....
- Datum der Erkrankung: ....
- Datum der Aufnahme auf der Station: ....

In der 3. Zeile des Datenprotokoll-Blattes sind bereits die Zeiträume der Datenerhebungen für den Langzeitbereich vorgegeben:

- In der Spalte „Aug. – Oktober 2014" werden die **Mittelwerte der Vitaldaten** des letzten Vierteljahres für die Patientin / den Patienten eingetragen, die sich aus ihrer/seiner Krankenakte ergeben.
- In den Spalten „nach 2 Wo Stim" (nach 2 Wochen Stimulation), „nach 4 Wo Stim" (nach 4 Wochen Stimulation) und „nach 7 Wo Stim" (nach 7 Wochen Stimulation) werden jeweils die gemessenen bzw. gerateten Werte zum jeweiligen Zeitpunkt eingetragen. Das sind jeweils die Endtage der Wochen-Zeiträume 2-4-7.

Zu den Mess- und Ratingdaten bzw. zu den Beobachtungsmerkmalen:

I. Vitaldaten (Mittelwerte)

Aus den Werten der Pulsschläge pro Minute, des systolischen/diastolischen Blutdrucks (in mm Hg), der Atemzüge pro Minute und der Sauerstoffsättigung des Blutes (in sO_2 per Pulsoxymeter) der jeweiligen Messungen von August – Oktober 2014 (3-Monats-zeitraum) werden für die jeweilige Patientin / den jeweiligen Patienten arithmetische Mittelwerte gebildet, die in die Spalte 1 eingetragen werden. Danach folgen in Spalte 2, 3 und 4 die jeweiligen Mittelwerte der Messungen aus den 2-Wochen-Zeiträumen im Rahmen der Untersuchung.

II. Sekretolyse / Absaugen von Schleim

Hier soll beobachtet, gewertet und gemessen werden, wie sich die Lösung des Bronchialschleims und das Absaugen von Sekret im Zuge der 7-wöchigen Behandlung entwickelt und wie der Vergleich zum 3-Monatszeitraum zuvor ausfällt. Gemessen werden – sofern möglich und erfolgt – die Menge, die Konsistenz und die Farbe des Bronchialsekrets. Geratet werden die Vergleichswerte zum Zeitraum zuvor. Die Ziffern 0 – 3 entsprechen folglich Relativwerten. „Schwerer" bedeutet, dass sich das Sekret schlechter absaugen lässt als zuvor. Hierfür wird mit „0" gewertet. „Gleich" gut wie zuvor ergibt eine „1", „besser" als zuvor eine „2" und „viel besser" als zuvor eine „3".

III. Stuhlgang

Hier geht es um die Beobachtung und evtl. Messung der Darmtätigkeit der Patientin / des Patienten um fest zu stellen, ob sich diese eher normalisiert. Gemessen werden – sofern möglich und erfolgt – die Menge, die Konsistenz und die Farbe des Stuhlgangs. Geratet werden die Vergleichswerte zum Zeitraum zuvor. Die Ziffern 0 – 2 entsprechen folglich Relativwerten. „Unregelmäßiger" bedeutet, dass der Stuhlgang schlechter als zuvor erfolgt. Hierfür wird mit „0" gewertet. „Gleich" gut wie zuvor ergibt eine „1", „regelmäßiger" als zuvor eine „2". Eine „3" wird hier nicht vergeben.

IV. Medikamente

Hier geht es um die Verabreichung von Medikamenten an die Patientinnen/Patienten im 7-wö-
chigen Untersuchungszeitraum und im Vergleich zu den 3 Monaten zuvor. Notiert werden sollte,
welche Medikamente vor allem verabreicht werden – es ist Raum gelassen für die 3 wichtigsten
Medikamente – und welche Dosierung hierfür jeweils erfolgt. Geratet werden die Vergleichswerte zum Zeitraum zuvor. Die Ziffern 0 – 3 entsprechen folglich Relativwerten. „Mehr" bedeutet, dass mehr Medikamente verabreicht werden müssen als zuvor. Hierfür wird mit „0" gewertet. „Gleich" viel wie zuvor ergibt eine „1", „weniger" als zuvor eine „2" und „viel weniger" als zuvor eine „3".

V. Infekte

Ähnlich verhält es sich bei der Angabe der Infekte. Hier soll notiert werden, welche Infekte die
Patientin/der Patient im 7-wöchigen Untersuchungszeitraum bekommt und wie schwer diese
jeweils ausfallen – es ist Raum gelassen für 3 Infektbezeichnungen. Geratet werden die Vergleichswerte zum Zeitraum zuvor. Die Ziffern 0 – 3 entsprechen folglich Relativwerten. „Mehr"
bedeutet, dass mehr Infekte auftreten als zuvor. Hierfür wird mit „0" gewertet. „Gleich" viel wie
zuvor ergibt eine „1", „weniger" als zuvor eine „2" und „viel weniger" als zuvor eine „3".

VI. Arztbesuche

Hier sollen die außerplanmäßigen Arztbesuche notiert werden, die ein Zeichen für eine Verschlechterung des Gesundheitszustandes der Patientin/des Patienten oder für Komplikationen
wären. Anzugeben sind die Anzahl der Arztbesuche und die Gründe für die Arztbesuche für den
2-/4-/7-Wochen-Rhythmus des Untersuchungszeitraums und im Vergleich dazu diejenigen der
3 Monate zuvor. Geratet werden die Vergleichswerte zum Zeitraum zuvor. Die Ziffern 0 – 3 entsprechen folglich Relativwerten. „Mehr" bedeutet, dass mehr Arztbesuche nötig waren als zuvor. Hierfür wird mit „0" gewertet. „Gleich" viel wie zuvor ergibt eine „1", „seltener" als zuvor eine
„2" und „viel seltener" als zuvor eine „3".

VII. Spasmen / Körper-Anspannung

Hier geht es um die Körper-Anspannung und mögliche Spasmen, die sich bei den Patientin-
nen/Patienten in Form von Beuge- und/oder Streckspasmen der Extremitäten sowie als Ge-
sicht-Hals-Nacken-Spasmen zeigen können. Geratet werden die Vergleichswerte zum Zeitraum
zuvor. Die Ziffern 0 – 3 entsprechen folglich Relativwerten. „Mehr" bedeutet, dass mehr Spasmen auftreten als zuvor. Hierfür wird mit „0" gewertet. „Gleich" viel wie zuvor ergibt eine „1",
„weniger" als zuvor eine „2" und „viel weniger" als zuvor eine „3".

VIII. Emotionszustand

Der Emotionszustand der Patientin / des Patienten kann ein Gradmesser für Angst und Unruhe,
aber auch für Ruhe, Ausgeglichenheit und Aufmerksamkeit sein. Geratet werden die Vergleichswerte zum Zeitraum zuvor. Hier genügt das Ausfüllen einer der vier Zeilen. Die Ziffern 0
– 3 entsprechen folglich Relativwerten. Eine „0" wird vergeben, wenn die Patientin/der Patient
unruhiger und ängstlicher als zuvor wirkt. Bei einer „1" hat sich ihr/sein emotionaler Zustand gegenüber dem Zeitraum zuvor nicht verändert. „2" heißt, die Patientin/der Patient wirkt ruhiger
und aufmerksamer. Bei einer „3" wäre sie/er viel ruhiger und viel aufmerksamer als zuvor.

IX. Kommunikation

Hier sollen alle Anzeichen verbaler und nonverbaler Kommunikation einbezogen werden. Die Versuche zu lautieren oder zu sprechen sind genauso zu registrieren wie nonverbale Zeichen der Mimik, der Blickverfolgung, aber auch der Abwehrbewegungen und des Sich-Verschließens. Geratet werden die Vergleichswerte zum Zeitraum zuvor. Hier genügt wieder das Ausfüllen einer der vier Zeilen. Die Ziffern 0 – 3 entsprechen folglich Relativwerten. Eine „0" wird vergeben, wenn sich die Patientin / der Patient stärker verschließt als zuvor. Bei einer „1" ist sie/er gegenüber dem Zeitraum zuvor unverändert nicht kommunikativ. „2" heißt, die Patientin/der Patient versucht leicht zu kommunizieren. Bei einer „3" versucht sie/er verstärkt auf unterschiedliche Weise zu kommunizieren.

3.2.2. Besondere oder außergewöhnliche Beobachtungen

Pro Patientin/Patient wird jeweils 1 Datenprotokoll-Blatt (**rote** Kennzeichnung) verwendet. Das Datenprotokoll-Blatt bleibt über den 7-wöchigen Untersuchungszeitraum das gleiche. Am Ende beinhaltet die Dokumentation der „Besonderen und Außergewöhnlichen Beobachtungen" im Langzeit-Protokoll für eine Patientin / einen Patienten maximal 1 Blatt.

Diese Datenblätter des Langzeitprotokolls liegen in den jeweiligen Stationszimmern aus und verbleiben auch dort.

In die 2 Kopfzeilen des Datenprotokoll-Blattes werden der Reihenfolge nach eingetragen:

- Patient/-in - Nr. .... (1 – 10): Name .... (abgekürzt mit Anfangsbuchstaben)
- Diagnose: ....
- Ätiologie (Ursache des Wachkomas): ....
- Datum der Erkrankung: ....
- Datum der Aufnahme auf der Station: ....

Von Interesse sind hier alle besonderen und außergewöhnlichen Beobachtungen, die von Ärzten, Therapeuten, dem Pflegepersonal oder von Angehörigen gemacht werden.

Dorothea Thimm   *Wien, im November 2014*

Stimulationsprotokoll: „Stimulation durch Schallwellenmassage"

Patientin-/Patient-Nr.:	Diagnose:			Ätiologie:		
Datum der Erkrankung:	**Datum der Aufnahme auf Station:**					
Termine der Stimulationen	**Stim 1 - Datum:**			**Stim 2 - Datum:**		
Mess-/Rating-/Beobachtungs-Daten	vor	nach	2 h nach	vor	nach	2 h nach
I. VITALDATEN	VITALDATEN			VITALDATEN		
Herzfrequenz (Herzschläge pro Minute)						
Blutdruck (systolisch/diastolisch in mm Hg)						
Atemfrequenz (Atemzüge pro Minute)						
Blut-O_2-Sättigung (sO_2 per Pulsoxymeter)						
II. SEKRETBILDUNG	SEKRETBILDUNG			SEKRETBILDUNG		
3 – keine						
2 – schwach						
1 – stark						
0 – sehr stark						
III. SEKRETOLYSE / HUSTEN	SEKRETOLYSE / HUSTEN			SEKRETOLYSE / HUSTEN		
3 – flüssig / sehr locker						
2 – schleimig / locker						
1 – schleimig-zäh / fest						
0 – zäh / sehr fest						
IV. ABSAUGEN von SCHLEIM	ABSAUGEN von SCHLEIM			ABSAUGEN von SCHLEIM		
3 – sehr leicht						
2 – leicht						
1 – schwierig						
0 – sehr schwer						
V. WACHHEIT	WACHHEIT			WACHHEIT		
3 – befolgt Aufforderungen						
2 – reagiert auf Ansprache						
1 – Augen offen						
0 – Augen geschlossen						
VI. VIGILANZ	VIGILANZ			VIGILANZ		
3 – starke Erregung						
2 – wache Aufmerksamkeit						
1 – schläfrige Teilnahme						
0 – nicht weckbarer Zustand						
VII. MIMIK	MIMIK			MIMIK		
3 – lächelnd, schmunzelnd						
2 – aufmerksam, interessiert						
1 – abwesend, uninteressiert						
0 – angstverzerrt, grimassenhaft						
VIII. VEGETATIVE KÖRPERSIGNALE	VEGETATIVE K-SIGNALE			VEGETATIVE K-SIGNALE		
3 – Freude, Zufriedenheit						
2 – Erstaunen, rosige Gesichtsfarbe						
1 – Unruhe, Gänsehaut, Schluckauf						
0 – Zittern, Schwitzen, Tränenfluss						
IX. TONISCHE KÖRPERSIGNALE	TONISCHE K-SIGNALE			TONISCHE K-SIGNALE		
3 – Gesamtkörper entspannt						
2 – nur Extremitäten angespannt						
1 – Gesamtkörper gespannt ohne Akren[1]						
0 – Gesamtkörper gespannt plus Akren[1]						

[1] Als **Akren** werden diejenigen Körperteile bezeichnet, die am weitesten vom Rumpf entfernt sind. Hierzu zählen z.B. Hände, Finger, Füße, Zehen, u.a.

Dorothea Thimm, November 2014

Stimulationsprotokoll: „Stimulation durch Schallwellenmassage"	
Patientin-/Patient-Nr.:	**Besondere Beobachtungen**

Auf diesem Blatt werden alle **Besonderen Beobachtungen** an diesen beiden Stimulationstagen in knapper Textform beschrieben. Zum Beispiel: Ob die Patientin / der Patient Handzeichen gibt, ob sie / er zu sprechen versucht, ob sie / er die Behandlung abbrechen will, ob sie / er während der Behandlung einschläft, ob sie / er mehr Nähe der Untersuchungsleiterin will, ob sie / er trinken will, etc.

Stim 1 - Datum:	**Stim 2 - Datum:**

Dorothea Thimm, November 2014

Langzeitprotokoll: „Stimulation durch Schallwellenmassage"				
Patientin/Patient-Nr.:	**Diagnose:**		**Ätiologie:**	
Datum der Erkrankung:	**Datum der Aufnahme auf Station:**			
Zeiträume der Datenerhebungen	**Aug.-Okt. 2014**	**nach 2 Wo Stim**	**nach 4 Wo Stim**	**nach 7 Wo Stim**
Mess- und Rating-Daten / Beobachtungen	**Mittelwerte**	**Datum:**	**Datum:**	**Datum:**
I. VITALDATEN	VITALDATEN (Mittelwerte)			
Herzfrequenz (Herzschläge pro Minute)				
Blutdruck (systolisch/diastolisch in mm Hg)				
Atemfrequenz (Atemzüge pro Minute)				
Blut-O_2-Sättigung (sO_2 per Pulsoxymeter)				
II. SEKRETOLYSE / SCHLEIM-ABSAUGEN	SEKRETOLYSE			
0=schwerer/1=gleich/2=besser/3=viel besser	-	-	-	-
Menge				
Konsistenz				
Farbe				
III. STUHLGANG	STUHLGANG			
0=unregelmäßiger/1=gleich/2=regelmäßiger	-	-	-	-
Menge				
Konsistenz				
Farbe				
IV. MEDIKAMENTE	MEDIKAMENTE			
0=mehr/1=gleich/2=weniger/3=viel weniger	-	-	-	-
Welches Medikaments 1? / Dosierung				
Welches Medikament 2? / Dosierung				
Welches Medikament 3? / Dosierung				
V. INFEKTE	INFEKTE			
0=mehr/1=gleich/2=weniger/3=viel weniger	-	-	-	-
Welcher Infekt 1? / Schwere des Infekts				
Welcher Infekt 2? / Schwere des Infekts				
Welcher Infekt 3? / Schwere des Infekts				
VI. ARZTBESUCHE (außerplanmäßig)	ARZTBESUCHE			
0=mehr/1=gleich/2=seltener/3=viel seltener	-	-	-	-
Anzahl der Arztbesuche				
Grund der Arztbesuche				
VII. SPASMEN / KÖRPER-ANSPANNUNG	SPASMEN / KÖRPER-ANSPANNUNG			
0=mehr/1=gleich/2=weniger/3=viel weniger	-	-	-	-
Beuge-Spasmen der Extremitäten				
Streck-Spasmen der Extremitäten				
Gesicht-Hals-Nacken-Spasmen				
VIII. EMOTIONSZUSTAND	EMOTIONSZUSTAND			
3 – Patient wirkt viel ruhiger + aufmerksamer	-			
2 – Patient wirkt ruhiger + aufmerksamer				
1 – Emotionaler Zustand ist unverändert				
0 – Patient wirkt unruhiger + ängstlicher				
IX. KOMMUNIKATION (verbal + nonverbal)	KOMMUNIKATION			
3 – P. versucht verstärkt zu kommunizieren	-			
2 – P. versucht leicht zu kommunizieren				
1 – P. ist unverändert nicht kommunikativ				
0 – Patient verschließt sich stärker				

Dorothea Thimm, November 2014

Langzeitprotokoll: „Stimulation durch Schallwellenmassage"		
Patientin-/Patient-Nr.:	Diagnose:	Ätiologie:
Datum der Erkrankung:	Datum der Aufnahme auf Station:	
Besondere oder außergewöhnliche Beobachtungen (im Zeitraum der 7 Wochen während der Behandlung)		

Dorothea Thimm, November 2014

Das Schallwellengerät

Name: MEDIWAVE enzym (WSTSS – 7000)

Hersteller: SCHOBER medicare GmbH
                                 Zu den Linden 1
                                 D – 72379 Hechingen (Germany)
                                 www.schober-medicare.de

Seriennummer: CE 4314001

Gerätekonfigurationen:

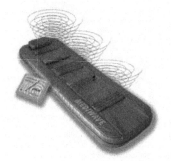   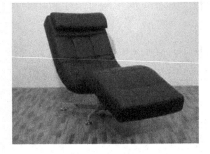

Bild 1: Matten-Applikator   Bild 2: Liegen-Applikator

Quelle: http://www.schallwellenmassage.de/geraetetechnik

Ausstattungsvarianten: „complete" mit Matten- oder Liegenapplikator
                                 In dieser Variante sind alle Betriebsarten (Einzeltöne, Tonleiterpro-
                                 gramme, Gehirnwellenstimulation, Biofrequenz, Musik) möglich.

                                 „special" mit Matten- oder Liegenapplikator
                                 In dieser Variante sind die Betriebsarten Einzeltöne, Tonleiterpro-
                                 gramme, Gehirnwellenstimulation und Biofrequenz möglich.

                                 „music" mit Matten- oder Liegenapplikator
                                 In dieser Variante ist nur die Betriebsart Musik möglich. Das Steuer-
                                 gerät ist durch einen Adapter ersetzt.

Technische Daten: Netzspannung   230V AC, 50 Hz
                                 Betriebsspannung Steuergerät   15V DC
                                 Betriebsspannung Schallapplikatoren   15V DC (max.)
                                 Nennleistung Steuergerät/Applikatoren 70VA (max.)

	Nennfrequenz	div. Frequenzmuster
	Betriebstemperatur	10-40°C
	Lagertemperatur	10-35°C

Programm-Frequenzen

Kontra-Oktave	Frequenzen		OBEN		Harmonisierung	
	Hz	Intensität	Schallgeber	LS	Schallgeber	Intensität
>C	65,38	5	L2	6	L2	3
H	61,71	5	L2	6	L2	3
A	55,00	5	L2	6	L2	3
G	49,00	5	L2	6	L2	3
F	43,64	5	L2	6	L2	3
E	41,20	5	L1	6	L1	3
D	36,71	5			L1	3
C	32,69	5			L1	3
Programmzeit (Min)	8		16		24	
Programm-Nr.	C bis >C		P3		P5	

Tonleiter-Programme

Programm	Töne	Zeit	Ziel
P1	C;D;E	16 Min.	Unterkörper Tonfolge auf- und absteigend, Ansteuerungssignal Sinus
P2	E;F	16 Min.	Rumpf Tonfolge auf- und absteigend, Ansteuerungssignal Sinus
P3	E;F;G;A;H;C	16 Min.	Kopf und Oberkörper Tonfolge auf- und absteigend, Ansteuerungssignal Sinus
P4	C;D;E;F;G;A;H;(C)	24 Min.	Vitalisierung Tonfolge aufsteigend, Ansteuerungssignal Rechteck
P5	C;D;E;F;G;A;H;(C)	24 Min.	Harmonisierung Tonfolge auf- und absteigend, Ansteuerungssignal Sinus

Quelle: Gebrauchsanweisung MEDIWAVE enzym (WSTSS-7000)
            erstellt/geändert am 12.04.2007
            freigegeben/geprüft am 22.10.2013 (Sch)
            Stand: 21.10.2014

Schallwellentherapie
bei Menschen im Wachkoma der Phase F

Eine ergänzende Therapieform zur Basalen Stimulation®

Fragebogen

für professionelles Pflegepersonal,

Therapeutinnen und Therapeuten in Heimen

(auf <u>einzelne Bewohner</u> bezogen)

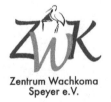

Zentrum Wachkoma
Speyer e.V.

Dorothea J. Thimm

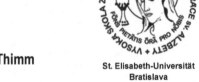

St. Elisabeth-Universität
Bratislava

Verantwortlich für die Gestaltung und Verbreitung dieses Fragebogens ist
Frau Dorothea J. Thimm (dorothea-thimm@web.de)
Vorsitzende des Fördervereins „Zentrum Wachkoma Speyer e.V.",
Approbierte Pharmazeutin und Medizinerin der Ruprecht-Karls-Universität Heidelberg
Studentin an der Gesundheitswissenschaftlichen Fakultät
der St. Elisabeth-Universität Bratislava

Sehr geehrte Damen und Herren,

herzlichen Dank für Ihre Bereitschaft zur Teilnahme an dieser Studie.

Ziel der Studie ist es heraus zu finden, ob die Schallwellenmassage eine geeignete Therapieform für Menschen im Wachkoma (Phase F) darstellt.

Zu diesem Zweck wurde dieser Fragebogen entwickelt. Er wendet sich an professionelles Pflegepersonal sowie an Therapeutinnen und Therapeuten, die schon Erfahrung mit der Anwendung eines Schallwellengerätes haben.

Ich erhoffe mir vom Ausfüllen des Fragebogens die Erhebung von Nutzungsdaten, Beobachtungen, Einschätzungen, Wertungen und Meinungen.

Der Fragebogen besteht aus 7 Teilen (1. – 7.), die jeweils eine bis zwei Seiten umfassen.
Bei den meisten Fragen gibt es mehrere Antwortmöglichkeiten. Entscheiden Sie sich bitte für die Antwort, die aus Ihrer Sicht am ehesten zutrifft und setzen Sie bitte dort ein Kreuz in den dafür vorgesehenen Kreis ◯. Wird nach Zahlenangaben gefragt, tragen Sie bitte die aus Ihrer Sicht zutreffende Zahl in die Kästchen ⬜⬜ ein. Es sind auch offene Antwortmöglichkeiten auf gestrichelten Linien vorgesehen.

Lassen Sie sich bitte Zeit für das Ausfüllen des Fragebogens und beantworten Sie bitte *alle* Fragen. Sie benötigen im Schnitt ca. 20 - 30 Minuten für den gesamten Fragebogen.

Alle Antworten bzw. Angaben werden selbstverständlich vertraulich behandelt.

Tragen Sie deshalb an keiner Stelle des Fragebogens Ihren Namen, den des Patienten oder den Ihres Heimes ein und schicken Sie bitte den ausgefüllten Fragebogen **anonym ohne Absenderangabe** im vorfrankierten Rückumschlag an mich zurück.

Sind mehrere Fragebogen an eine Adresse gegangen, beantworten die Mitarbeiter eines Heimes den Fragebogen bitte **absolut unabhängig voneinander** und schicken mir ihr Exemplar bitte einzeln zu.

Einsendeschluss ist Samstag, der **4. April 2015**, d.h. es bleiben für Sie in der Regel **zwei Wochen** Bearbeitungszeit.

Herzlichen Dank.

gez. Dorothea J. Thimm   *im März 2015*

Fragebogen–Teil 1

Die folgenden Fragen beziehen sich auf die Nutzung Ihres Schallwellengerätes und die Rahmenbedingungen der Anwendung vor Ort.

Welches Gerät haben Sie bis zuletzt benutzt?

Feste Liege für Tonleiter-, Musik-, Massage- und Entspannungsprogramme	◯
Feste Liege nur für Massage- und Entspannungsprogramme	◯
Mobile Matte für Tonleiter-, Musik-, Massage- und Entspannungsprogramme	◯
Mobile Matte nur für Massage- und Entspannungsprogramme	◯

Anderes Modell:
....

Seit welchem Jahr befindet sich Ihr Gerät im Einsatz?   ☐☐☐☐

Wie viele Bewohner haben Sie in dieser Zeit ca. auf dem Gerät behandelt?   ☐☐☐

Wie viele Behandlungen führen Sie pro Woche in der Regel durch?   ☐☐

Welche Programme nutzen Sie vorwiegend bzw. haben Sie vorwiegend genutzt?
Hier sind Mehrfachnennungen möglich!

◯	◯	◯	◯	◯
1	2	3	4	5

Das Schallwellengerät, das Sie nutzen, wurde bezahlt von bzw. über

◯	◯	◯	◯	◯
Privat	Krankenkasse	Berufsgenossenschaft	Beihilfe	Spende

Andere Quelle: ....

Wie bewerten Sie die folgenden Aussagen über die Nutzung Ihres Schallwellengerätes?

Aussagen	trifft voll und ganz zu	trifft überwiegend zu	trifft überwiegend nicht zu	trifft überhaupt nicht zu	Weiß nicht
Die Bedienung des Gerätes ist einfach.	O	O	O	O	O
Das Gerät ist störanfällig.	O	O	O	O	O
Die therapiegerechte Lagerung der Betroffenen ist aufwändig.	O	O	O	O	O
Spasmen von Armen und Beinen erschweren die Schallwellentherapie.	O	O	O	O	O
Die Betroffenen müssen während der Stimulation zugedeckt werden.	O	O	O	O	O
Das Gerät ist auch ohne Musikprogramme wirkungsvoll.	O	O	O	O	O
Mit CD-Einspielungen lässt sich mehr Individualität erzeugen.	O	O	O	O	O
Die Stimulation sollte in einem extra „Behandlungsraum" erfolgen.	O	O	O	O	O
Nebengeräusche sind für den Erfolg der Schallwellentherapie unwichtig.	O	O	O	O	O
Es muss mindestens eine betreuende Person im „Behandlungsraum" anwesend sein.	O	O	O	O	O
Das Schallwellengerät steht/liegt bei uns nur rum.	O	O	O	O	O
Die Anschaffungskosten des Gerätes sind zu hoch.	O	O	O	O	O
Der Kosten-Nutzen-Faktor des Gerätes ist gut.	O	O	O	O	O
Die Schallwellentherapie erspart manuelle Therapieformen.	O	O	O	O	O
Andere Therapieformen reichen völlig aus.	O	O	O	O	O

Fragebogen–Teil 2

Die folgenden Fragen beziehen sich auf die Bewohnerin / den Bewohner im Wachkoma, die / der auf dem Schallwellengerät behandelt wird. Wegen der Nähe zur Basalen Stimulation® nennen wir die Behandlung auf dem Schallwellengerät ebenfalls <u>Stimulation</u>.

Bitte tragen Sie in die entsprechende Spalte der nachfolgenden Tabelle die zutreffenden Angaben bezüglich Geschlecht und Altersgruppe, Ursache und Dauer des Wachkomas sowie der angewendeten lebenserhaltenden Maßnahmen mittels Kreuz ein.

Geschlecht	Frau					Mann				
Alter in Jahren	<20	20-40	41-60	61-80	>80	<20	20-40	41-60	61-80	>80
Ursache des Wachkomas										
Traumatische Ursache z.B. Schädel-Hirn-Trauma nach Unfall										
Nichttraumatische Ursache z.B. Herz-Kreislauf-Stillstand, Narkose-Zwischenfall, Beinahe-Ertrinken, Schlaganfall										
Dauer des Wachkomas										
1 – 6 Monate										
7 – 12 Monate										
1 – 3 Jahre										
3 – 6 Jahre										
mehr als 6 Jahre										
Lebenserhaltende Maßnahmen										
Trachealkanüle										
PEG-Sonde										
Künstliche Beatmung										
Dauerkatheter										
Baclofen-Pumpe										
andere:										

Wie oft pro Woche wird Ihre Bewohnerin / Ihr Bewohner höchstens stimuliert?   ☐

Wie viele Tage Pause liegen gewöhnlich zwischen den einzelnen Stimulationen?   ☐

Wie lange dauert eine Stimulation gewöhnlich in Minuten?   ☐☐

Bemerkungen zu obigen Fragen: ....

....

....

Wechseln Sie die Programme während einer Stimulation?   Ja ◯   Nein ◯

Wenn ja, welche Programme nutzen Sie wie lange in Minuten:

Programm 1	☐☐	Minuten
Programm 2	☐☐	Minuten
Programm 3	☐☐	Minuten
Programm 4	☐☐	Minuten
Programm 5	☐☐	Minuten

Gibt es aus Ihrer Sicht Gründe, Betroffene nicht zu stimulieren?   Ja ◯   Nein ◯

Wenn ja, welche: ....

....

Für den Fall, dass Sie Ihr Schallwellengerät in einem gesonderten Raum aufgestellt haben:

-   Wie lange benötigen Sie gemeinhin für den Hin- und Rücktransport sowie
    für die Lagerung der Betroffenen auf dem Gerät bzw. im Bett in Minuten?   ☐☐☐

-   Wie viele Personen sind dafür notwendig?   ☐☐☐

Wie lange benötigen Sie gemeinhin für die Lagerung der Betroffenen auf dem
Gerät in Minuten, wenn kein Raumwechsel vorgenommen werden muss?   ☐☐☐

Fragebogen-Teil 3

Die folgenden fünf Seiten (Fragebogen – Teil 3 bis 5) sind die wichtigsten in diesem Fragebogen. Bitte überlegen Sie deshalb gut, bevor Sie antworten und bevor Sie Ihre Beobachtungen, Einschätzungen und Wertungen zu Papier bringen.

Bewerten Sie bitte die folgenden Aussagen zur Wirkungsweise der Schallwellentherapie auf Ihre Bewohnerin / Ihren Bewohner während der Stimulationen.

Sie bzw. er ...	trifft voll und ganz zu	trifft überwiegend zu	trifft überwiegend nicht zu	trifft überhaupt nicht zu	Weiß nicht
wirkt wacher.	O	O	O	O	O
reagiert besser auf Ansprache.	O	O	O	O	O
ist aufmerksamer.	O	O	O	O	O
befolgt Aufforderungen eher.	O	O	O	O	O
zeigt keine Reaktionen.	O	O	O	O	O
ist freudig erregt.	O	O	O	O	O
wirkt ängstlich.	O	O	O	O	O
zeigt Erstaunen.	O	O	O	O	O
schmunzelt bzw. lächelt sogar.	O	O	O	O	O
entspannt sichtlich.	O	O	O	O	O
schläft meist ein.	O	O	O	O	O
zeigt stärkere Spasmen.	O	O	O	O	O
versucht zu kommunizieren.	O	O	O	O	O
gibt Laute von sich.	O	O	O	O	O
folgt uns mit Blicken.	O	O	O	O	O
sucht Handkontakt.	O	O	O	O	O
wirkt verschlossener.	O	O	O	O	O
will Ansprache.	O	O	O	O	O
wehrt sich gegen die Behandlung.	O	O	O	O	O
braucht unsere Nähe.	O	O	O	O	O
wird aggressiv.	O	O	O	O	O

Fragebogen–Teil 4

Bewerten Sie bitte die folgenden Aussagen zur <u>Wirkungsweise</u> der Schallwellentherapie auf Ihre Bewohnerin / Ihren Bewohner <u>über einen längeren Zeitraum</u> (z.B. 3 - 4 Monate).

Die Schallwellentherapie bewirkt auf Dauer ...	trifft voll und ganz zu	trifft überwiegend zu	trifft überwiegend nicht zu	trifft überhaupt nicht zu	Weiß nicht
eine Normalisierung des Blutdrucks (d.h. weniger starke Schwankungen des Blutdrucks).	O	O	O	O	O
eine Stabilisierung der Herzfrequenz (d.h. weniger starke Schwankungen des Pulsschlags pro Minute).	O	O	O	O	O
eine Steigerung der O_2-Sättigung des Blutes.	O	O	O	O	O
eine Verringerung der Atemfrequenz (d.h. weniger Atemzüge pro Minute).	O	O	O	O	O
eine verbesserte Sekretolyse. Schleim wird leichter abgehustet bzw. abgesaugt.	O	O	O	O	O
eine Normalisierung der Darmtätigkeit (d.h. regelmäßiger Stuhlgang, normale Menge und Beschaffenheit).	O	O	O	O	O
eine Stärkung des Immunsystems und dadurch weniger Infekte.	O	O	O	O	O
eine geringere Notwendigkeit von Arztbesuchen.	O	O	O	O	O
eine Steigerung von Wachheit im Sinne erhöhter und gerichteter Aufmerksamkeit.	O	O	O	O	O
eine Verbesserung hinsichtlich des Lösens von Spasmen und der Linderung von Körperverspannungen.	O	O	O	O	O
eine Anregung der Sinnesempfindungen (d.h. mehr Tiefen-, Oberflächenwahrnehmung, Hören, Spüren)	O	O	O	O	O

Die Schallwellentherapie bewirkt auf Dauer ...	trifft voll und ganz zu	trifft überwiegend zu	trifft überwiegend nicht zu	trifft überhaupt nicht zu	Weiß nicht
eine Verringerung von Unruhezuständen.	⃝	⃝	⃝	⃝	⃝
eine stärkere Entspannung.	⃝	⃝	⃝	⃝	⃝
eine psychische Beruhigung.	⃝	⃝	⃝	⃝	⃝
mehr kommunikative Signale.	⃝	⃝	⃝	⃝	⃝
ängstliche Reaktionen gegenüber apparativen Maßnahmen.	⃝	⃝	⃝	⃝	⃝
keinerlei Veränderungen des Zustands.	⃝	⃝	⃝	⃝	⃝
eine Erleichterung von Pflegemaßnahmen (z.B. für Lagerung, Körperreinigung, Tracheostomaversorgung, etc.).	⃝	⃝	⃝	⃝	⃝
eine Erleichterung von therapeutischen Maßnahmen (z.B. für die Gelenkmobilisation, etc.).	⃝	⃝	⃝	⃝	⃝

Nachfolgend können Sie weitere Auswirkungen in freier Form beschreiben:

....

....

....

....

....

....

....

Zum Abschluss dieses Teils bitte ich Sie, für Ihre Bewohnerin / Ihren Bewohner das Remissionsstadium aus dem Wachkoma abzuschätzen.

Als Remission bezeichnet man die Rückbildung aus dem Wachkoma. Diese betrifft einerseits die Rückbildung der Bewusstseinsstörung (Wahrnehmungen und Reaktionen auf Reize für die Augen, die Ohren und die Haut), andererseits die Rückbildung der Funktionsausfälle (Bewegungs-, Sprach- und Sprechstörungen).

Ich stütze mich bei meiner folgenden Einteilung auf die Ausführungen von STEINBACH / DONIS (2011) und die Remissionsstadien nach GERSTENBRAND (1967).

Frage: In welchem der folgenden acht Remissionsstadien aus dem Wachkoma befindet sich Ihrer Einschätzung nach Ihre Bewohnerin / Ihr Bewohner? Sollten Sie bei einer Zuordnung zu einem Stadium nicht sicher sein – z.B. 2 oder 3 – kreuzen Sie bitte zwei aufeinander folgende Kreise an, also hier im Beispiel 2 und 3.

Remissionsstadien	Ich glaube
1 Beginn der Rückbildung aus dem Vollstadium: tageszeitlich gesteuerter Schlaf-Wach-Rhythmus, inkonstante optische Fixierungen, zunehmende Greif-, Saug- und Kaureflexe, Tret- und Kletterbewegungen, keine emotionalen Reaktionen	O
2 Optische Folgebewegungen, Saug- und Kaureflexe klingen ab, weniger Beuge- und Streckspasmen an den Extremitäten, unwillkürliche und ungerichtete Massenbewegungen auf Schmerzreize, Patient beginnt nachzugreifen, beginnende Bewusstseinstätigkeit, emotionale Reaktionen, Patienten wirken ängstlich und schneiden Grimassen	O
3 Frühes Klüver-Bucy-Stadium: Ergreifen von Gegenständen und zum Mund führen, gerichtete Reaktionen auf äußere Reize, Muskeltonus lässt langsam nach, Patient beginnt sich zuzuwenden, Aufträge werden aber noch nicht ausgeführt	O
4 Vollbild des Klüver-Bucy-Stadiums: Bewegungen sind häufiger gerichtet, Personen werden zunehmend erkannt und unterschieden, ergriffene Gegenstände werden noch nicht erkannt, angenehme Reize wirken beruhigend, negative führen zu heftigen Abwehrreaktionen, Sprach- und Situationsverständnis nehmen zu, Lautäußerungen wie Brummen, Schreien, Stöhnen, vermehrtes Interesse an eigenen Genitalien, stark wechselnde Emotionalität	O
5 Übergangsstadium: zunehmende Kontaktaufnahme mit der Umgebung, Motorik der Extremitäten wird zunehmend gerichteter, einfache Handlungen werden auf Aufforderung durchgeführt, einmal beherrschte Fähigkeiten treten wieder zutage, einfache Sprachäußerungen werden verständlicher, emotionale Reaktionen werden nachvollziehbarer, Beuge-Streck-Haltung der Extremitäten weitgehend verschwunden	O
6 Korsakow-Stadium: Störungen der Wahrnehmung und der Orientierung, des Denkens, der Aufmerksamkeit und der Gedächtnisleistungen verbleiben, Patient beginnt sich seiner Situation bewusst zu werden, häufig kommt es zu depressiven, gelegentlich auch zu euphorischen Stimmungsschwankungen, zunehmend treten Eigeninitiative und sprachliche Zuwendung zutage, Wünsche werden formuliert	O
7 Lokale Defekte wie Muskellähmungen und -erschlaffungen im Gesicht, Koordinationsstörungen sowie Sprach- und Sprechstörungen stehen im Vordergrund, die Stimmungslage ist meist gereizt, oft ist der Patient motorisch überaktiv	O
8 Störungen der höheren Hirnleistungen verbleiben im Vordergrund wie fehlende Merk- und Konzentrationsfähigkeit sowie eine Reihe von Verhaltensauffälligkeiten	O

Kommt der Remissionsverlauf zum Stillstand, dann meist innerhalb der ersten vier Stadien, bevorzugt in 2 und 4. In Langzeitbetreuungseinrichtungen sind daher vor allem Patienten der Remissionsstadien 1 – 4 anzutreffen. Späte Remissionsstadien (6 – 8) können häufig zuhause oder über tagesklinische Einrichtungen betreut werden (STEINBACH/DONIS 2011).

Fragebogen-Teil 5

Auf dieser Seite finden Sie Fragen zur <u>personalen Begleitung</u> der Menschen im Wachkoma. Ich gehe hierbei davon aus, dass während der Stimulationen immer mindestens eine Pflegekraft bzw. eine Therapeutin bzw. ein Therapeut zur Beobachtung im Raum ist.

Wie viele Personen sind außer der /dem Betroffenen gewöhnlich im Raum? ☐

Welche Funktionen bzw. welchen Ausbildungsstand haben diese Personen?

○	○	○	○	○
Fachkraft für Intensivpflege	Pflegefachkraft für Wachkoma	Pflegefachkraft	Pflegeassistent(in) Auszubildende	Therapeut(in)

Andere Berufsbezeichnung: ....

In wie viel Prozent der Fälle mussten Sie die Stimulationen wegen unerwarteter Reaktionen der /des Betroffenen unterbrechen bzw. abbrechen? Schätzen Sie bitte.

→ unterbrechen	○	○	○	○	○	○
→ abbrechen	○	○	○	○	○	○
	<10%	10-20%	21-30%	31-40%	41-50%	>50%

Bewerten Sie bitte die folgenden Aussagen zur <u>personalen Begleitung</u> der Menschen im Wachkoma <u>während der Stimulationen</u>.

Aussagen	trifft voll und ganz zu	trifft überwiegend zu	trifft überwiegend nicht zu	trifft überhaupt nicht zu	Weiß nicht
Fachliche Erfahrung ist bei der personalen Begleitung unwichtig.	○	○	○	○	○
Die Betroffenen spüren den Respekt und das Verständnis der begleitenden Personen.	○	○	○	○	○
Die korrekte Bewertung von Reaktionen der Betroffenen ist schwierig.	○	○	○	○	○
Veränderungen der Körperspannung lassen sich bei den Betroffenen leicht erkennen.	○	○	○	○	○
Sprachliche Einwirkungen (z.B. Ankündigungen, Erklärungen) sind weniger wichtig.	○	○	○	○	○
Die Betroffenen verlangen nach körperlicher Nähe der begleitenden Personen.	○	○	○	○	○
Kommunikative Signale der Betroffenen erfordern eine angemessene Antwort.	○	○	○	○	○
Die „Sprache der Betroffenen" zu verstehen gelingt begleitenden Personen nur langsam.	○	○	○	○	○

F r a g e b o g e n – T e i l 6

Zum Schluss erlauben Sie mir bitte, noch einige Fragen zu Ihrer Person zu stellen.

Sie dürfen versichert sein, dass diese Angaben absolut vertraulich behandelt und anonym bleiben werden. Namen, Adressen und Zugehörigkeiten zu Institutionen tauchen an keiner Stelle auf. Diese Angaben werden benötigt, um bei der statistischen Auswertung später Gruppen bilden und diese vergleichen zu können (z.B. Frauen/Männer, Alter, Berufe, etc).

Welchem Geschlecht gehören Sie an?   ○   ○

                                           Weiblich   Männlich

Welcher Altersgruppe gehören Sie an?

   ○   ○   ○   ○   ○

  < 20 Jahre   20-30 Jahre   31-40 Jahre   41-50 Jahre   > 50 Jahre

Wenn Sie zum Pflegepersonal gehören: Sind Sie

  ○   ○   ○   ○   ○

  Fachkraft für   Pflegefachkraft   Pflegefachkraft   Pflegeassistent(in)   Auszubildende(r) ?
  Intensivpflege   für Wachkoma

Andere Berufsbezeichnung: ....

Wenn Sie zu den Therapeutinnen bzw. Therapeuten gehören: Sind Sie

  ○   ○   ○   ○

  Physiotherapeut(in)   Ergotherapeut(in)   Logopädin/Logopäde   Musiktherapeut(in) ?

Andere Berufsbezeichnung: ....

Seit welchem Jahr betreuen Sie Menschen im Wachkoma bereits?   ☐☐☐☐

Wie häufig pro Jahr besuchen Sie Fortbildungsmaßnahmen für Wachkoma?   ☐

Wie häufig pro Monat treffen Sie sich im Pflege- bzw. Therapeuten-Team?   ☐

Welcher Öffentlichkeitsbereich müsste Ihrer Meinung nach mehr für die Betreuung, Versorgung, Pflege und Förderung von Menschen im Wachkoma tun als bisher?
Hier sind Mehrfachnennungen möglich! Ein Doppelkreuz verstärkt Ihre Aussage in Richtung „sehr viel mehr"!

  ○   ○   ○   ○   ○   ○

  Politik   Krankenkassen   Pflegeheimträger   Kirchen   Selbsthilfegruppen   Familien

Sonstige: ....

F r a g e b o g e n – T e i l 7

Auf dieser Seite möchte ich Ihnen die Gelegenheit geben, in offener Form Bemerkungen zu machen, Ergänzungen vorzunehmen und Anregungen zu geben oder mir Ihre Meinung einfach unverblümt zu sagen.

Was möchten Sie mir zum Thema „Schallwellentherapie bei Menschen im Wachkoma" bzw. zu diesem „Fragebogen" noch mitteilen?

Haben Sie ganz herzlichen Dank für Ihre Mühe und die Zeit, die Sie sich genommen haben.

Sie haben mir sehr geholfen und wertvolle Unterstützung gegeben.

Ich erhoffe mir von der Auswertung dieses Fragebogens wichtige Erkenntnisse und Einsichten für die Betreuung, Pflege und Förderung der betroffenen Menschen im Wachkoma, die unsere gemeinsame Unterstützung dringend brauchen.

Die Ergebnisse dieser Studie werden dokumentiert und im Herbst 2015 in einem Fachorgan veröffentlicht.

Sie erhalten als Teilnehmerin/Teilnehmer an dieser Studie ein Exemplar des Ergebnisberichts von mir zugeschickt.

gez. Dorothea J. Thimm

Schallwellentherapie
bei Menschen im Wachkoma der Phase F

Eine ergänzende Therapieform zur Basalen Stimulation®

Fragebogen

für Angehörige mit privater Pflege

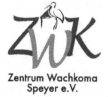

Zentrum Wachkoma
Speyer e.V.

Dorothea J. Thimm

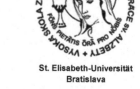

St. Elisabeth-Universität
Bratislava

Verantwortlich für die Gestaltung und Verbreitung dieses Fragebogens ist
Frau Dorothea J. Thimm (dorothea-thimm@web.de)
Vorsitzende des Fördervereins „Zentrum Wachkoma Speyer e.V.",
Approbierte Pharmazeutin und Medizinerin der Ruprecht-Karls-Universität Heidelberg
Studentin an der Gesundheitswissenschaftlichen Fakultät
der St. Elisabeth-Universität Bratislava

Sehr geehrte Damen und Herren,

herzlichen Dank für Ihre Bereitschaft zur Teilnahme an dieser Studie.

Ziel der Studie ist es heraus zu finden, ob die Schallwellenmassage eine geeignete Therapieform für Menschen im Wachkoma (Phase F) darstellt.

Zu diesem Zweck wurde dieser Fragebogen entwickelt. Er wendet sich an professionelles Pflegepersonal, an Therapeutinnen und Therapeuten sowie an Angehörige mit privater Pflege, die schon Erfahrung mit der Anwendung eines Schallwellengerätes haben.

Ich erhoffe mir vom Ausfüllen des Fragebogens die Erhebung von Nutzungsdaten, Beobachtungen, Einschätzungen, Wertungen und Meinungen.

Der Fragebogen besteht aus 7 Teilen (1. – 7.), die jeweils eine bis zwei Seiten umfassen.
Bei den meisten Fragen gibt es mehrere Antwortmöglichkeiten. Entscheiden Sie sich bitte für die Antwort, die aus Ihrer Sicht am ehesten zutrifft und setzen Sie bitte dort ein Kreuz in den dafür vorgesehenen Kreis ◯. Wird nach Zahlenangaben gefragt, tragen Sie bitte die für Sie zutreffende Zahl in die Kästchen ☐☐ ein. Es sind auch offene Antwortmöglichkeiten auf gestrichelten Linien vorgesehen.

Lassen Sie sich bitte Zeit für das Ausfüllen des Fragebogens und beantworten Sie bitte *alle* Fragen. Sie benötigen im Schnitt ca. 20 - 30 Minuten für den gesamten Fragebogen.

Alle Antworten bzw. Angaben werden selbstverständlich vertraulich behandelt.

Tragen Sie deshalb an keiner Stelle des Fragebogens Ihren Namen oder den des Patienten ein und schicken Sie bitte den ausgefüllten Fragebogen **anonym ohne Absenderangabe** im vorfrankierten Rückumschlag an mich zurück.

Sind mehrere Fragebogen an eine Adresse gegangen, beantworten die Mitglieder einer Familie den Fragebogen bitte **absolut unabhängig voneinander** und schicken mir ihr Exemplar bitte einzeln zu.

Einsendeschluss ist Samstag, der **4. April 2015**, d.h. es bleiben für Sie in der Regel **zwei Wochen** Bearbeitungszeit.

Herzlichen Dank.

gez. Dorothea J. Thimm   *im März 2015*

Fragebogen–Teil 1

Die folgenden Fragen beziehen sich auf die Nutzung Ihres Schallwellengerätes und die Rahmenbedingungen der Anwendung vor Ort.

Welches Gerät haben Sie bis zuletzt benutzt?

Feste Liege für Tonleiter-, Musik-, Massage- und Entspannungsprogramme   ◯

Feste Liege nur für Massage- und Entspannungsprogramme   ◯

Mobile Matte für Tonleiter-, Musik-, Massage- und Entspannungsprogramme   ◯

Mobile Matte nur für Massage- und Entspannungsprogramme   ◯

Anderes Modell: ....

Seit welchem Jahr befindet sich Ihr Gerät im Einsatz?   ☐☐☐☐

Wie viele Stimulationen führen Sie pro Woche in der Regel durch?   ☐

Welche Programme nutzen Sie vorwiegend bzw. haben Sie vorwiegend genutzt?
Hier sind Mehrfachnennungen möglich!

◯   ◯   ◯   ◯   ◯
1   2   3   4   5

Das Schallwellengerät, das Sie nutzen, wurde bezahlt von bzw. über

◯   ◯   ◯   ◯   ◯
Privat   Krankenkasse Berufsgenossenschaft   Beihilfe   Spende

Andere Quelle: ....

Wie bewerten Sie die folgenden Aussagen über die Nutzung Ihres Schallwellengerätes?

Aussagen	trifft voll und ganz zu	trifft überwiegend zu	trifft überwiegend nicht zu	trifft überhaupt nicht zu	Weiß nicht
Die Bedienung des Gerätes ist einfach.	O	O	O	O	O
Das Gerät ist störanfällig.	O	O	O	O	O
Die therapiegerechte Lagerung der Betroffenen ist aufwändig.	O	O	O	O	O
Spasmen von Armen und Beinen erschweren die Schallwellentherapie.	O	O	O	O	O
Die Betroffenen müssen während der Stimulation zugedeckt werden.	O	O	O	O	O
Das Gerät ist auch ohne Musikprogramme wirkungsvoll.	O	O	O	O	O
Mit CD-Einspielungen lässt sich mehr Individualität erzeugen.	O	O	O	O	O
Die Stimulation sollte in einem extra „Behandlungsraum" erfolgen.	O	O	O	O	O
Nebengeräusche sind für den Erfolg der Schallwellentherapie unwichtig.	O	O	O	O	O
Es muss mindestens eine betreuende Person im „Behandlungsraum" anwesend sein.	O	O	O	O	O
Das Schallwellengerät steht/liegt bei uns nur rum.	O	O	O	O	O
Die Anschaffungskosten des Gerätes sind zu hoch.	O	O	O	O	O
Der Kosten-Nutzen-Faktor des Gerätes ist gut.	O	O	O	O	O
Die Schallwellentherapie erspart manuelle Therapieformen.	O	O	O	O	O
Andere Therapieformen reichen völlig aus.	O	O	O	O	O

Fragebogen–Teil 2

Die folgenden Fragen beziehen sich auf Ihr Familienmitglied im Wachkoma, das auf dem Schallwellengerät behandelt wird. Wegen der Nähe zur Basalen Stimulation® nennen wir die Behandlung auf dem Schallwellengerät ebenfalls Stimulation.

Bitte tragen Sie in die entsprechende Spalte der nachfolgenden Tabelle die auf Ihr Familienmitglied zutreffenden Angaben bezüglich Geschlecht und Altersgruppe, Ursache und Dauer des Wachkomas sowie der angewendeten lebenserhaltenden Maßnahmen mittels Kreuz ein.

Geschlecht	Frau					Mann				
Alter in Jahren	<20	20-40	41-60	61-80	>80	<20	20-40	41-60	61-80	>80
Ursache des Wachkomas										
Traumatische Ursache z.B. Schädel-Hirn-Trauma nach Unfall										
Nichttraumatische Ursache z.B. Herz-Kreislauf-Stillstand, Narkose-Zwischenfall, Beinahe-Ertrinken, Schlaganfall										
Dauer des Wachkomas										
1 – 6 Monate										
7 – 12 Monate										
1 – 3 Jahre										
3 – 6 Jahre										
mehr als 6 Jahre										
Lebenserhaltende Maßnahmen										
Trachealkanüle										
PEG-Sonde										
Künstliche Beatmung										
Dauerkatheter										
Baclofen-Pumpe										
andere:										

Wie oft pro Woche wird Ihr Angehöriger höchstens stimuliert? ☐

Wie viele Tage Pause liegen gewöhnlich zwischen den einzelnen Stimulationen? ☐

Wie lange dauert eine Stimulation gewöhnlich in Minuten? ☐☐

Bemerkungen zu obigen Fragen: ....

....

....

Wechseln Sie die Programme während einer Stimulation?   Ja ◯   Nein ◯

Wenn ja, welche Programme nutzen Sie wie lange in Minuten:

Programm 1	☐☐	Minuten
Programm 2	☐☐	Minuten
Programm 3	☐☐	Minuten
Programm 4	☐☐	Minuten
Programm 5	☐☐	Minuten

Gibt es aus Ihrer Sicht Gründe, Betroffene nicht zu stimulieren?   Ja ◯   Nein ◯

Wenn ja, welche: ....

....

Für den Fall, dass Sie Ihr Schallwellengerät in einem gesonderten Raum aufgestellt haben:

- Wie lange benötigen Sie gemeinhin für den Hin- und Rücktransport sowie für die Lagerung der Betroffenen auf dem Gerät bzw. im Bett in Minuten? ☐☐☐

- Wie viele Personen sind dafür notwendig? ☐☐☐

Wie lange benötigen Sie gemeinhin für die Lagerung der Betroffenen auf dem Gerät in Minuten, wenn kein Raumwechsel vorgenommen werden muss? ☐☐☐

Fragebogen–Teil 3

Die folgenden fünf Seiten (Fragebogen – Teil 3 bis 5) sind die wichtigsten in diesem Fragebogen. Bitte überlegen Sie deshalb gut, bevor Sie antworten und bevor Sie Ihre Beobachtungen, Einschätzungen und Wertungen zu Papier bringen.

Bewerten Sie bitte die folgenden Aussagen zur <u>Wirkungsweise</u> der Schallwellentherapie auf Ihr Familienmitglied <u>während der Stimulationen</u>.

Sie bzw. er ...	trifft voll und ganz zu	trifft überwiegend zu	trifft überwiegend nicht zu	trifft überhaupt nicht zu	Weiß nicht
wirkt wacher.	O	O	O	O	O
reagiert besser auf Ansprache.	O	O	O	O	O
ist aufmerksamer.	O	O	O	O	O
befolgt Aufforderungen eher.	O	O	O	O	O
zeigt keine Reaktionen.	O	O	O	O	O
ist freudig erregt.	O	O	O	O	O
wirkt ängstlich.	O	O	O	O	O
zeigt Erstaunen.	O	O	O	O	O
schmunzelt bzw. lächelt sogar.	O	O	O	O	O
entspannt sichtlich.	O	O	O	O	O
schläft meist ein.	O	O	O	O	O
zeigt stärkere Spasmen.	O	O	O	O	O
versucht zu kommunizieren.	O	O	O	O	O
gibt Laute von sich.	O	O	O	O	O
folgt uns mit Blicken.	O	O	O	O	O
sucht Handkontakt.	O	O	O	O	O
wirkt verschlossener.	O	O	O	O	O
will Ansprache.	O	O	O	O	O
wehrt sich gegen die Behandlung.	O	O	O	O	O
braucht unsere Nähe.	O	O	O	O	O
wird aggressiv.	O	O	O	O	O

Fragebogen–Teil 4

Bewerten Sie bitte die folgenden Aussagen zur <u>Wirkungsweise</u> der Schallwellentherapie auf Ihr Familienmitglied <u>über einen längeren Zeitraum</u> (z.B. 3 - 4 Monate).

Die Schallwellentherapie bewirkt auf Dauer ...	trifft voll und ganz zu	trifft überwiegend zu	trifft überwiegend nicht zu	trifft überhaupt nicht zu	Weiß nicht
eine Normalisierung des Blutdrucks (d.h. weniger starke Schwankungen des Blutdrucks).	O	O	O	O	O
eine Stabilisierung der Herzfrequenz (d.h. weniger starke Schwankungen des Pulsschlags pro Minute).	O	O	O	O	O
eine Steigerung der O_2-Sättigung des Blutes.	O	O	O	O	O
eine Verringerung der Atemfrequenz (d.h. weniger Atemzüge pro Minute).	O	O	O	O	O
eine verbesserte Sekretolyse. Schleim wird leichter abgehustet bzw. abgesaugt.	O	O	O	O	O
eine Normalisierung der Darmtätigkeit (d.h. regelmäßiger Stuhlgang, normale Menge und Beschaffenheit).	O	O	O	O	O
eine Stärkung des Immunsystems und dadurch weniger Infekte.	O	O	O	O	O
eine geringere Notwendigkeit von Arztbesuchen.	O	O	O	O	O
eine Steigerung von Wachheit im Sinne erhöhter und gerichteter Aufmerksamkeit.	O	O	O	O	O
eine Verbesserung hinsichtlich des Lösens von Spasmen und der Linderung von Körperverspannungen.	O	O	O	O	O
eine Anregung der Sinnesempfindungen (d.h. mehr Tiefen-, Oberflächenwahrnehmung, Hören, Spüren)	O	O	O	O	O

Die Schallwellentherapie be-wirkt auf Dauer ...	trifft voll und ganz zu	trifft überwiegend zu	trifft überwiegend nicht zu	trifft überhaupt nicht zu	Weiß nicht
eine Verringerung von Unruhe-zuständen.	O	O	O	O	O
eine stärkere Entspannung.	O	O	O	O	O
eine psychische Beruhigung.	O	O	O	O	O
mehr kommunikative Signale.	O	O	O	O	O
ängstliche Reaktionen gegen-über apparativen Maßnahmen.	O	O	O	O	O
keinerlei Veränderungen des Zustands.	O	O	O	O	O
eine Erleichterung von Pflege-maßnahmen (z.B. für Lagerung, Körperreinigung, Tracheo-stomaversorgung, etc.).	O	O	O	O	O
eine Erleichterung von thera-peutischen Maßnahmen (z.B. für die Gelenkmobilisation, etc.).	O	O	O	O	O

Nachfolgend können Sie weitere Auswirkungen in freier Form beschreiben:

....

....

....

....

....

....

....

Zum Abschluss dieses Teils bitte ich Sie, für Ihr betreutes Familienmitglied das Remissionsstadium aus dem Wachkoma abzuschätzen.

Als Remission bezeichnet man die Rückbildung aus dem Wachkoma. Diese betrifft einerseits die Rückbildung der Bewusstseinsstörung (Wahrnehmungen und Reaktionen auf Reize für die Augen, die Ohren und die Haut), andererseits die Rückbildung der Funktionsausfälle (Bewegungs-, Sprach- und Sprechstörungen).

Ich stütze mich bei meiner folgenden Einteilung auf die Ausführungen von STEINBACH / DONIS (2011) und die Remissionsstadien nach GERSTENBRAND (1967).

Frage: In welchem der folgenden acht Remissionsstadien aus dem Wachkoma befindet sich Ihrer Einschätzung nach Ihr Familienmitglied? Sollten Sie bei der Zuordnung zu einem Stadium nicht sicher sein – z.B. 2 oder 3 – kreuzen Sie bitte zwei aufeinander folgende Kreise an, also hier im Beispiel 2 und 3.

Remissionsstadien	Ich glaube
1 Beginn der Rückbildung aus dem Vollstadium: tageszeitlich gesteuerter Schlaf-Wach-Rhythmus, inkonstante optische Fixierungen, zunehmende Greif-, Saug- und Kaureflexe, Tret- und Kletterbewegungen, keine emotionalen Reaktionen	O
2 Optische Folgebewegungen, Saug- und Kaureflexe klingen ab, weniger Beuge- und Streckspasmen an den Extremitäten, unwillkürliche und ungerichtete Massenbewegungen auf Schmerzreize, Patient beginnt nachzugreifen, beginnende Bewusstseinstätigkeit, emotionale Reaktionen, Patienten wirken ängstlich und schneiden Grimassen	O
3 Frühes Klüver-Bucy-Stadium: Ergreifen von Gegenständen und zum Mund führen, gerichtete Reaktionen auf äußere Reize, Muskeltonus lässt langsam nach, Patient beginnt sich zuzuwenden, Aufträge werden aber noch nicht ausgeführt	O
4 Vollbild des Klüver-Bucy-Stadiums: Bewegungen sind häufiger gerichtet, Personen werden zunehmend erkannt und unterschieden, ergriffene Gegenstände werden noch nicht erkannt, angenehme Reize wirken beruhigend, negative führen zu heftigen Abwehrreaktionen, Sprach- und Situationsverständnis nehmen zu, Lautäußerungen wie Brummen, Schreien, Stöhnen, vermehrtes Interesse an eigenen Genitalien, stark wechselnde Emotionalität	O
5 Übergangsstadium: zunehmende Kontaktaufnahme mit der Umgebung, Motorik der Extremitäten wird zunehmend gerichteter, einfache Handlungen werden auf Aufforderung durchgeführt, einmal beherrschte Fähigkeiten treten wieder zutage, einfache Sprachäußerungen werden verständlicher, emotionale Reaktionen werden nachvollziehbarer, Beuge-Streck-Haltung der Extremitäten weitgehend verschwunden	O
6 Korsakow-Stadium: Störungen der Wahrnehmung und der Orientierung, des Denkens, der Aufmerksamkeit und der Gedächtnisleistungen verbleiben, Patient beginnt sich seiner Situation bewusst zu werden, häufig kommt es zu depressiven, gelegentlich auch zu euphorischen Stimmungsschwankungen, zunehmend treten Eigeninitiative und sprachliche Zuwendung zutage, Wünsche werden formuliert	O
7 Lokale Defekte wie Muskellähmungen und -erschlaffungen im Gesicht, Koordinationsstörungen sowie Sprach- und Sprechstörungen stehen im Vordergrund, die Stimmungslage ist meist gereizt, oft ist der Patient motorisch überaktiv	O
8 Störungen der höheren Hirnleistungen verbleiben im Vordergrund wie fehlende Merk- und Konzentrationsfähigkeit sowie eine Reihe von Verhaltensauffälligkeiten	O

Kommt der Remissionsverlauf zum Stillstand, dann meist innerhalb der ersten vier Stadien, bevorzugt in 2 und 4. In Langzeitbetreuungseinrichtungen sind daher vor allem Patienten der Remissionsstadien 1 – 4 anzutreffen. Späte Remissionsstadien (6 – 8) können häufig zuhause oder über tagesklinische Einrichtungen betreut werden (STEINBACH/DONIS 2011).

Fragebogen–Teil 5

Auf dieser Seite finden Sie Fragen zur personalen Begleitung der Menschen im Wachkoma. Ich gehe hierbei davon aus, dass während der Stimulationen immer mindestens eine Angehörige / ein Angehöriger im Raum ist, um die Patientin / den Patienten zu beobachten.

Wie viele Personen sind außer der / dem Betroffenen gewöhnlich im Raum? ☐

In wie viel Prozent der Fälle mussten Sie die Stimulationen durch das Schallwellengerät wegen unerwarteter Reaktionen der /des Betroffenen unterbrechen bzw. abbrechen? Schätzen Sie bitte.

	<10%	10-20%	21-30%	31-40%	41-50%	>50%
unterbrechen	◯	◯	◯	◯	◯	◯
abbrechen	◯	◯	◯	◯	◯	◯

Bewerten Sie bitte die folgenden Aussagen zur personalen Begleitung der Menschen im Wachkoma während der Stimulationen.

Aussagen	trifft voll und ganz zu	trifft überwiegend zu	trifft überwiegend nicht zu	trifft überhaupt nicht zu	Weiß nicht
Fachliche Erfahrung ist bei der personalen Begleitung unwichtig.	◯	◯	◯	◯	◯
Die Betroffenen spüren den Respekt und das Verständnis der begleitenden Personen.	◯	◯	◯	◯	◯
Die korrekte Bewertung von Reaktionen der Betroffenen ist schwierig.	◯	◯	◯	◯	◯
Veränderungen der Körperspannung lassen sich bei den Betroffenen leicht erkennen.	◯	◯	◯	◯	◯
Sprachliche Einwirkungen (z.B. Ankündigungen, Erklärungen) sind weniger wichtig.	◯	◯	◯	◯	◯
Die Betroffenen verlangen nach körperlicher Nähe der begleitenden Personen.	◯	◯	◯	◯	◯
Kommunikative Signale der Betroffenen erfordern eine angemessene Antwort.	◯	◯	◯	◯	◯
Die „Sprache der Betroffenen" zu verstehen gelingt begleitenden Personen nur langsam.	◯	◯	◯	◯	◯

Fragebogen–Teil 6

Zum Schluss erlauben Sie mir bitte, noch einige <u>Fragen zu Ihrer Person</u> zu stellen.

Sie dürfen versichert sein, dass diese Angaben absolut vertraulich behandelt und anonym bleiben werden. Namen, Adressen und Zugehörigkeiten zu Institutionen tauchen an keiner Stelle auf. Diese Angaben werden benötigt, um bei der statistischen Auswertung später Gruppen bilden und diese vergleichen zu können (z.B. Frauen/Männer, Alter, Berufe, etc).

Welchem Geschlecht gehören Sie an?   ◯   ◯

                                                  Weiblich   Männlich

Welcher Altersgruppe gehören Sie an?

◯   ◯   ◯   ◯   ◯
< 20 Jahre   20-30 Jahre   31-40 Jahre   41-50 Jahre   > 50 Jahre

In welchem Familienverhältnis stehen Sie zu dem betreuten Menschen?

◯   ◯   ◯   ◯   ◯
EhepartnerIn   LebenspartnerIn   Elternteil   Kind   Geschwister

Sonstige: ....

Seit welchem Jahr betreuen Sie Ihr Familienmitglied bereits?   ☐☐☐☐

Wie häufig <u>pro Jahr</u> besuchen Sie Fortbildungsmaßnahmen für Wachkoma?   ☐

Wie häufig <u>pro Monat</u> treffen Sie sich zu Angehörigensitzungen?   ☐

Welcher Öffentlichkeitsbereich müsste Ihrer Meinung nach <u>mehr</u> für die Betreuung, Versorgung, Pflege und Förderung von Menschen im Wachkoma <u>tun als bisher</u>?
Hier sind Mehrfachnennungen möglich! Ein <u>Doppelkreuz</u> verstärkt Ihre Aussage in Richtung „<u>sehr viel</u> mehr"!

◯   ◯   ◯   ◯   ◯   ◯
Politik   Krankenkassen   Pflegeheimträger   Kirchen   Selbsthilfegruppen   Familien

Sonstige: ....

Fragebogen–Teil 7

Auf dieser Seite möchte ich Ihnen die Gelegenheit geben, in offener Form Bemerkungen zu machen, Ergänzungen vorzunehmen und Anregungen zu geben oder mir Ihre Meinung einfach unverblümt zu sagen.

Was möchten Sie mir zum Thema „Schallwellentherapie bei Menschen im Wachkoma" bzw. zu diesem „Fragebogen" noch mitteilen?

_____

_____

_____

_____

_____

_____

_____

_____

_____

_____

_____

_____

_____

_____

_____

_____

_____

Haben Sie ganz herzlichen Dank für Ihre Mühe und die Zeit, die Sie sich genommen haben.

Sie haben mir sehr geholfen und wertvolle Unterstützung gegeben.

Ich erhoffe mir von der Auswertung dieses Fragebogens wichtige Erkenntnisse und Einsichten für die Betreuung, Pflege und Förderung der betroffenen Menschen im Wachkoma, die unsere gemeinsame Unterstützung dringend brauchen.

Die Ergebnisse dieser Studie werden dokumentiert und im Herbst 2015 in einem Fachorgan veröffentlicht.

Sie erhalten als Teilnehmerin/Teilnehmer an dieser Studie ein Exemplar des Ergebnisberichts von mir zugeschickt.

gez. Dorothea J. Thimm

Merkmal *Herzfrequenz*

Herzfrequenz	Deskriptive Statistik						Inferenzstatistik	Effektstärke
	n	$\bar{x}$	σ	Z	min	max	p-Wert (t-Test)	GLASS Δ[1]
Prätest (M_1)	106	72,519	13,915	72,00	46	141		
1.Posttest (M_2)	106	71,708	12,154	72,50	44	96	,435	
Differenz M_2-M_1	106	-,811	10,650	,00	-48	42		
2.Posttest (M_3)	106	71,217	15,122	69,50	43	122	,390	
Differenz M_3-M_1	106	-1,302	15,517	-3,50	-36	65		

[1] GLASS Δ: klein = .20 / mittel = .50 / groß = .80

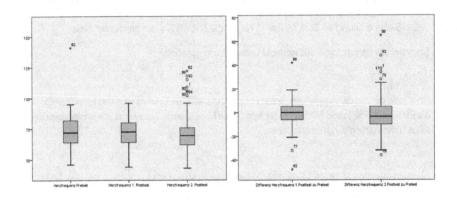

Herzfrequenz	Paarige Differenzen		Signifikanz (2-seitig)
	95% Konfidenzintervall der Differenz		
	Unterer	Oberer	
1. Posttest – Prätest	-2,86246	1,23982	,435
2. Posttest – Prätest	-4,29032	1,68654	,390

Merkmal *Systolischer Blutdruck*

Systolischer Blutdruck	Paarige Differenzen		Signifikanz (2-seitig)
	95% Konfidenzintervall der Differenz		
	Unterer	Oberer	
1. Posttest – Prätest	-,33599	4,35485	,092
2. Posttest – Prätest	1,42148	6,91814	,003

Merkmal *Diastolischer Blutdruck*

Diastolischer Blutdruck	Deskriptive Statistik						Inferenzstatistik	Effektstärke
	n	x̄	σ	Z	min	max	p-Wert (t-Test)	GLASS Δ¹
Prätest (M₁)	106	69,9340	12,32826	67,00	50	111		
1.Posttest (M₂)	106	71,1132	11,40536	70,00	48	104	,181	
Differenz M₂-M₁	106	1,1792	9,02462	1,00	-26	21		
2.Posttest (M₃)	106	71,9906	13,19704	72,00	30	101	,051	
Differenz M₃-M₁	106	2,0566	10,74805	2,00	-32	30		

¹ GLASS Δ: klein = .20 / mittel = .50 / groß = .80

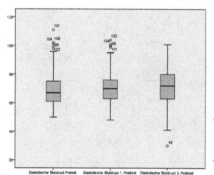
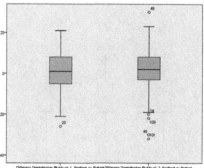

Diastolischer Blutdruck	Paarige Differenzen		Signifikanz (2-seitig)
	95% Konfidenzintervall der Differenz		
	Unterer	Oberer	
1. Posttest – Prätest	-,55879	2,91728	,181
2. Posttest – Prätest	-,01334	4,12655	,051

Merkmal *Sauerstoffsättigung des Blutes*

Sauerstoffsättigung des Blutes	Paarige Differenzen		Signifikanz (2-seitig)
	95% Konfidenzintervall der Differenz		
	Unterer	Oberer	
1. Posttest – Prätest	-,96413	1,34149	,746
2. Posttest – Prätest	,89318	3,01248	,000

Merkmal *Atemfrequenz*

Atemfrequenz	Deskriptive Statistik						Inferenzstatistik	Effektstärke
	n	x̄	σ	Z	min	max	p-Wert (t-Test)	GLASS Δ¹
Prätest (M₁)	106	21,7736	4,17084	20,00	16	32		
1.Posttest (M₂)	106	22,3744	4,37406	20,00	16	32	,121	
Differenz M₂-M₁	106	,6038	3,97295	,00	-12	12		
2.Posttest (M₃)	101	21,4653	3,33336	20,00	16	32	,294	
Differenz M₃-M₁	101	-,3564	3,39878	,00	-12	12		

¹ GLASS Δ: klein = .20 / mittel = .50 / groß = .80

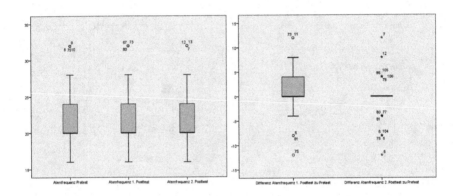

Atemfrequenz	Paarige Differenzen		Signifikanz (2-seitig)
	95% Konfidenzintervall der Differenz		
	Unterer	Oberer	
1. Posttest – Prätest	-,16137	1,36892	,121
2. Posttest – Prätest	-1,02740	,31453	,294

Merkmal *Wachheit*

Wachheit		Ränge		
		H	Mittlerer Rang	Summe der Ränge
1. Posttest – Prätest	Negative Ränge	18	22,33	402,00
	Positive Ränge	31	26,55	823,00
	Bindungen	56		
	Gesamtsumme	105		
2. Posttest – Prätest	Negative Ränge	16	31,38	502,00
	Positive Ränge	45	30,87	1389,00
	Bindungen	44		
	Gesamtsumme	105		

Merkmal *Vigilanz*

Vigilanz		Deskriptive Statistik			Inferenzstatistik	Effektstärke
	n	Median	Minimum	Maximum	p-Wert (Wilcoxon-Test)	CLIFFs d[1]
Prätest (M_1)	106	2,00	0	2		
1.Posttest (M_2)	106	2,00	0	3	,317	
Differenz M_2-M_1	106	,00	-1	2		
2.Posttest (M_3)	106	2,00	0	2	,430	
Differenz M_3-M_1	106	,00	-2	2		

[1] CLIFFs d: klein = .147 / mittel = .33 / groß = .474

Vigilanz		Ränge		
		H	Mittlerer Rang	Summe der Ränge
1. Posttest – Prätest	Negative Ränge	20[a]	16,50	330,00
	Positive Ränge	13[b]	17,77	231,00
	Bindungen	73[c]		
	Gesamtsumme	106		
2. Posttest – Prätest	Negative Ränge	15[d]	19,00	285,00
	Positive Ränge	21[e]	18,14	381,00
	Bindungen	70[f]		
	Gesamtsumme	106		

a. Vigilanz 1. Posttest < Vigilanz Prätest   b. Vigilanz 1. Posttest > Vigilanz Prätest   c. Vigilanz 1. Posttest = Vigilanz Prätest

d. Vigilanz 2. Posttest < Vigilanz Prätest   e. Vigilanz 2. Posttest > Vigilanz Prätest   f. Vigilanz 2. Posttest = Vigilanz Prätest

Merkmal *Mimik*

Mimik	Ränge			
		H	Mittlerer Rang	Summe der Ränge
1. Posttest – Prätest	Negative Ränge	17	16,50	280,50
	Positive Ränge	17	18,50	314,50
	Bindungen	72		
	Gesamtsumme	106		
2. Posttest – Prätest	Negative Ränge	10	15,00	150,00
	Positive Ränge	26	19,85	516,00
	Bindungen	69		
	Gesamtsumme	105		

Merkmal *Vegetative Körpersignale*

Vegetative Körper-signale	Ränge			
		H	Mittlerer Rang	Summe der Ränge
1. Posttest – Prätest	Negative Ränge	7	9,14	64,00
	Positive Ränge	9	8,00	72,00
	Bindungen	90		
	Gesamtsumme	106		
2. Posttest – Prätest	Negative Ränge	4	10,00	40,00
	Positive Ränge	16	10,63	170,00
	Bindungen	83		
	Gesamtsumme	103		

Merkmal *Tonische Körpersignale*

Tonische Körper-signale	Ränge			
		H	Mittlerer Rang	Summe der Ränge
1. Posttest – Prätest	Negative Ränge	9	11,56	104,00
	Positive Ränge	14	12,29	172,00
	Bindungen	83		
	Gesamtsumme	106		
2. Posttest – Prätest	Negative Ränge	8	16,13	129,00
	Positive Ränge	24	16,63	399,00
	Bindungen	73		
	Gesamtsumme	105		

Produkt-Moment-Korrelation: *Systolischer Blutdruck und Sauerstoffsättigung des Blutes*

PEARSON[1]		O_2-Sättigung Prätest	O_2-Sättigung 1. Posttest	O_2-Sättigung 2. Posttest
Systolischer Blutdruck Prätest	Korrelationskoeffizient r	,180	,111	,039
	Signifikanz (2-seitig)	,064	,256	,693
	N	106	106	106
Systolischer Blutdruck 1. Posttest	Korrelationskoeffizient r	,102	-,087	-,097
	Signifikanz (2-seitig)	,298	,377	,320
	N	106	106	106
Systolischer Blutdruck 2. Posttest	Korrelationskoeffizient r	,082	,193[2]	,132
	Signifikanz (2-seitig)	,403	,047	,177
	N	105	106	106

[1] Referenzwerte für r: klein =.10, mittel = .30, groß = .50   [2] $\alpha \leq 0{,}05$ (zweiseitig)

Rang-Korrelation: *Systolischer Blutdruck und Wachheit*

SPEARMAN-Rho[1]		Wachheit Prätest	Wachheit 1. Posttest	Wachheit 2. Posttest
Systolischer Blutdruck Prätest	Korrelationskoeffizient r_s	,147	-,015	-,068
	Signifikanz (2-seitig)	,136	,882	,493
	N	105	105	105
Systolischer Blutdruck 1. Posttest	Korrelationskoeffizient r_s	,131	,142	,145
	Signifikanz (2-seitig)	,183	,147	,141
	N	105	105	105
Systolischer Blutdruck 2. Posttest	Korrelationskoeffizient r_s	,082	,094	-,073
	Signifikanz (2-seitig)	,403	,342	,461
	N	105	105	105

[1] Referenzwerte für r_s: klein =.10, mittel = .30, groß = .50

Rang-Korrelation: *Mimik und Tonische Körpersignale*

SPEARMAN-Rho[1]		Tonische K-Signale Prätest	Tonische K-Signale 1. Posttest	Tonische K-Signale 2. Posttest
Mimik Prätest	Korrelationskoeffizient r_s	,031	,020	-,047
	Signifikanz (2-seitig)	,753	,838	,634
	N	106	106	105
Mimik 1. Posttest	Korrelationskoeffizient r_s	,136	,136	,049
	Signifikanz (2-seitig)	,163	,164	,622
	N	106	106	105
Mimik 2. Posttest	Korrelationskoeffizient r_s	,082	,023	-,006
	Signifikanz (2-seitig)	,403	,816	,955
	N	105	105	105

[1] Referenzwerte für r_s: klein =.10, mittel = .30, groß = .50

Printed in the United States
By Bookmasters